孟河医派脾胃证治存真

主 编 颜 新

中国中医药出版社
·北 京·

图书在版编目（CIP）数据

孟河医派脾胃证治存真 / 颜新主编 . —北京：中国中医药
出版社，2019.9（2021.7重印）
ISBN 978 - 7 - 5132 - 5629 - 2

Ⅰ.①孟… Ⅱ.①颜… Ⅲ.①脾胃病—中医治疗法
Ⅳ.① R256.3

中国版本图书馆 CIP 数据核字（2019）第 129179 号

中国中医药出版社出版

北京经济技术开发区科创十三街 31 号院二区 8 号楼
邮政编码　100176
传真　010-64405721
保定市中画美凯印刷有限公司印刷
各地新华书店经销

开本 880×1230　1/32　印张 12.25　字数 262 千字
2019 年 9 月第 1 版　2021 年 7 月第 2 次印刷
书号　ISBN 978 - 7 - 5132 -5629 -2

定价　58.00 元
网址　www.cptcm.com

社 长 热 线　010-64405720
购 书 热 线　010-89535836
维 权 打 假　010-64405753

微信服务号　zgzyycbs
微商城网址　https://kdt.im/LIdUGr
官 方 微 博　http://e.weibo.com/cptcm
天猫旗舰店网址　https://zgzyycbs.tmall.com

如有印装质量问题请与本社出版部联系（010-64405510）

前　言

　　孟河医派源远流长，明末清初，费尚有弃官从医，定居孟河，开始了孟河的医学事业。清朝道光、咸丰、同治年间，孟河医派得到极大发展，以费、马、巢、丁为代表，名医云集，业务兴盛，学术思想逐渐成熟。医疗对象上至皇亲国戚，下到贩夫走卒。至今，孟河医派传人遍布天下，影响力从孟河覆盖到江浙沪乃至全国大部分省市，甚至走出国门。

　　孟河医派临证立论以和缓平正为宗，治法以清润平稳为主，选方用药以轻灵见长，颇具特色。外感热病以轻、巧、灵取胜，虚劳内伤注重气血，补益固本以脾肾为先。其学术源流上溯《黄帝内经》（简称《内经》）、《伤寒论》及金元四大家等。费伯雄在《医醇賸义》自序中曰："雄自束发受书，究心于《灵》《素》诸书，自张长沙下迄时彦，所有著述并皆参观。"丁甘仁先生则谓："临证有两大法门，一为《伤寒》之六经病，二为《金匮》之杂病，皆学理之精要，治疗之准则，此二书为中医辨证论治的主要依据，缺一不可。"由此可见，孟河医派十分重视对中医经典的研究，并以此指导临床实践。

　　孟河医派特色之一是注重调治脾胃。马培之认为，"人之五行，胃属土也，人之仓廪，胃也，人之达道，亦胃也。土能载万物，仓廪能贮万物，达道能聚万物，所以胃之为病，倍于他处"。其高足贺季衡先生也非常重视脾胃的调治。颜氏内科创始人、我的祖父颜亦鲁先生为贺季衡学生，对脾胃学说深有造诣，强调"脾统四脏"，擅用苍白术，被病家誉为"茅白术先生"。首届国医大师、我的父亲颜德馨教授更是在传承孟河脾胃学说的基础上，立足临床实践，发展了中医气血学说。近百年来，颜氏三代人及众多门人共同努力成就了如今沪上独具特色的颜氏内科，重视脾胃论治，继承与发展中医学，立足解决临床前沿问题。

当今社会人民生活水平不断提高，疾病谱也随之改变。代谢综合征、心脑血管病等各种疑难顽症、重症越来越多，且呈现年轻化趋势，临床治疗立足脾胃健运、斡旋功能往往可以力挽狂澜。孟河医派的脾胃论治特点在于"醇正和缓"，要求在辨证精准的前提下，处方量小味少，轻可去实。一方面在保证疗效的前提下减少药物对人体可能的伤害，另一方面减少药物资源的浪费、减轻患者的经济负担，有利于中医药的长足发展。孟河医派的脾胃证治特色在当今临床有着重要的现实意义和生命力，值得深入研究和临床推广。

为使读者更直观地了解孟河医家用药特色，本书在编写过程中，凡涉及的医案、医论、药名、剂量等均尽量保留原貌。其余部分，剂量单位采用国际单位，药名则按现行《中华人民共和国药典》进行统一。

颜 新

己亥年五月于上海三指禅书斋

目　录

孟河医派源流

一、孟河医派的形成

（一）地域特点

唐元和年间，常州刺史孟简为分流漕运、发展农业，主持开通了一条运河，全长24公里，南与苏州、杭州相连，北与镇江、扬州相接。后人为纪念孟简的功绩，便把这条新开的河道称为"孟河"，千百年来沿用至今。在江苏南部的武进区北（现属常州新北区）有一个小镇，镇依河名，便称孟河镇。孟河镇北临长江，是常州市的西北"边陲"，地理位置条件独特，位于两座山之间，当地人有"东山对西山，两山夹一城"之说。从地形上看，小城两面的龙山和黄山犹如两条龙，而两山之间的小城就像是一颗明珠，因此占卜家把孟河的地形与地理位置形容为"双龙戏珠"。

孟河医派的形成得益于其优越的地理位置。由于孟河地处苏南和苏北的交通要口，又是江、浙两省联系安徽、江西、湖南、湖北等长江沿岸地区的重要水运线，在宋代以后中国经济重心南移，南方水陆交通运输占据主导地位的情况下，这里独特而又便利的水上交通优势，再加上富庶自足的经济，对当地而言，无疑在漕运商业的发展、经济的繁荣、文化信息的交流、人才的往来会集等方面均起到了积极的促进作用。当时孟河的开通，使漕粮船只可以由此入江，分流了漕运，使当地的经济快速发展，同时文化亦逐渐繁荣。至明清时期，伴随着经济的南移与漕运的兴盛，孟河地区经济、文化繁荣发展，成为"吴文化"的核心地带。正如《大学衍义补·卷二十四》所云："韩愈谓'赋出天下，而江南居十九'，以今观之，浙东西又居江南十九，而苏、松、常、嘉、湖五郡又居两浙之十九也。考洪武中，天下夏税秋粮以石计者总二千九百四十三万余，而浙江布政司二百七十五万二千余，苏州府二百八十万九千余，松江府一百二十万九千余，常州府五十五万二千余。"

以孟河为代表的常州地区民生富庶，崇文重教，文风兴盛，文人辈出，至清代，先后涌现出一些具有全国影响力的学派团体，如常州学派、阳湖文派、常州词派、常州画派。另外，还出现了十多位杰出的学术领袖、作家和诗人，如赵翼、黄仲则、洪亮吉、孙星衍、段玉裁、李宝嘉等，可谓名士辈出，学者迭现。

文化的繁荣也促进了医学的发展。明末清初，政界动荡，在"不为良相，即为良医"的思想影响下，孟河镇以儒从医者甚众，或承其家学，或受于师门，并且受儒学的影响，同业之间相互切磋，或阐发古典医籍之奥义，或下承诸子百家之说，逐渐形成了孟河医学流派。

优越的地理位置、发达的交通条件、繁荣的漕运经济、深厚的文化积淀，为孟河医派的形成与核心医学思想的建立，提供了坚实的基础。

（二）历史渊源

"孟河医派"的名称由丁甘仁次子丁仲英提出，他 1927 年在丁甘仁《喉痧症治概要·跋》中说："吾乡多医家，利济之功，亘大江南北，世称孟河医派。"孟河医派的形成可追溯至东汉三国时期，可谓葛洪医药的余绪。庐江左慈授《九丹液仙经》予葛玄，沛国人华佗传学于弟子吴普，吴普与葛玄素有交往。葛玄的孙子葛洪，承袭祖上衣钵，隐居茅山，用毕生精力汇集晋以前所能见到的医籍上千卷，辑成《玉函经》。是书虽佚失，但其精选本《肘后备急方》和葛洪弟子陶弘景补缺成的《肘后百一方》流传至今。《四库全书》评《肘后备急方》曰："其书有方无论，不用难得之药，简要易明，虽颇经后来增损，而大旨精切，犹未尽失其本意焉。"（《四库全书总目提要·子部十三》）孟河医派代表人物费伯雄所著的《食鉴本草》《怪疾奇方》，马培之著述的《青囊秘传》，巢崇山的《千金珍秘方》，丁甘仁的《外科丸散验方录》等书中都能找到《肘后备急方》的痕迹。

宋代，进士出身的常州名医许叔微著有《普济本事方》（以下简称《本事方》）一书，开医案类著作之先河，该书秘藏本传给高僧荆山浮屠，再传到宦官罗知悌手中，而罗知悌则是元末名医朱丹溪的老师。朱丹溪特别珍视《本事方》，其弟子整理出版的《丹溪心法》即是仿照《本事方》内容而作，也是如今医案类著作的初始形式。后来孟河的医家吩咐学生将自己的经验、医案传抄留世，与许叔微当年的做法一脉相承。

明代金坛王肯堂亦为常州名医，著有《证治准绳》一书。《四库全书总目提要·子部十四》说："其书采摭繁富，而参验脉证，辨别异同，条理分明，具有端委。故博而不杂，详而有要。于寒温攻补，无所偏主……世竞传之……宜其为医家之圭臬矣。"王肯堂之所以要写作本书，是认为六科缺少准绳。其著书理念，对后来费伯雄作《医醇滕义》大有启发。

孟河医派鼎盛时期最具代表性的是费、马、巢、丁四大家族，而在医派形成初期，孟河尚有法氏、沙氏等较有影响的医家。费氏是四大家族中最古老的一派，明天启六年，费家第十六世费尚有为避东林与阉党之争，自镇江丹徒迁居孟河，世以岐黄，开始了孟河费氏的医学事业。略晚于费氏，法征麟、法公麟兄弟在孟河行医以治伤寒出名。乾隆年间，费氏第五代传人费国作被载入地方志，称其"精医"，沙晓峰、沙达周在孟河以外科名重当时。至嘉庆年间（1796~1821）孟河逐步形成地方性医学流派，其中费氏以内科闻名，丁氏以儿科见长，马氏、巢氏也已有人业医。孟河医家绝大多数是典型的儒医。其中，"以儒通医"者占有很高的比例，他们或先儒后医、医而好儒，或儒而兼医、亦儒亦医。

当时孟河医家虽然以世袭祖传为主，但却十分重视相互协作和学术交流。如沙达周曾与费士源（费兰泉的祖父，精通内外科）合治一位发背病人；费兰泉教授学生的内容，并不局限于家传医学，而是吸取了马氏、沙氏等家的医学精华，海纳百川，唯效是尚；费文纪与江南名医王九峰更是经常切磋；此外，喻嘉言、叶天士等医家的学术思想和临床经验也对孟河医家有着深刻的影响。

（三）时代背景

中医学延至清代，在宋金元医学的基础上，医家们更重视实用之学，致力于经典与临床研究，阐古而创新，临床医学方面得到了空前的发展,可谓极盛时期。主要反映在温病学说趋向鼎盛,医学专题研究不断深入,以及中西汇通思潮的出现等方面。清代诸家重视理论与实践,在探讨温病证治的同时,还对临床做了许多专题性的深入研究,把学术见解与临床经验提高到新的水平。孟河医家就是在这一时期不断发展壮大起来的,不同学术观点之间相互争鸣,对中医学的发展起到了一定的推动作用,逐步形成了特定的医学流派。

19 世纪以后,孟河医派发展至成熟时期,形成了费、马、巢、丁四大家族。当时的费氏、马氏在孟河医界占主导地位,尤其以费伯雄和马培之最负盛名,影响极大,民间将他们视为"华佗再世",求医者纷至沓来,络绎不绝。除了民间的传颂,他们还得到了朝廷的认可和嘉奖。如费伯雄由于治愈道光帝的失音及皇太后的肺痈而获赐匾额和联幅,被称"是活国手"。《清史稿·列传二百八十九》称:"清末江南诸医,以伯雄为最著。"光绪六年(1880),马培之进京为慈禧太后诊病,疗效显著,慈禧特赐"务存精要"匾额予以褒奖,宫廷里传出"外来医生以马文植最著"的声誉(《孟河四家医集·前言》)。费氏、马氏取得的巨大成就与显赫声望,吸引了孟河其他家族从医,从此孟河医家队伍不断壮大,孟河医学事业更是蒸蒸日上。

孟河医家虽以世袭祖传为主,但也以弘扬医术为宗旨,收徒授业,相互交流。如马培之得祖父马省三医学真传,又师从费伯雄;巢渭芳为费伯雄寄子,又从马培之游;丁甘仁师从费氏,又聆教于马氏、巢氏名医;马氏外族门人有邓星伯、贺季衡等;费氏外族成名门人有余景和、邹云翔等。各家之间还通过联姻的方式互相渗透交融，博采众长，如费伯雄之子娶马培之的妹妹为妻，丁甘仁娶马培之的女儿为妻，费氏门人余景和后人与丁甘仁后人结亲等，使各家族之间的关系更加紧密，均有力地促进了孟河医学的兴盛和发展。

清道光、咸丰、同治年间，孟河名医云集，业务兴盛，经验成熟，学术思想逐渐形成，费尚有的六世孙费伯荣、费士源的孙子费兰泉、马家的马省三和马培之祖孙及马培之堂兄弟辈马日初、巢家的巢沛山等，均名震数省，达到孟河医派的鼎盛时期。当时的孟河小镇仅有二百余户人家，而镇上竟有十几家中药铺，自南向北分别是：儒德堂、泰山堂、聚德堂、同德堂、天生堂、费德堂、仁济堂、灵济堂、益生堂等。府县志有载，"小小孟河镇江船如织，求医者络绎不绝"，"摇橹之声连绵数十里"（《中国地方志集成·光绪武进阳湖县志》），足见当时医事之盛，孟河医家已经名震天下。从清道光、咸丰年间起至清末民初，孟河医家又陆续向外发展，名家辈出，影响甚广。毋怪乎丁甘仁在《诊余集·序》说："吾吴医学之盛甲天下，而吾孟河名医之众，又冠于吴中。"另外，孟河医家在杂病和外感病方面的突破，也使孟河医派之名远扬。

（四）后世影响

孟河医派不仅仅是地方性医学流派，也对其他地域的医学产生了重大影响，究其原因，主要有三：首先，清咸丰年间，由于太平天国运动的影响，孟河地方经济陷入相对疲软的境遇，加上孟河从医者日益增多，相互之间的竞争日趋激烈等原因，许多名医开始走出孟河，谋求向外发展。如巢崇山于 1859 年为避太平天国之乱而逃到上海，后以针刀技术治愈了大量肠脓肿患者，自此闻名上海。马培之晚年寓居无锡、苏州，分别在其住所和沐泰山堂药店坐诊，门庭若市，其在苏州设诊之处，至今仍被称为"马医科巷"。之后，又迁无锡及上海，最终定居无锡。此外，沙石安迁往镇江大港，而费绳甫、丁甘仁则迁往上海，余听鸿迁居常熟，贺季衡、邓星伯分别在丹阳、无锡行医。随着孟河医家的逐步向外发展，其影响也随之扩大。时至今日，孟河医派早已不仅仅是一个地方性医学流派了。

其次，孟河各家还纷纷著书立说，影响越来越多的医界同仁。如费伯雄著有《医醇賸义》《医方论》《费批医学心悟》等；马培之著有《马评外科证治全生集》《外科传薪集》《医略存真》及《外科集腋》等；巢崇山撰有《玉壶仙馆医案》《千金珍秘》等；丁甘仁著有《药性辑要》《脉学辑要》《喉痧症治概要》等。孟河各家宝贵的诊治经验，就这样保存下来，并泽及一代代后学，进一步保存和弘扬了祖国的传统医术。

再次，以丁甘仁为代表的孟河医家还兴办教育，培养中医人才。丁甘仁在知命之年与夏应堂、谢利恒、费访壶等集资创办了上海中医专门学校，后改名为上海中医学院，开创了近代中医教育之先河。继而又发起成立"中医学会"，首次把中医师组织联合起来，相互交流切磋医术，开创了联合协作之风气。为了满足临床教学的需要，丁氏又创立了沪南、沪北两所广益中医院，以便学生见习与实习之用。由于办学有方，名师亲自传道授业，由此造就了一大批高水平的中医优秀人才，如民国时期上海中医学院的院长、名医丁济万，中华人民共和国成立后先后担任上海中医学院第一、第二任院长的程门雪、黄文东，中医名家王一仁、秦伯未、章次公、张伯臾、陈耀堂、盛梦仙、严苍山、许半龙、王慎轩、余鸿孙、陈存仁等，均为早期毕业于上海中医专门学校的高材生。当时校内求学者遍及全国，真可谓"医誉满海上，桃李满天下"。由此逐渐形成孟河弟子满神州，孟河医术遍天下，历久而不衰的局面。正是在以上诸多因素的共同促进下，孟河医派一步步走出孟河，走向全国乃至海外，成为当代最负盛名的医学流派之一。

二、孟河医派的代表人物

在我国近现代医学发展史上，常州孟河医派是源远流长、博大精深的中医药"百花苑"中一朵绚丽夺目的奇葩，累世百年，名家辈出，影响远播华夏以及全世界。作为一个内、外、妇、儿等各科齐备的中医流派，至今能完整地流传下来称得上是一个奇迹。以费伯雄、马培之、巢崇山、丁甘仁四大家为代表的孟河医家，学术造诣高深，临床经验丰富，声誉远播海内外，影响医坛三百年，对近现代中医药的发展和崛起起着极其重要的作用，在中国医学史上，具有举足轻重的地位。孟河医家远溯《内》《难》，思求经旨；中及张仲景、孙思邈之学，博采众长；下逮金元诸家之说乃至温病学说，唯实效是尚。熔各派学术于一炉，揽中医学之大成，最终形成了自己的特色：以"醇正和缓"为宗，以"轻清简约"立法。突破了长期以来寒温分立的格局，建立了寒温统一的辨证体系，开创了中医学史上良好的学术风气。从清末民初，直至中华人民共和国成立前后，有大批著名医家出身于孟河医派，也使得孟河医派成为近现代上海乃至全国名中医的一个摇篮。

（一）孟河费氏

费氏祖籍江西锴山县，世业稼穑，好学礼乐，先祖或为巨宦，或为大儒。后因战乱，从清军渡江，费氏十六世远祖费尚有夫妇遂定居孟河，并弃儒从医，开启了孟河费氏之医学生涯。二十世费岳瞻、二十一世费文纪，均为一时名医。据《武阳志余·卷十》记载，"费岳瞻，字晓峰，精医，诸子世其业"。一日"岳瞻以饱食车行磕石，肠绝。归使诸子脉之，皆言无疾，独五子文纪泣曰：'肠坏，败征见矣。'岳瞻因敕诸子：'无以医误人，传吾学者，独纪也。'悉以秘方授之。文纪年二十为医，至七十四卒。伯雄，文纪子也"。费氏医学传至费伯雄已是第七代，历经二百余年。费氏医学近代最具代表性的医家是费伯雄、费绳甫祖孙二人。伯雄以归醇纠偏、平淡中出神奇而盛名于晚清，是孟河医派的主要代表人物之一。绳甫则以善治危、大、奇、急诸症而闻名上海。

费伯雄（1800—1879），字晋卿，号砚云子，书室名为留云山馆，是孟河医派的杰出代表、费家世医第七代传人、孟河四大家之一。费伯雄幼年即聪颖过人，七岁便能属对，一日塾师之友出上联"门关金锁锁"，伯雄随即答出下联"帘卷玉钩钩"，其父闻后喜不自禁，谓"吾家千里驹也"，后伯雄果于而立之年即驰誉江南。其对天文、六壬、技击、诗、画、琴、书均有研究，成绩斐然。费伯雄33岁时考取了秀才，后因淡于仕途而弃儒学医，秉承家学，并师从镇江名医王九峰。而后专心钻研《内经》及仲景之学，下及历代名医著作，不久就名噪大江南北，求诊者接踵而至，有"以名士为名医"之誉。其医学思想师古而不泥古，对内科杂症颇有研究，于各种大症论治较详。费伯雄曾为林则徐治病，又经林则徐推荐，治愈了道光皇帝的失音症。道光皇帝赐其联曰："著手成春，万家生佛，婆心济世，一路福星。"伯雄又为孝和睿皇太后治过肺痈，被赐匾曰"是活国手"。1856 年，费伯雄为清军江南督帅向荣治咯血，手到病除，向荣授其匾额"费氏神方"。自此，各地医家常来请教，商治疑难杂症。故有"清末江南诸医，以伯雄为最著"之誉（《清史稿·列传二百八十九》）。

晚年的费伯雄喜以养花种竹自娱，名士之风不减，俞樾称其"须眉皓然，一望而知为君子"，翁同龢赞之"目光奕然，声音甚圆亮"。费伯雄有一方端砚，状若半潜于水之荷叶，上爬一蟹，蟹螯钳半根水草，恰与其崇尚自然、宁静、散淡、和谐的心境契合。伯雄业医以"欲救人而习医则可，欲谋利而习医则不可"为座右铭。在著作中告诫行医者须学会换位思考："我若有疾，望医之救我者何如？我之父母妻子有疾，望医之相救者何如？易地以观，则利心自澹矣！利心澹则良心现，良心现斯畏心生。"并自撰一联曰："古今多少世家，无非积德；天下第一人品，还是读书。"而无论是临证还是读书，都要以如临深渊、如履薄冰的态度，"平时读书必且研以小心也，临证施治不敢掉以轻心也"。（《说不尽的费伯雄，道不尽的孟河派》，载于《中医药文化》2010 年第 3 期）

费伯雄治学，主张师古而不泥古。他说："巧不离乎规矩而实不泥乎规矩。"认为《内经》《难经》必须悉心研究，张仲景是立方之祖、医中之圣，其著作当奉为典范，而金元四大家则各有所长、各有所偏，要取其长，舍其偏。至于历代其他医家的著作，应尽可能涉猎，以资知识广博。正由于其能熟读经典、通晓百家，又能做到取长舍偏，择善而从，所以才能在医学上有如此深的造诣，达到了醇正不杂的境界。费氏立论以和缓为宗，治病主张以平淡之法获神奇之效。尝言："疾病虽多，不越内伤外感，不足者补之以复其正，其余者去之以归于平，毒药治病去其五，良药治病去其七，亦即和法也，缓治也。天下无神奇之法，只有平淡之法，平淡至极，乃为神奇。"(《医醇賸义·自序》)费伯雄生平对慢性病尤有深刻阐述，辨病重点以六气和五脏分类，治虚劳以调肝养阴为特点。

费伯雄集数十年之临床心得，写成《医醇》二十四卷，分察脉、辨证、施治、医理、治法、法外意六门，惜刻版未及一半，被战火所毁。渡江避难，居扬州后，因左足偏废，坐卧室中，追忆《医醇》中语，随笔录出十之二三。全书论理简要，分类较为详细，列述风、寒、暑、湿、燥、火六气之疾及虚劳内伤诸杂病，每篇先论病证，随载自制方，后附古方，是费伯雄医学经验的集大成之作。"自念一生精力，尽在《医醇》一书"而更名为《医醇賸义》。费氏提倡醇正和缓，平淡中出奇，方方实用，不尚空谈。这本书是费伯雄主要学术思想的结晶。1865 年，费伯雄对《医方集解》逐加评述，写成《医方论》，语简明快，多中肯綮。"欲为初学者定范围"，希望后学能博采群书，化其偏，得其醇，触类引申，由博返约。还著有《食鉴本草》《本草饮食谱》《食养疗法》《费批医学心悟》等。其中，《食鉴本草》不同于一般的食谱，文内多谈禁忌少谈功用，此亦费伯雄调理内伤杂病特色之一。

费绳甫（1851—1914），字承祖，秉承家学，治病能兼取东垣、丹溪二家之长，治虚劳主清润平稳，养胃阴则主气味甘淡，独树一帜，有"近代一大宗"之称。求诊者日以百计，中年迁沪，以善治危、大、奇、急诸病享誉于时，因忙于业务，无暇著述，仅于诊余之暇，口授经验，费氏子孙辈皆伟其业。

（二）孟河马氏

孟河马氏原籍安徽，其祖上自明代太医院马院判起即世代业医。马院判因膝下无子，招蒋成荣（后更名为马成荣）为女婿，成荣继承开创了孟河马氏世医，至马氏七世开始誉满天下。马氏家族以马省三、马培之最有名气。七世以马省三及马成荣后代马绍成为代表，前者擅长外科，人称"马一刀"，后者在原武进圩塘行医，为武进名医。马省三因为无子，复以女婿蒋汉儒（名玉山，即马培之的父亲）为嗣，蒋汉儒在马培之 14 岁时去世，便由马培之继承家学。

马培之（1820—1903），清代医家，名文植，字培之，晚年号退叟。马培之因幼年丧父而随其祖父马省三习医，历时 16 年，尽得其学，后又博采王九峰、费伯雄等医家之学术经验，融会贯通，造诣精深。培之继承家传，又博采众长，以内、外、喉三科兼擅著称，于外科特具卓识，为马氏医家中造诣最深、医术最精、影响最广者，亦为孟河医派代表人物之一，被誉为"江南第一圣手"。光绪六年，江苏巡抚承旨荐马培之应征入京，为慈禧太后治病，故人称"马征君"。在京数月，请脉立方，颇得慈禧太后赞赏，赐匾额、帑金回归故里。自此，马培之医名震于四海，大江南北几至妇孺皆知。

马培之认同《外科证治全生集》所言"外科不能不读《灵枢》《素问》"，又说："汉唐以来，诸名家著述俱在，辨病体、论治法，以及立方用药，要皆敬慎其事，务求精切，虽所见不同，立言不一，然推阐要义，皆能树立外感内伤，可谓症详而法备矣。"马培之十分推崇《内经》，认为"用药非精熟《灵》《素》，按脉辨证，平章阴阳，无以应手辄效"。对于阐发《内经》要义的临床诸家也极重视，认为"张、刘、李、朱四家，尤不可不研究"（《孟河四家医集·医略存真》）。正因为如此，当时医家称马氏"以外科见长而以内科成名"。其弟子中，丁甘仁吸取马氏的整体治疗思想，将内科理论与外科实践结合起来，在内、外、喉科证治中均有建树；巢渭芳则内外俱精，内科善治时病，外科擅长大针排脓治疗肠痈，于刀针使用上尽得马氏真传；邓星伯、贺季衡则以内科擅长而名扬一方。

马培之认为看病要讲究眼力和药力。所谓眼力，就是要能深入剖析病情，抓住疾病症结所在；药力，则是注重药物的性能、专长、配伍、炮制等，以利于药性充分发挥。马培之主张辨证时要考虑到天时、年运、方土、禀赋、嗜好、性情等因素，细审病在气在血，入经入络，属脏属腑。马培之的观点也可从孟河医派处方用药的绵密中正平和中得以体现。作为孟河医派四大家之一，马派以脉理精湛及刀针娴熟而形成独特的风格，奠定了其学术思想的理论基础。

马培之著述颇丰，治病法多，遣药广泛，在《青囊秘传》中就载有丸 119 首，散 225 首，膏 91 首，丹 142 首，药 68 首，汤 506 首，共 6 门，1151 方。其主要著作有《医略存真》《外科传薪集》《外科集腋》《青囊秘传》《务存精要》《柳溪别墅医案》《纪恩录》等，又对当时广为流行且被疡医奉为枕秘的《外科证治全生集》做评注、补充及修正，对后世影响较深。另其门人整理有《马培之医案》行世。

（三）孟河巢氏

巢家是在两地先后成名，即巢崇山在上海，巢渭芳在孟河。

巢崇山（1843—1909），名峻，晚号卧猿老人，为孟河医派早年赴沪发展的主要代表人物之一。巢崇山在上海行医五十余年，擅长内外两科，刀圭之术尤为独到，秦伯未称其"家学渊源，学验两深"（《清代名医医案精华·巢崇山医案精华》）。尤以外科为精，能以刀针手法治肠痈，多应验如神。巢氏平生诊务繁忙，故著述甚少，撰有《玉壶仙馆医案》一卷，《千金珍秘》一卷。

巢渭芳（1869—1929）系马培之学生，并得其真传，擅内、外、妇、儿各科，尤长于治伤寒。一生留居孟河，业务兴旺，名重乡里，与马伯藩（亦是马培之门徒）齐名，是孟河医生留居本地的佼佼者。其对时病急症的诊治有独到之功，尤精于应用火针治肠痈和化脓性外科疾病，深得患者信服。他认为治症务在辨证明确，提出"药有专任，贵在不失时机，求稳每致贻误，顾全反觉掣肘"（《孟河四家医案医话集·巢渭芳医话》）之旨，意思是说用药不能面面俱到，也不要片面求稳，在关键时刻，须审证求因，针对性地用药，才能起到良好效果。著有《巢渭芳医话》一册，是他一生诊疾治病的经验总结。曾有病家赠其匾额"愿为名医，不作良相"。

（四）孟河丁氏

丁氏家族相较于其他三家来说，起步较晚，但是发展迅速。丁家数代业医，自常州迁至孟河，以幼科见长，至丁甘仁盛极一时。丁甘仁（1865—1926），名泽周，江苏武进孟河镇人，为马培之女婿，先受教于其堂兄丁松溪（费伯雄弟子），继而学医于马绍成，19岁娶妻马氏，又从业于一代宗匠马培之。他从马培之学，能兼蓄马氏内外喉三科之长，后成为上海一大名医。因其首创中医专门学校，故有"医誉满海上，桃李遍天下"之称颂。丁甘仁是清末民初的江南名医，也是孟河四大家代表人物之一。

丁甘仁初在无锡、苏州等地行医，与吴医叶桂、薛雪等温病名家的弟子门人相往来，在掌握温病法门的"轻灵"方面颇有收获，因而医道大进。在处方用药方面崇尚费伯雄的醇正缓和、归醇纠偏的学术风格，以轻灵见长，最擅运用"轻可去实"之法。后经巢崇山推荐，至上海仁济善堂施诊。其间又聆教于伤寒学派大家汪莲石先生，潜心研读舒驰远《伤寒集注》《六经定法》，在伤寒六经辨证及治法等方面获益匪浅，因而在临诊时能融合伤寒与温病两大学派，熔经方时方为一炉，并集孟河医派之大成，对近代中医学术的发展起到了积极作用。然而，由于当时丁氏诊务繁忙，亲自著书留下的文字不多，有《脉学辑要》《药性辑要》《思补山房医案》《喉痧症治概要》《沐德堂丸散集》《钱存济堂丸散膏丹全集》《医经辑要》等。
丁甘仁去世后，由其子孙门人整理付梓刊行的有《丁甘仁医案》《思
补山房膏方集》《丁甘仁家传珍方》《丁甘仁用药法》《医学讲义》《丁
甘仁晚年出诊医案》等。

　　丁甘仁认为："个人带徒方式不能满足培养中医人才之需要，拯
救祖国医学遗产，为当务之急，刻不容缓，为振兴中医事业，普
及与提高教育为关键。"（《孟河医派记事》，载于《中医文献杂志》
2006 年第 4 期）1916 年，丁甘仁与上海名医夏绍庭（1871—1936）
一起创办了上海中医专门学校。第一任校长谢观（1880—1950），是
来自孟河附近地区的学者和教育家，第一位解剖学教师是德国留学
归来的医师，来自孟河。其他与孟河有关的教师有曹颖甫、黄汝梅、
郑兆兰、汤潜、徐嘉树。丁甘仁倡导中医教学改革，将西方教学模
式与中国传统教育模式相结合，不仅授以中医经典，还讲授西医解
剖学、生理学以及中国文学等，培养了大批优秀中医人才。另外，
丁甘仁先生乐善好施，对患者不论贫富，一视同仁，尤其是劳苦大
众前来求医，常免收诊金，赠送药物。丁氏热心公益事业，慷慨解
囊，有时将其所得诊金捐助学校、医院及慈善机构。在乡里乡间亦
乐于为群众谋福利，如捐款、修桥、铺路等，从不吝啬。孙中山先
生曾以大总统名义赠匾"博施济众"以资嘉勉。

三、孟河医派的学术特点

　　孟河医派以费、马、巢、丁四大家族为主要代表，其中又以费
伯雄、马培之、巢崇山、丁甘仁为中坚，近代将四人合称为孟河四

大家。孟河医派治病颇具特色，虚劳内伤皆重气血，补益培本以脾肾为首，立论以和缓平正见长，治法以清润平稳为特色，外感热病以轻、巧、灵取胜。其将伤寒和温病熔为一炉，师经典而不泥于经典，善于化裁古方，博众学、融时论，精通内外各科，清末民初在全国医学界具有深远影响。

（一）师古不泥，不拘门户

孟河医派的学术源于《素问》《灵枢》《伤寒论》《金匮要略》等中医经典，于秦汉后各家著述并皆参观，用其长而化其偏，师古人意而不泥古人方，在长期的临床实践中逐渐形成了醇和缓治的医疗风格，用药多轻灵平正。揽中医之大成，将各派学术熔于一炉，在家学传承的基础上，勤求博采，融会贯通。

孟河医派的代表人物之一费伯雄，谙熟经典，对中医各家长短有自己的见解。治学主张师古不泥古，既不拘执古人之成法，又不提倡趋奇立异。费氏对金元四大家的理论经验，认为不可机械搬用，要得其所详而不忽其所略。因此费伯雄立论以和缓平正为宗，治法以清润平稳为主，并善于变通化裁前人的方剂，以实用有效为切要。费伯雄在《医醇賸义·自序》中曰："雄自束发受书，究心于《灵》《素》诸书，自张长沙下迄时彦，所有著述并皆参观，仲景复乎尚已，其他各有专长，各有偏执。求其纯粹以精，不失和缓之意者，千余年来不过数人。"

费伯雄在《医方论·自序》中谓："学医而不读《灵》《素》，则不明经络，无以知致病之由；不读《伤寒》《金匮》，则无以知立方之法而无从施治；不读金元四大家，则无以通补泻温凉之用，而不知变化。"可知费伯雄重视经典，没有门户之见，兼收各家之长。

马培之内外兼通，功底深厚，浑内外而为一，主张治疗外科疾患需内外同治贯通，方能取效，学术上推崇王氏全生派，同时亦能吸收正宗、心得两派之精华而发明之。他主张"凡业疡科者，必须先究内科"（《近代名医珍本集·马培之外科医案》），"既求方脉而刀圭益精"（《孟河四家医集·医略存真》）。马培之医案中，凡脉理精奥之处，皆取经典之训，遣方用药悉以仲景之方为基础。其外科学术思想对现代临床仍有重要的指导意义。马培之精于内治而不偏执、善用外治而不孟浪、擅长刀针而不滥用，治病求本讲究策略，实有诸多值得当代医家学习之处。

丁甘仁学医于马绍成，又得其兄丁松溪点拨，师从费伯雄，后又师从马培之。在上海成名后，又从沪上伤寒名家汪莲石专攻伤寒。丁甘仁曾谓："临证有两大法门，一为《伤寒》之六经病，二为《金匮》之杂病，皆学理之精要，治疗之准则，此二书为中医辨证论治的主要依据，缺一不可。"由此可见，孟河医派十分注重对经典医著的研究，并以此指导着临床实践。丁甘仁则更是博极众学，融合时论，深知孟河医派与吴门医派学术有别，常有互不融洽之处，但他能不拘门户之别，穷研吴门之学，深谙吴门医派的精髓，在伤寒学派与温病学派之间，能择善而从，寒温兼学，入时方出经方，汲取其中的精华，灵活地应用到临床实践之中，逐步探索并形成温伤兼容的孟河丁氏医疗风格。

孟河医派的形成还在于他们不拘门户，相互学习，取长补短。

孟河各家在诊疗技术上各具特色，如费氏代表医家费伯雄，以善治虚劳著称；马家以疡科名世者多人；巢氏擅长内外两科，最善于用刀圭之术施于肠痈；丁氏代表医家丁甘仁以治疗猩红热闻名，兼精喉、外两科。四大家医术虽然主要以世袭祖传为主，各有所长，但并不囿于门户之见，他们可贵地做到了互相学习，兼收并蓄。如马培之得祖父马省三医学真传，又师从费伯雄。巢渭芳为费伯雄寄子，又从马培之游。丁甘仁从师于费氏，又聆教于马氏、巢氏名医等。

孟河医派在传承上要求弟子无门户之见，无派别之偏，广览博采，择善而从。在学校教育中，丁甘仁常聘用不同流派、不同学术见解的中医教育名家授课。同时，孟河各医家又注重对江湖铃医治病经验、民间单方验方的搜集整理，验之临床，并归纳总结，以传弟子。如费伯雄辑有《怪疾奇方》、马培之辑有《青囊秘传》、巢崇山辑有《千金珍秘》、丁甘仁辑有《丁甘仁家传珍方》。在博采的基础上，孟河医派要求弟子多思勤悟，触类旁通，自成新意。

（二）博采众长，寒温兼容

寒温之争，起于刘完素"热病只能作热治，不能从寒医"之说后，医家于二者诊疗多有抵牾。当时清代温病学派与伤寒学派之间存在很深的鸿沟，有如水火不能相容。孟河丁甘仁、绍兴何廉臣为代表的寒温融合学派，能择善而从，由温热派兼学伤寒学派，从时方派入，而由经方派出。孟河医家博采众长，综合应用伤寒辨六经、温病辨卫气营血的医理精要，熔伤寒、温病于一炉，突破伤寒与温病分立的格局，创立了寒温融合的辨治体系。费绳甫、巢渭芳等人在其医话、医案中已有相关论述。如《费绳甫医话医案·温病三论》中论治邪热入营，不独逆传心包一症，还可入肺经，方用犀角地黄汤加减；入胃经，方用白虎汤加减；入肝经，方用三甲煎；入血室，方用犀角地黄汤加减；入膀胱经，方用桃仁承气汤等。

丁甘仁融合寒温两大体系，在临床上治疗外感病疗效颇著。如民国初年，上海痧疫盛行，经丁甘仁诊治者不下数万人。丁氏认为，喉痧与白喉不同，白喉为少阴伏热升腾，吸受疫疠之气，而喉痧是邪从口鼻入于肺胃，暴寒束于外，疫毒郁于内，蒸腾肺胃两经，而厥少之火乘势上亢。故治法白喉忌表，宜滋阴清肺，而喉痧初起不可不速表，所谓"丹痧有汗则生，无汗则死"（《疫喉浅论·疫喉痧论治》），明确了两者在病机和治法上的区别。关于时疫喉痧的辨证治疗，丁甘仁认为须"分初、中、末三层，在气在营，或气分多，或营分多"（《喉痧症治概要·时疫烂喉痧麻正痧风痧红痧白喉总论》）。初起邪郁气分，速当表散，轻则荆防败毒散、清咽利膈汤去硝、黄，重则麻杏石甘汤。疫邪化火，由气入营，即当生津清营解毒，佐使疏透，望邪从气分而解，轻则黑膏汤，鲜石斛、豆豉之类，重则犀豉汤、犀角地黄汤，必待舌光红而焦糙，痧子布齐，气分之法已透，方用大剂清营凉解，不再表散。

丁甘仁云："风温冬温，用参、附、龙、牡等，是治其变症，非常法也，盖人之禀赋各异，病之虚实寒热不一，伤寒可以化热，温病亦能化寒，皆随六经之气化而定。是证初在肺胃，继传少阴，真阳素亏，阳热变为阴寒，迫阳既回，而真阴又伤，故先后方法两殊，如此之重症，得以挽回。若犹拘执温邪化热，不投温剂，仍用辛凉清解，如连翘、芩、连、竺黄、菖蒲、至宝、紫雪等类，必当不起矣。"(《丁甘仁医案·风温案》)关于湿温类病证，丁甘仁认为，湿温之邪常表里兼受，其势弥漫，蕴蒸气分的时间最长，湿与温合，或从阳化热，或从阴变寒，与伤寒六经之传变多相符合，治以宣气化湿、表里双解法为主。概括言之，其治法为：邪在卫分、气分，按三阳经治法；湿胜阳微，按三阴经治法；邪热从阳入阴，按温病热传营血治法。从以上这些治例中可以看到，在辨证施治上，丁甘仁是采用伤寒辨六经与温病辨卫气营血相结合的办法，在方药上则经方与时方综合运用，打破成规，独出心裁。

孟河医派在外感热病的辨证方面，凡伤寒则根据邪从外来，循六经传变的规律，辨清传变、并经、合病等情况，施以适当的治法。凡温病则辨析风温与湿温，风温之邪自上受之，首先犯肺，逆传心包，病变最速；湿温之邪为表里兼受，其势弥漫，羁留气分时间最长，从阳则化热，从阴则变寒，须认清症情之错杂，随证应变。对外感热病的治疗，孟河医派主张经方时方合用，遣方使药以"轻、巧、灵"为原则。凡寒伤于手太阴，麻黄汤、桂枝汤；太阴少阴合病，麻黄附子细辛汤；寒郁化热在阳明经者，白虎汤、增液汤。凡风温证发热者，邪在卫分，宜清宣表卫，银翘散、桑菊饮；邪在气分，宜清气泄热，白虎汤、麻杏石甘汤。暑温高热神烦者，重用竹叶石膏汤、黄连香薷饮、牛黄清心丸以清暑宁神。湿温证发热不解者，湿结热留所致，采用"渗湿于热下，使湿不与热相搏"的治法，以甘露消毒丹、三仁汤主之；若热重于湿者，苍术白虎汤；湿热下注者，葛根黄芩黄连汤；邪伏募原，寒热往来者，柴葛解肌汤、黄连解毒饮。

（三）辨证用药，轻可去实

孟河医派在辨证用药上，大抵以轻、灵、巧见长，尤擅运用"轻可去实"之法。是法乃南齐名医徐才之所创的治病十法之一。其"轻"者，指轻巧灵敏，活泼招展，非轻轻鸿毛，随风飘扬可比。轻而不浮方能去实。临床常见的症状，一般都不外乎虚实两类，治疗时则非攻即补，但每遇到复杂曲折迂回之症，在攻补二法难以施治之时，医家们只得另辟蹊径，立法处方既不能伤正，又不能助邪，还应避免犯虚实之戒。此时采取"轻可去实"之法，以达到扶正不助邪，祛邪不伤正的目的，使邪去正复，机体得以康复。"轻可去实"看似简单，若要恰到好处，则非扎实功力者而不可为也。孟河医派运用此法驾轻就熟，从大量的医案中，可以看到，即使是面对重症顽疾，孟河医派的医家们治法平淡，处方精练，药量轻灵，既不伤患者病困中的脾胃，又有利于疾病的治愈，收到"四两拨千斤"之功。

这种用药风格与费伯雄大力提倡有关。费伯雄强调辨证细腻准确，用药轻灵平正，即使遇危难重症，遣方仍然不离平淡，于平淡中显神奇。用药醇正，不伤正气。阅读孟河医派的医籍，不难发现，孟河派医家们都具有崇尚"醇正和缓"的医疗风格。

以和法缓治为宗旨，孟河医家临证立法用药时多以平淡轻灵见长，一归醇正。轻灵指药性平淡，药力缓和而用量较轻，所选药物既能发挥治疗作用，又没有留邪伤正的弊端；醇正指用药不以炫奇、猛峻求功，而在义理得当。费伯雄因"医学至今，芜杂已极，医家病家，目不睹先正典型，群相率而喜新厌故"，为"明白指示，庶几后学一归醇正，不惑殊趋"而著《医醇》。费伯雄自释"醇"字云："于拙刻《医醇賸义》中先标一'醇'字，此非不求有功，但求无过之谓。若仅如是，浅陋而已矣，庸劣而已矣，何足以言'醇'乎！吾之所谓醇者，在义理之得当，而不在药味之新奇。如仲景三承气汤，颇为峻猛，而能救人于存亡危急之时，其峻也，正其醇也。"（《医醇賸义·自序》）通观费伯雄自制近 200 首方剂，其中所选药物绝大多数是药性平和之品，而且剂量也普遍较轻，遵循性平药轻、不失和缓的制方准则。

后来的孟河医家，均很好地秉承了费伯雄"师古不泥，和缓醇正"的学术思想。孟河马派受费伯雄等医家影响，治疗疾病，处方轻清简约，方药醇正，不过八九味药，一般不超过十二味，药味过多则庞杂，不能切中病所。每味药用量亦不宜太重，否则药过病所，反伤正气。丁甘仁治疗湿温病，用药多轻灵。芳香化湿惯用藿香、佩兰；利湿则用泽泻、滑石、薏苡仁、茯苓皮；清热用金银花、连翘、竹叶、青蒿；调中和胃则用砂仁、白扁豆、白蔻、枳壳。所用药物的量轻，多则 9 克，少则 1.5 克。生姜用一片，荷叶取一角，中病即止。尤擅用"轻可去实"法，以四两药力而拨千斤病势。

（四）内外皆精，治法灵活

孟河医家虽各以内、外、喉科称名于世，实则精通各科，在治法上也灵活多样，不分针砭、刀圭、汤药、丸散，不分内服、外用，均以切病获效为要。孟河医家十分重视"全科"意识和技能，作为识证和治病的基础。余听鸿在《外症医案汇编·凡例》中言："今时内外各专其科，外科专仗膏丹刀针，谙内症者少。内科专司脉息方药，谙外症者不多。病家每遇大症，或兼感冒寒热，疑外科不谙内病，延内科用药立方，每至内外两歧，彼此相左。当表反补，宜托反清，内症未平，外症变端蜂起。攻补错投，温凉误进，贻害非轻。"

费伯雄虽擅治虚劳，以内科见长，但观其医案，外科、眼科、喉科、皮肤科、妇科、儿科无不涉及，且造诣不凡，其中多有金玉之言。其尚善用食补，宗《内经》"毒药治病去其五，良药治病去其七"之说，使患者做到"食养尽之"，不为食误，以"食"代药。如沙彦楷所说，费伯雄"医治虚劳……然不肯使病家多服药"，"著《食鉴本草》"，"冀病者以食养得宜，克收病前病后之效。"（《孟河四家医集·食鉴本草》）

马培之精擅外科，所著《外科集腋》《马评外科证治全生集》均为外科专书。其他著书中亦多有外科病记载。对于喉科方面疾患的诊治颇具特色，治疡病常内服、外用和针刀并施，如《青囊秘传》所载颇多奇法怪方，但获效快捷，验之如神。

巢崇山、巢渭芳二人，一以擅用刀圭之术治肠痈，一以长于火针排脓治肠痈而分别闻名沪上、乡里。俱精擅外科，然从现存的医话、医案来看，两人对内科也颇有造诣，巢渭芳世传精擅内、外科，治伤寒颇有特色，每多奇效。

丁甘仁以内科、喉科著称，初到沪上，以善治喉痧而声名鹊起。

同时丁甘仁对外科证治，亦有许多独到之处，自制各类外科用药，如外用敷贴膏药、油膏敷药、药线、散药、吹喉药等；此外，丁甘仁还擅长外科手术，如其常用中式手术刀切开排脓血，还常采用古法"火针"穿刺肿疡，排除脓血，用以代替外科手术刀，其特点是穿刺创口小而深、排除脓血通畅、收口较快、肌肤表层无瘢痕。丁甘仁医案中，可见内、外、妇、儿各科病，显然也是一位多面手。

孟河医家精通各科，因而在医学实践中多能获效轻捷，药到病除。

四、孟河医派脾胃证治特色

孟河医派逐渐形成的用药轻灵、平正和缓风格，源于孟河医家对脾胃功能的认识。易水学派李东垣曰："《平人气象论》云：人以水谷为本，故人绝水谷则死，脉无胃气亦死。所谓无胃气者，非肝不弦，肾不石也。历观诸篇而参考之，则元气之充足，皆由脾胃之气无所伤，而后能滋养元气；若胃气之本弱，饮食自倍，则脾胃之气既伤，而元气亦不能充，而诸病之所由生也。"（《脾胃论·脾胃虚实传变论》）费伯雄对李东垣倍加推崇，深受其"脾胃内伤，百病由生"的脾胃思想影响，曾有"东垣先生，予最为服膺"，"《东垣十书》，予最为服膺，以其重脾胃为正法眼藏也"之叹（《医方论·补脾胃泻阴火升阳汤》）。孟河医家在内伤杂病的证治中非常重视脾胃。如马培之认为人之五行，胃属土也，人之仓廪，胃也，人之达道，亦胃也。土能载万物，仓廪能贮万物，达道能聚万物，所以胃之为病，倍于他处。又如丁甘仁认为脾胃为后天之本、气血生化之源，有胃气则生，无胃气则死，在治病中十分重视顾护脾胃，在治疗重症久病时，重视脾胃生化之气，在治疗热病、杂病时亦如此。再如孟河医派传人黄文东，在论治久病体虚，气血亏损的患者时，经常告诫门人注意照顾脾胃，切忌妄施克伐，或进大剂腻补。处方以轻、灵、巧为主，即在使用补药的同时，酌加陈皮、木香灵动之品，以助脾的运化，补而不滞，更有利于机体对补益药物的吸收。

（一）内伤杂病，调补脾胃

孟河医家治疗内伤杂病注重调补脾胃。胃为阳明燥土，属阳，脾为太阴湿土，属阴，胃喜润恶燥，脾喜燥恶湿。脾胃一升一降，共同消化水谷，化生精微以供全身。和法缓治首重脾胃中气，费伯雄无论是治疗外感，抑或是内伤杂病，均注重脾胃中气，如治中寒，则着重温补脾阳，其认为脾阳不运，虚则寒生。其所制治疗中寒的四首方剂均用白术、生姜、大枣等补脾和营。治疗中风，他认为"保障灵府之法，无如治脾胃以实中州。脾气旺，则积湿尽去，而痰气不生。胃气和则津液上行，而虚火自降。治疗大法，无过于斯"（《医醇賸义·中风》）。治疗火证，多以少量芩、连合二冬等清润为主，同时佐以茯苓、甘草等甘淡顾护脾胃。治疗燥证，他主张清金保肺必先甘凉养胃，以胃为肺之来源，脾为肺母也。至于治暑治湿则更离不开健脾化湿。于内伤杂病而言，虽说最重脾肾，其实补脾重于补肾。如治阴虚火动之证，费伯雄反对使用知、柏、龟甲等阴寒腥浊之品，以防败伤脾胃中气，每多并用人参、甘草、薏苡仁、陈皮等健脾化湿，防滋腻碍湿。费氏自制新定拯阴理劳汤，用人参、甘草、麦冬、五味子、当归、白芍、生地黄、牡丹皮、薏苡仁、橘红、莲子等脾肾同治。而对阳虚气耗之证,费氏自制新定拯阳理劳汤,其方由人参、黄芪、白术、甘草、肉桂、当归、五味子、陈皮、生姜、大枣等组成,以补中益气健脾为主。即使治疗阴虚燥热的消渴症,费氏自制逢原饮、祛烦养胃汤,也在大队清润中佐用半夏、陈皮、茯苓等健脾渗湿化痰,步步顾护脾胃中气。

"益气养阴"作为治胃大法,受到孟河医派重视。费伯雄认为一身之气血皆从胃中谷气生化来,胃之关系一身至为重要。胃为水谷之海,后天生化之源,只有气旺生津,胃的功能才能正常,故治疗上常用养胃阴益胃气之品,如沙参、麦冬、石斛、麦芽、白芍、太子参等。

费绳甫善治危急重症,他治疗虚劳病证时,在费伯雄的基础上有所发挥,特点就是"救胃"。他兼取李东垣和朱丹溪两家之长,认为"东垣补阳"和"丹溪补阴"实则为治疗虚损的两大法则,不可偏颇。同时相较于费伯雄的"调肝养阴"论,费绳甫则将治疗的重点放在"救胃"上,将养胃阴一法用得尤为娴熟。他继承和发扬了孟河费家的医学特点,且能独树一帜。孟河医派后代医家治疗胃阴不足证常用费绳甫创立的"七味胃阴汤",方由沙参、麦冬、石斛、谷芽、白芍、冬瓜子、甘草七味组成,既以甘寒柔润之味养胃和阴,更兼平甘濡养之剂,舒展胃气,使益气养阴和胃并举,健运脾胃,气血生化,泉源不竭。对胃阴不足引起的噫嗳、嘈杂、痞满、胃痛等病证效果显著。

对中医各科都有高深的造诣和成就,尤以外科见长的马培之,强调外证不能着眼于局部，而要内外兼治。《孟河四家医案》中收录马培之医案共有 588 例，其中脾胃病医案有 102 例，占马培之医案的 17.3%。由此可见，马培之对脾胃病的治疗占相当比例。马培之在诊治疾病过程中十分注重脾胃的调补，认为胃宜降，脾宜升。升降自然，则食物皆成气血，痰滞何由而生，所生者，无非升降失司之故，脾胃虽曰仓廪之官，而实各司其职，胃司纳物，脾司运化。所以经云脾胃为营卫之源，仓廪之官，脏腑供应，皆取于此。前贤之张、李辈，近代吴、叶氏，无一不从脾胃为后天也。

马培之师承费伯雄，在治疗脾胃病上除了突出疏导为本外，又有所发展，认为胃为多气血之腑，以通为用，因此调理脾胃多从气血入手。如以"流气养营"，养血和营以舒木郁，为治疗脾胃病的主要方法。结合辨证，常用当归、白芍、丹参以养血。他还认为，肾虚命火不足，是导致脾胃病经久不愈的原因之一，仓廪之官，赖肾火则生，脾胃得肾阳之温煦才能腐熟水谷。因此马培之在治疗顽固脘腹痛时，又常用小茴香、肉桂、鹿角霜、杜仲、理中丸等以温养脾胃。

丁甘仁认为，对病后调理及久治不愈的慢性疾病都要注意脾胃。他着重指出，治脾与治胃迥然有别，并推崇《临证指南医案·脾胃》中"脾宜升则健，胃宜降则和"，以及"太阴湿土，得阳始运，阳明阳土，得阴自安，以脾喜刚燥，胃喜柔润"之论。

马培之高足之一丹阳贺季衡也精研脾胃学说。贺季衡临证十分注重调理脾胃。尤其对於术的使用，独具妙心，认为於术具有和中益气、开胃补脾之功，重用可以代参。其临证主张顾护中州，以滋化源；在脾胃病的诊治过程中重视舌象；用药轻灵，以轻去实；治疗脾胃疾病多从气阴论治。颜氏内科创始人颜亦鲁先生师从贺季衡，对脾胃学说造诣颇深，强调脾统四脏，临床注重从湿、从痰辨证，从脾论治。擅长应用苍、白二术，故被病家誉为"茅白术先生"。可见其重视顾护脾胃、重视痰湿为患的思想与孟河先贤一脉相承。

（二）调畅气机，重视升降

1. 脾升胃降，升降相因

中医重视取类比象的思维方法，所谓"人与天地相参也，与日月相应也"（《灵枢·岁露》）。人体的气机变化与天地之间气机变化有类似的地方。在《素问·阴阳应象大论》中对天地气机升降有如下描述："故清阳为天，浊阴为地。地气上为云，天气下为雨；雨出地气，云出天气。"天人相感应，人体有类似变化。"故清阳出上窍，浊阴出下窍；清阳发腠理，浊阴走五脏；清阳实四肢，浊阴归六腑"。在《素问·六微旨大论》中提出了气机升降的思想："出入废则神机化灭，升降息则气立孤危。故非出入则无以生长壮老已，非升降则无以生长化收藏。是以升降出入，无器不有。"气机升降在脏腑中都有体现，其中脾升胃降是气机升降的核心。李东垣在《脾胃论·天地阴阳生杀之理在升降浮沉之间论》中更将气机升降的思想发扬光大："至于春气温和，夏气暑热，秋气清凉，冬气冷冽，此则正气之序也。故曰：履端于始，序则不愆。升已而降，降已而升，如环无端，运化万物，其实一气也。设或阴阳错综，胜复之变，自此而起。万物之中，人一也，呼吸升降，效象天地，准绳阴阳。盖胃为水谷之海，饮食入胃，而精气先输脾归肺，上行春夏之令，以滋养周身，乃清气为天者也；升已而下输膀胱，行秋冬之令，为传化糟粕，转味而出，乃浊阴为地者也。若夫顺四时之气，起居有时，以避寒暑，饮食有节，及不暴喜怒，以颐神志，常欲四时均平，而无偏胜则安。不然，损伤脾胃，真气下溜，或下泄而久不能升，是有秋冬而无春夏，乃生长之用，陷于殒杀之气，而百病皆起；或久升而不降亦病焉。于此求之，则知履端之义矣。"

李东垣认为治病必本四时升降浮沉之理。升降出入是人体气机运动的基本形式，各脏腑的生理功能得以正常运行，有赖于气机的正常运行，而脾胃为脏腑气机升降出入的枢纽，脾胃同居中焦，升降不息，脾以升为健，以运为和，胃以降为健，以通为和。脾用宜升，胃用宜降。脾升，胃气方能和降通畅，糟粕得以下行；胃降，脾气方能升清不息，水谷精微得以四布。正是脾胃升降相因，气血津液通畅，脏腑安和，才能使机体处于健康状态。正如《素问·经脉别论》所云："饮入于胃，游溢精气，上输于脾；脾气散精，上归于肺；通调水道，下输膀胱；水精四布，五经并行，合于四时五脏阴阳，揆度以为常也。"若脾胃气机升降失常，出入无序，升者不升，降者不降，纳而不入，运而不行，诸病随之而生。正如《脾胃论·饮食劳倦所伤始为热中论》所云："若饮食失节，寒温不适，则脾胃乃伤。喜、怒、忧、恐，损耗元气。既脾胃气衰，元气不足，而心火独盛。心火者，阴火也。起于下焦，其系系于心。心不主令，相火代之。相火，下焦胞络之火，元气之贼也。火与元气不两立，一胜则一负。脾胃气虚，则下流于肾，阴火得以乘其土位，故脾证始得，则气高而喘，身热而烦，其脉洪大而头痛，或渴不止，其皮肤不任风寒，而生寒热。盖阴火上冲，则气高喘而烦热，为头痛，为渴，而脉洪。脾胃之气下流，使谷气不得升浮，是春生之令不行，则无阳以护其营卫，则不任风寒，乃生寒热，此皆脾胃之气不足所致也"。

《灵枢·营卫生会》云"中焦如沤"，指脾胃的消化、转输作用。包含有两层意思：其一，中焦脾胃乃气血生化之源，治疗中时时注意顾护脾胃，脾胃健旺，则气血生化有源。其二，脾胃为升降之枢。正如吴鞠通《温病条辨·杂说·治病法论》所言："中焦如衡，非平不安。"衡，即杆秤；非平不安，即要达到平衡。这里用来比喻中焦脾胃的功能。因脾宜升则健，胃宜降则和，故治疗中焦脾胃的病变，就要调节脾胃的升降功能，达到最终和合平衡的状态。其最关键之处就是疏导，这也是孟河医派治疗脾胃病的精髓。

马培之治疗脾胃病注重调营畅中，其从脾升胃降的角度诊治痞证，应用甘温药升发脾阳来治虚痞。前哲以塞而不开谓之痞，有邪滞为实，无邪滞为虚。马氏治疗此证，多从调理中土之脏出发，或燥湿健脾，或温胃散寒，或崇土培木。《马培之医案》中记载其诊治虚痞的案例，常可见甘温之品。今择数案如下："某，胃阳式微，阴寒凝结，嗳噫吞酸，胸痞不饥不食。脉来细数，非食停中脘，乃阳气不伸，阴翳凝滞。议理中主治。人参一钱，冬术三钱，炮姜八分，归身三钱，炙草五分，陈皮一钱。"又如："某，中土素弱，过服克伐之剂，重伤脾胃，传化失常，食饮少思，胸腹若满，病名虚痞。宜资化源。东洋参三钱，茯苓三钱，炙草五分，广陈皮一钱，归身二钱，木香五分，炮姜五分，冬术一钱半。"再如："某，嗳腐吞酸，胸痞不食，寒滞中焦，脾阳不运，脉来小驶于迟。法当温暖中土。东洋参三钱，冬术三钱，炙草五分，广陈皮一钱，炮姜一钱，青皮一钱。"以上各例均以人参、白术、炙草甘温补中焦之虚，用炮姜温中散寒，以复脾胃之阳。

马培之医案中治疗寒热错杂之痞证多用炮姜而少用干姜，炮姜与干姜区别，历代诸家多有论述。如李东垣认为生辛炮苦，生用逐寒邪而发表，炮则除胃冷而守中；王好古认为炮则温脾燥胃；《医学入门·内集·卷二》记载炮姜有"温脾胃，治里寒水泄，下痢肠澼，久疟，霍乱，心腹冷痛胀满……"之功。炮姜辛散之力不及干姜，以炮姜易干姜，一是体现了用药和缓，二是去其性取其味，寓温脾胃而守中之意。胃宜降，脾宜升。升降自然，则食物皆成气血。贺季衡认为"升降二字，尤为重要。胃主受纳，宜降则和，脾主运化，宜升则健，脾气下陷固病，即使不陷，气滞不运，亦属有病。胃气上逆固病，即使不逆，但不通降，亦需调治"。(《张泽生医案医话集》)

2. 疏肝理气，抑木扶土

费伯雄对《内经》及易水学派研究颇深，在临证中亦十分重视气机升降，除了中焦脾升胃降，还强调肝气失常对脾胃产生的影响。其认为肝气易升，可导致胃气不降，从而引起气机失常，气血失调，当采用抑木扶土法恢复失常之气机。如治气虚发热，神疲食少，李东垣用补中益气汤，而费伯雄则制和中养胃汤，用薄荷代升麻，再加茯苓、薏苡仁、砂仁等和中化湿安胃之品，仿东垣意而不泥东垣方。李东垣认为，中气不足甚至中气下陷是木气不能升发所致。《脾胃论·胃虚脏腑经络皆无所受气而俱病论》曰："夫脾胃虚，则湿土之气溜于脐下，肾与膀胱受邪。膀胱主寒，肾为阴火，二者俱弱，润泽之气不行。大肠者，庚也，燥气也，主津；小肠者，丙也，热气也，主液。此皆属胃，胃虚则无所受气而亦虚，津液不濡，睡觉口燥咽干，而皮毛不泽也。甲胆，风也，温也，主生化周身之血气；丙小肠，热也，主长养周身之阳气。亦皆禀气于胃，则能浮散也，升发也；胃虚则胆及小肠温热生长之气俱不足，伏留于有形血脉之中，为热病，为中风，其为病不可胜纪，青、赤、黄、白、黑五腑皆滞。三焦者，乃下焦元气生发之根蒂，为火乘之，是六腑之气俱衰也。腑者……包含五脏及形质之物而藏焉。且六腑之气，外无所主，内有所受。感天之风气而生甲胆，感暑气而生丙小肠，感湿化而生戊胃，感燥气而生庚大肠，感寒气而生壬膀胱，感天一之气而生三焦，此实父气，无形也。风、寒、暑、湿、燥、火，乃温、热、寒、凉之别称也，行阳二十五度，右迁而升浮降沉之化也，其虚也，皆由脾胃之弱。"

李东垣善用辛温的风类药，提振中气，而费伯雄却认为木气升发太过会造成脾胃升降功能失常。费氏反对用升提的风类药，这与其医疗实践有关。如费氏在《医方论·发表之剂》中所言："盖亲见喜用升柴者杀人无数，故不得不加意慎重。非偏执己见，不喜升柴，实不敢泥纸上之成方，误目前之人命也。"

费伯雄与李东垣为何认识上会有如此的差异？一方面与两位医家生活的地理环境不同有关。李东垣生活在今河北真定一带，而费伯雄生活在江南地区，地域的差别会导致医疗风格不同，这在《素问·异法方宜论》中就有所论述："黄帝问曰：医之治病也，一病而治各不同，皆愈何也？岐伯对曰：地势使然也。"南方多湿热，地气宜升腾，北方多寒燥，地气宜收敛。故生活在江南的费伯雄考虑木气易升导致脾胃气机失常，主张抑木扶中；而生活在江北的李东垣考虑木气不升导致脾胃气机失常，主张补中益气。

另一方面，两位医家生活的时代不同也是造成差异的原因之一。清代医家陆九芝在其《世补斋医书·六气大司天上篇》中说："至乾隆九年，第七十五甲子，运值湿寒，其气已转，而医循故辙，治之多乖。朴庄先生《伤寒论注》成于乾隆甲寅，以寒凉之治谓不合湿土寒水之运，公之所治无不以温散温补见长。盖公固明于大司天之六气，而自知其所值为湿寒也。"五运六气的大司天理论，据《素问·天元纪大论》云："帝曰：上下周纪，其有数乎？鬼臾区曰：天以六为节，地以五为制。周天气者，六期为一备；终地纪者，五岁为一周。君火以明，相火以位，五六相合而七百二十气为一纪，凡三十岁；千四百四十气，凡六十岁，而为一周。不及太过，斯皆见矣。"又云："至数之机，迫迮以微，其来可见，其往可追。敬之者昌，慢之者亡，无道行私，必得夭殃。谨奉天道，请言真要。"天地之至数，五日为一候，三候十五日为一气；二十四气为一年，六年天气循环一周，谓之一备。五岁，五行迁转方尽，谓之一周；三十年（七百二十气）为一小纪；一千四百四十岁为六十年，又是一周。扩而大之，以六十年为一大气，三百六十年为一大运。五运六气迭乘运转，满三千六百年为一大周。以五运言，六十年为一中运，三百年为一大运。据此理论，李东垣生活时期（1180—1251）时值六十六甲子（1204~1264年）中元太阳寒水司天，湿土流行。即24岁时已进入寒湿之运，所见无非寒水流行之病。尤其晚年54岁到72岁的16年中，更是六十六甲子在泉寒湿之运。寒湿之运气机易收藏，故用药宜升阳。费伯雄生活时期（1800—1879），时值七十六甲子（1804~1864年）下元少阳相火司天，风气流行，风火相生。即4岁时进入火风之运，所见无非木火风热之邪所致之病。持续到其晚年64岁，才转入下一个甲子君火司天，燥气流行。君火司天，仍然是热邪致病，费伯雄从64岁到80岁去世，依然在君火司天所主时期。风热之气易升长不易收藏，故用药宜收降，抑制木气升发，抑木扶中就理所当然了。

如费伯雄诊治一患者，症见中脘不舒，饮食减少。切其脉，左关甚弦，右部略沉细，究其病机，肝气太强，脾胃受制。前医使用了大承气汤，罔效。费伯雄分析，盖仲景之三承气汤，原为胃实大症而设，是属于斩关夺门之法，可救人于危急存亡之秋，但绝不可随便施用于寻常之症。本案仅为脾胃不和之小恙，但由于前医是"身负重名"之辈，如果使用寻常之法，就不能突出其名望，于是乎小题大做以炫技，结果事与愿违。费伯雄从气机升降的角度来自制抑木和中汤。抑肝理气和胃，用药平淡、和缓、轻灵，三剂即愈。抑木和中汤用平胃散、砂仁、木香利湿化痞，消胀和中；茯苓、白术健脾化湿和中；佛手、白檀香疏肝和胃；白蒺藜、郁金、青皮、广皮抑木降气。费氏在《医醇賸义》慨叹一些医家为了自炫其奇而以药试人，病家亦甘于以身试药，批评此流毒无穷。费氏不惮烦言，谆谆辩论，以为戾故喜新者之明戒。

《医醇賸义·重药轻投辨》原文如下："无锡顾左，患中脘不舒，饮食减少。予诊其脉，左关甚弦，右部略沉细，此不过肝气太强，脾胃受制耳。乃出其前服方，则居然承气汤，硝与黄各七八分，朴与枳各五六分，方案自载宗仲景法，重药轻投。噫，过矣！予为制抑木和中汤，三剂而愈。今特申辩之。盖三承气汤，有轻有重，原为胃实大症而设，故用斩关夺门之法，救人于存亡危急之秋，非可混施于寻常之症也。今以脾胃不和之小恙，而用此重剂，谓为重药轻投，殊不知重药既可轻投，何不轻药重投，岂不更为妥当乎？予故不惮烦而辩之。"

抑木和中汤（自制）：蒺藜四钱，郁金二钱，青皮一钱，广皮一钱，茅术一钱炒，浓朴一钱，当归二钱，茯苓二钱，白术一钱，木香五分，砂仁一钱，佛手五分，白檀香五分。

马培之师从费伯雄，论治脾胃病受其师的影响，亦十分重视气机的升降。对费伯雄提出的肝易升而致胃不降的学术思想多有继承，在临床上多用抑木扶土法。马氏治疗肝气郁结犯胃致气滞不畅的胃痛，主张以流气调畅为主要治法。肝气横逆，可以犯胃，而脾胃气虚则肝气易侮，故肝胃气滞往往是常见之病机，历来医家均重视以疏肝和胃之剂治之。孟河医家对疏肝理气开郁剂的运用，颇有独特经验。马培之医案中除常用木香、郁金、沉香、枳壳、砂仁等药物外，还善于用乌药配合上述诸品，并据证而配用合欢皮、佛手片、青皮、橘叶、玫瑰花、沉香曲、白蒺藜、香附等，旨在"流气""调畅"。这些药物具有微辛而不燥烈之优点，即使酌加于养营或益胃方中，一般亦不至于耗气伤阴。治疗呕吐、噎膈，亦常用上述药物，以理气和中、调畅流气。如治疗腹痛，马培之医案中常用乌药、青皮、枳壳、木香、橘叶、砂仁、荔枝核、佛手、沉香、蒺藜等药。

丁甘仁继承孟河医派的学术思想，重视气机的升降，尤其是脾胃的升降及肝胃的升降。丁甘仁认为木喜条达，胃以通为补。此思想可见于其内、外、妇科医案中。如《丁甘仁医案》中载有一妇科医案，"气升呕吐，止发不常，口干内热，经事愆期，行而不多，夜不安寐，舌质红，苔薄黄，脉象左弦右涩，弦为肝旺，涩为血少。良由中怀抑塞，木郁不达，郁极化火，火性炎上，上冲则为呕吐，经所谓诸逆冲上，皆属于火是也。肝胆同宫，肝郁则清净之府岂能无动，夹胆火以上升，则气升呕逆，尤为必有之象。口干内热，可以类推矣。治肝之病，知肝传脾。肝气横逆，不得舒泄，顺乘中土，脾胃受制。胃者，二阳也。经云：二阳之病发心脾，有不得隐曲，女子不月。以心生血，脾统血，肝藏血，而细推营血之化源，实由二阳所出。经云：饮食入胃，游溢精气，上输于脾。又云：中焦受气取汁，变化而赤，是谓血。又云：营出中焦。木克土虚，中焦失其变化之功能，所生之血日少，上既不能奉生于心脾，下又无以泽灌乎冲任，经来愆期而少，已有不月之渐，一传再传，便有风消息贲之变，蚁穴溃堤，积羽折轴，岂能无虑。先哲云：肝为刚脏，非柔养不克，胃为阳土，非清通不和。拟进养血柔肝，和胃通经之法，不治心脾，而治肝胃，穷源返本之谋也。第是症属七情，人非太上，尤当怡养和悦，庶使药达病所，即奏肤功。不致缠绵为要耳。"拟方以生白芍、炒枣仁、银柴胡、生熟谷芽来养血柔肝，朱茯神、青龙齿以安神，川石斛养胃，仙半夏、广橘白、代赭石、旋覆花降胃通经。

（三）和缓醇正，轻以去实

孟河医家在临床实践中，重视脾胃后天之本，提倡"和缓平正"，反对重剂乱投。方剂是中医治病的重要手段之一。"剂"字之意，《尔雅》谓"剂，剪齐也"，《说文》曰："剂，齐也。""齐，禾麦吐穗上平也。"中医治病强调使机体恢复"阴平阳秘"的状态，《素问·至真要大论》有谓"谨察阴阳所在而调之，以平为期"，而"齐""平"字义中蕴涵着动态平衡的思想，亦有调和之意。尤其在内伤杂病的治疗中，病多日久而成，寒热并见，虚实夹杂，更须缓图，不可速攻。正如吴鞠通在《温病条辨·治病法论》所言，"治内伤如相，坐镇从容，神机默运，无功可言，无德可见，而人登寿域"。

在费伯雄"和法缓治"思想的影响下，孟河医家以和缓为宗，依平淡之法，用药每以轻灵变通。药量较轻，以不伤正气为度，因势引导，以激发机体自身抗病能力为旨，和缓治之，在治疗脾胃疾病时体现得尤为明显。治疗脾胃病强调恢复脾胃的生理特性，因此用药上重视调气复平，不使中焦壅滞；寒热温凉，不令偏颇；理气重调升降，又谨防香燥伤阴，多选用轻清灵动之品，而少用重浊厚味、刚劲强烈之属。如治疗脾虚清阳不举之证，常用参苓白术散加减，欲加强轻清升提之功，可加煨葛根、荷叶等药；胃虚浊阴不降，则用平胃散加减；选用理气药遵叶天士"忌刚用柔"之旨，防理气药过于辛香温燥，伤及胃阴，故常用佛手、绿萼梅、玫瑰花等理气而不伤阴之品；补脾贵在健运，舒畅胃气；益气以健脾为先，用党参、太子参、白术、薏苡仁、山药、扁豆等甘平微温之品，以健运中气；养胃贵在柔润而不腻，以南北沙参、石斛、百合、麦冬、玉竹、甘草或白芍、乌梅等酸味之品，酸甘合化。处方用药遵"治中焦如衡，非平不安"之旨，恒以调气复平为要。

马培之注重临床实效，其在《医略存真·辨陈氏〈外科正宗〉之说》中云："看症辨证，全凭眼力，而内服外敷，又在药力。"讲究眼力即强调辨证的准确性，讲究药力即强调药材质量以及通过炮制、配伍使得药性充分发挥。因此马培之认为须博览旁稽，深求实学，在扎实的理论基础上不断提高辨证论治的水平。其临床用药皆要"几费经营"，认为要细究"何药为君，何药为佐，君以何药，而能中病之的，佐以何药而能达病之里……"（《医略存真·自序》）。

丁甘仁在临床实践中继承了孟河费氏学术思想，崇尚其醇正和缓、归醇纠偏的学术风格，并认为"和"则无猛峻之剂，"缓"则无急切之功，"和缓"乃先贤遗风。丁甘仁在临证处方用药时大都以轻灵见长，最擅选用平淡之药。有毒之药极少应用，即使味重性猛之品也用得很少。其对"轻可去实"的治法也有着丰富的经验和体会，认为看到使用重剂而不能见效，药量无可再加而又无法可施之时，可以运用轻可去实之法，改用轻剂，或有转机之望。因此在《丁甘仁医案》中常可见"今制小其剂而转化"的说法。在其医案中大部分药的普通剂量是一钱五分，多则三钱，少则二分五厘。介类药如生决明、左牡蛎也只用四钱；生石膏常用剂量为三钱，很少超过五钱；生姜常用一片；荷叶仅用一角；枇杷叶只需三张。

五、孟河医派"轻可去实"用药特色探析

"轻可去实"思想最早的出典是北宋徐之才的《药对》。徐之才根据功用将药物分成"宣、通、泻、轻、重、滑、涩、燥、湿、补"十类。宋代成无己称之为"十剂"。徐之才的十剂，如宣可去壅、通可行滞、补可扶弱、泄可启闭、轻可去实、重可镇怯、滑可去着、涩可固脱、燥可胜湿、湿可润燥等，已为后世所传诵而广泛应用。徐氏所言轻剂是指麻黄、葛根等轻扬宣散，解表发汗一类方药。元代王好古所著《汤液本草》一书中明确提出了"轻可去实"之说，意指用轻清疏解的药物治疗风温初起的实证。历代本草书籍对此类轻扬宣散之品的论述亦不少，如《本草发挥·葛根》曰："本草云轻可去实，麻黄、葛根之属是也。"后世医家在临床上的不断深入实践，发挥古义，融会新知，使"轻可去实"之内涵得到了很好的拓展及发挥。

（一）对"轻"的理解

1. 药物轻扬灵动

《中药的配伍运用》一书中认为"轻可去实"中的"轻"是指轻宣理气的药物。清代温病学家善用轻剂，并使之成为温病治法特色之一。吴瑭总结叶氏经验提出"治上焦如羽，非轻不举"，成为中医名言，至今为医家广泛引用。孟河医派四大家之一的费伯雄在其著作《医醇賸义》中提出"和法缓治"的思想，在此思想指导

下，费伯雄用药推崇轻灵，其和缓平正的治疗思想和用药轻灵的风格，深深影响后来孟河医派的传人。马培之、巢渭芳、贺季衡、丁甘仁等无一不是用药轻灵，常收"四两拨千斤"之效。如《丁甘仁医案》中载有一伤寒案："贺右，伤寒两感，夹滞交阻，太阳少阴同病。恶寒发热，头痛无汗，胸闷腹痛拒按，泛恶不能饮食，腰酸骨楚，苔白腻，脉象沉细而迟，病因经后房劳而得，下焦有蓄瘀也。虑其传经增剧，拟麻黄附子细辛汤加味，温经达邪，去瘀导滞。药用净麻黄四分，熟附片一钱五分，细辛三分，赤苓三钱，仙半夏三钱，枳实炭一钱，制川朴一钱，大砂仁八分，楂炭三钱，延胡索一钱，两头尖一钱五分，生姜三片。"上方一剂后"患者得畅汗，寒邪已经外达，发热渐退，腹痛亦减，唯头胀且痛，胸闷不思纳食，脉象沉迟，舌苔薄腻。余邪瘀滞未楚，阳气不通，脾胃健运失司。今制小其剂而转化之"，药用"川桂枝五分，炒赤芍三钱，紫苏梗一钱五分，云苓三钱，仙半夏三钱，枳实炭一钱，金铃子二钱，延胡索一钱，大砂仁八分，炒谷麦芽各三钱，生姜三片"。上述病案中药物剂量最大三钱，最少四分，然而临床效果甚佳。药量虽轻，以不伤正气为度，因势利导，发挥机体抗病能力，达到治疗目的。

2. 方剂药味精且少

《素问·至真要大论》云："治有缓急，方有大小。"这里的"小"可以理解为小方。"小方"之说法有多种。一种认为小方有三：治疗病势轻浅之方；病无兼证，药味须少之方；病在上焦，用量轻或分量虽重但要多次频服之方。另一种说法则认为：药味少的为小方；药味多而药量小者为小方。总结起来，两种说法的共同点是：要么药味少，要么剂量小。小方味少力专，直达病所而效著。药贵中病，不在于多而在于精。药多则偏性亦杂，不仅药味之间容易相互牵扯而影响疗效，方向不明也难以直达病所。张景岳《景岳全书·论治篇》云："凡诊病者，必须先探病本，然后用药，若见有未的，宁为少待，再加详察，既得其要，但用一味二味，便可拔之。"病证初起，邪未立足之时，用轻捷方药祛之，愈病于初萌阶段，方法简便，疗效迅速。小方的另一个表现是药精量轻，量不在乎大而在乎适中。正如《素问·五常政大论》云："大毒治病，十去其六；常毒治病，十去其七；小毒治病，十去其八；无毒治病，十去其九；谷肉果菜，食养尽之，无使过之，伤其正也。"《内经》之言不可不知。药过病所，必伤正气，此之谓也。如贺季衡用一味鸦胆子治疗休息痢就体现此用药特点。其用法是：将鸦胆子去壳，用桂圆肉包裹，每枚包子七粒，捏紧，每于午饭前吞服（切勿嚼碎），随即吃饭。第一天吞服一枚，下痢之黏液增多，第二天吞服两枚，下痢黏浊更多，第三天吞服三枚，一般下痢黏液即减少，第四天吞服两枚，第五天吞服一枚，此为一疗程。总之吞服此药后，黏浊多则加量，黏浊少则减量。体现了《内经》之旨的临床灵活用法。

3. 药不过煎须频饮

《素问·至真要大论》谓："补上治上制以缓……缓则气味薄。"透解上焦肺卫之邪，药力无需过重，重则反过病所，故药量一般较轻，煎煮时间亦不宜过长，以取其辛香轻清之气，防止过煎则味厚而入中焦。服法宜频服，恐顿服迅急走下。曾有医家指出，为发挥轻可去实的治疗作用，银翘散宜做散剂而不宜做蜜丸制剂，此说可供临床参考。

4.治法轻巧

病之成因实乃"邪之所凑，其气必虚"，或"留而不去，其病则实"。但实是邪气实，虚是正气虚，若用药攻邪，攻剂过重，可伤正而致邪陷。医者常云："病来如奔马，病去如抽丝。"治病不明阴阳标本，药石杂投，致成坏病，病机错乱，更宜轻剂。临床对于年迈体虚、病危病久一类虚实夹杂的复杂病证，古代医家多主张以轻灵之方挽逆证，平淡之剂起沉疴，可谓"举重若轻"。临床许多重症疑难病用常法不能起效时，转而应用"轻可去实"之法，常可达到转危为安的目的。孟河医家提倡用药精当，反对乱施重剂，尤其是苦寒药的应用，倘若用量太重，则恐有损脾胃之气。再者一方面考虑到了南方人的体质禀赋，另一方面也是避免药材资源的浪费。

常用的轻可去实法可包括轻清、轻宣、轻补、轻化、轻泄、轻开等法。徐之才提出轻可去实的原意就是轻清解表，用以治疗风热束表、风寒束表和燥邪袭表等证。如用宣毒透疹汤治疗麻疹逆候重症即是取轻清之意；所谓轻宣，是指应用轻清调畅的方法治疗病邪犯肺、气机不利等证；所谓轻补，是指正气虚弱，邪气亢盛，攻补不能的情况，宜取扶正与轻宣并用的治法，常用于调理中焦脾胃疾病而出现攻补两难的情况；轻化的治法最常见于风水证的治疗，临证时与轻宣等治法常结合为用；轻开是指轻可开闭，李时珍《本草纲目》指出"轻可去实"当作"轻可去闭"，并认为闭有表闭、里闭、上闭、下闭等。试举马培之治疗失音一案为例："某患者，虚寒之体，中气又弱，以致生气不旺，肝气拂郁，中土愈伤。……呛咳音哑……脉来虚软，形神消瘦，食不知味，脾阴脾阳俱亏，唯有补中一法，有效乃吉。"方选归脾汤加减，用"於术、远志、当归、炙草、诃子、功劳子、党参、枣仁、黄芪、茯神、龙眼、煨姜、红枣"等药治之而获良效。

（二）对"实"的理解

1. 实邪

《中药的配伍运用》一书认为"轻可去实"中的"实"是邪气实。《简明中医辞典》解"轻可去实"谓："用轻清疏解的药物以治风温病初起的表实证。"其定义之"实"以湿邪、风温之邪为代表。

2. 中上部病邪

温病大家薛生白《湿热病篇·十七》曰："湿热证，呕恶不止，昼夜不差欲死者，肺胃不和，胃热移肺，肺不受邪也，宜用川连三四分，苏叶两三分，两味煎汤，呷下即止。"黄连苏叶汤是典型的轻可去实之剂，用于治疗呕吐每有效验。此外，轻可去实的上部病邪还有上焦热证、咳嗽等，临床验案亦是不少。此"实"指的是中上部病邪。

《丁甘仁医案·肿胀案》记载一例案例：

朱女，痧子后，因谷食不谨，积滞生湿，湿郁化热，阻于募原，太阴失健运之常，阳明乏通降之职，遂致脘腹膨胀，小溲不利，咳嗽气喘，面目虚浮，身热肢肿，苔干腻而黄，脉弦滑，右甚于左，肿胀之势渐着。急拟疏上焦之气机，通中宫之湿滞，去其有形，则无形之热自易解散。

淡豆豉三钱，黑山栀一钱五分，枳实炭一钱五分，光杏仁三钱，川贝母三钱，桑白皮二钱，陈广皮一钱，大腹皮二钱，莱菔子（炒、研）二钱，福泽泻一钱五分，鸡金炭二钱，茯苓皮三钱，冬瓜子、皮各三钱。

方用栀子豉汤宣降郁火；枳实炭、光杏仁、陈广皮、大腹皮、莱菔子、鸡金炭通降肺胃；福泽泻、茯苓皮、冬瓜子、冬瓜皮利水消肿；川贝母、桑白皮清肺化痰。此案因食积生湿，湿郁又化热，症见中焦脘腹膨胀，上焦咳嗽气喘，故以疏通上焦气机、祛中宫食积湿阻为治，用药亦入中上二焦而多轻清之品。

3. 体表证候

肌肤体表疾病多与中医外科有关，如痈、疮、瘤等。孟河医派善治外科，用药亦体现轻灵平和的特点。

如《丁甘仁医案·外科案》中记载：

翟左，瘰之生也，多由于胆汁之不足。丹溪云：瘰，皆起于少阳胆经。少阳，风火之府也，内寄相火，风气通肝，与少阳相合，少阳属木，木最易郁，郁未有不化火者也。郁火与相火交扇，胆汁被其消烁，炼液成痰。痰即有形之火，火即无形之痰，痰火相聚为患，成为瘰，发于耳后颈项之间。延今已有半载，屡屡失瘥，时时头痛，一派炎炎之象，非大剂清化不足以平其势，非情怀宽畅不足以清其源，二者并施，或可消患于无形，此正本清源之治也。

羚羊尖八分，大生地四钱，银柴胡一钱，京玄参四钱，象贝母四钱，生牡蛎四钱，竹沥半夏二钱，海蛤粉四钱，淡海藻二钱，夏枯草二钱，紫菜二钱，陈海蜇皮（漂淡）二两，大荸荠（洗、打，两味煎汤代水）二两。

4. 虚实夹杂，内外合邪的病理状态

叶天士临证重视体质，权衡斟酌。曾谓"人法于天地，必参体质施治"，"论体质才可却病"（《临证指南医案》）；一再告诫"虚体不耐重剂"，"补正以逐邪，未可逐邪而不顾本元"（《叶氏医案存真》）。叶氏以为，阴弱感温者，一律用轻，多以桑菊、薄荷、绿豆衣、连翘、石斛、花粉、沙参、玉竹等护阴祛邪；暑温胃液真阴劫炼，客邪未去者，仍远重求轻，以犀角、竹沥、连翘、玄参、川贝、鲜菖蒲、郁金等祛邪匡正；气虚下陷之久痢后重证，在参、归、芍、草的基础上常加升麻、荷叶轻剂举陷。此"实"指的是虚实夹杂，内外合邪的病理状态。如费伯雄治呕吐案，"呕吐作痛"并"大便不利"，费伯雄分析指出，此为"胃阴枯涸"，无以制阳，腑气失于流畅。因此，费氏拟出的治法是育阴制阳，柔肝和胃，兼以流畅，待阴分渐复，阳明渐和，呕吐自止，大便自通。药用西洋参、天麦冬、麻仁、郁金、刺蒺藜，以育阴制阳、柔肝；大丹参、檀香、旋覆、代赭、川朴、青陈皮、法夏、姜竹茹、云苓、冬术、生熟谷芽、炙草以流畅气机、和胃降逆。手足阳明渐和则呕吐自止。

（三）"轻可去实"用药风格形成的原因

1. 学术传承

易水学派李东垣对费伯雄诊疗思想的形成有着深刻的影响。费伯雄在《医方论·补脾胃泻阴火升阳汤》曾言："《东垣十书》，予最

为服膺，以其重脾胃为正法眼藏也。"他在《医方论·理气之剂》中对李东垣的名方补中益气汤的适应证有精辟认识："汪讱庵于理气门中，首选补中益气汤，诚以东垣辨内伤、外感剀切详明，使人于阳虚发热之证不误作伤寒妄汗妄下，保全无限民命，实为功于千古。即如此方，于主治注中，治一切清阳下陷，中气不足之症。临后二语，明白了当，本无谬讹。若使东垣遇阴虚发热及上实下虚之证，亦断不用此方。乃不善学人，每有先入之见，胶执于中，一遇发热，不论阳虚阴虚，不论上实下实，遂谓甘温能除大热，动辄参、芪、升、柴，为害非小。《医贯》曰：'读伤寒书而不读东垣书，则内伤不明而杀人多矣；读东垣而不读丹溪书，则阴虚不明而杀人多矣。'此诚持平之论也。夫学医而知宗仰东垣，不可谓非有志之士，然尚不可预有成心，又况峻烈之品，险怪之法，岂可轻试乎哉？"费氏明言阴虚发热及上实下虚之证不能应用补中益气汤。

补中益气汤是李东垣《脾胃论》的代表方之一。其在《脾胃论》中各药剂量如下：黄芪五分（病甚，劳役热者一钱），炙甘草五分，当归三分，橘皮二分或三分，升麻二分或三分，柴胡二分或三分，白术三分。每药按最大量计算，补中益气汤总剂量折合现代剂量 9.9 克，可见李东垣用药之轻。究其原因，一来当时人们饥饱无度、劳逸失常，脾胃元气有伤，而药物须经脾胃消化吸收进而发挥效用，若用量过大反增脾胃负担；二来治病重在调动人体自愈能力，斡旋中焦气机，关键在于辨证准确，辨证准则随拨随应，而非依靠大量药物而为功。

费伯雄吸收了易水学派李东垣的思想，形成了和缓平正、用药轻灵的风格。但也指出了李东垣的不足之处，对李东垣的制方有不同的看法，对升麻、柴胡的应用很谨慎。这源于他的医疗实践："盖亲见喜用升柴者杀人无数，故不得不加意慎重。非偏执己见，不喜升柴，实不敢泥纸上之成方，误目前之人命也。"(《医方论·发表之剂》)其对升阳益胃汤的评价很高，曾言："东垣论饥饱劳役，阳陷入阴，面黄气弱，发热者，当升举阳气，以甘温治之。此真卓识确论，为治阳虚发热者开一大法门。"(《医方论·补养之剂》)但对其中升麻、柴胡有不同的看法，如其云："唯方中辄用升、柴，恐上实下虚者更加喘满。在东垣必能明辨，当病而投。后人若执定此法，一概施之，则误人不浅矣。"又如对补脾胃泻阴火升阳汤的评价也是如此，其曰："如此方中升、柴、黄连、黄芩、石膏等，皆非可轻投，后人但师其意，不泥其方可耳。"对清暑益气汤则有自己的一番见解，有"清暑益气汤，药味庞杂，补者补而消者消，升者升而泻者泻，将何所适从乎？且主治下，有胸满气促一条，则黄芪、升麻在所当禁。予谓此等症，但须清心养胃，健脾利湿足矣，何必如此小题大做。东垣先生，予最为服膺，唯此等方不敢阿好"之论。

费伯雄主张师古人之意而不泥古人之方，认为医者要研习诸家，既学李、朱之滋阴温阳，又学张、刘善攻善散，不可固执一家，胶执成见。例如发热一症，当辨其是外感或内伤，是阴虚或阳虚，阳虚则治以甘温，阴虚则治以苦寒，不可不辨。在治法上强调和法缓治，顾护正气，保持方药的和缓之性，认为张、刘两家，善攻善散，用药太峻，有失偏颇，应当用其长而化其偏，反对立法用药违背自然规律，一味追求新奇。费伯雄少年执举子业，弱冠有文名，是为儒医，而其所倡导的"和法缓治"，也颇合儒家中庸之道，其"醇正""和缓"的医学思想，反对重药轻投，并非仅为力求稳妥，更重要的是强调辨证施治的重要性，要求医者用药对证，反对为求声名而一味追求用药奇巧、趋奇立异。

2. 地理环境

孟河地处宁镇山脉末梢、长江之畔，西北与丹阳市接壤，属于江南地区。"江南"一直是个不断变化、富有伸缩性的地域概念，狭义江南多指江苏南部的南京、苏州、镇江、扬州、常州、无锡等地区，浙江的湖州、杭州、绍兴、嘉兴、宁波等地区，以及上海共同组成的长三角部分地区。有学者把江南地区界定为"苏、松、常、镇、宁、杭、嘉、湖八府以及由苏州府划出的太仓州"（《简论"江南地区"的界定》，载于《中国社会经济史研究》1991 年第 01 期）。相对于北方而言，江南地区的地形地貌最明显的特征就是多丘陵、多平原和多水。江南地处长江中下游，地形上呈南高北低之势，其北部地势平坦，以平原、丘陵为主，南部则分布有一些山地；另外除了降水丰富以外，江南地区还拥有长江和钱塘江两大水系，两者通过运河相互连通。江南地区河道棋布、湖泊众多，有中国著名的三大淡水湖，即江西的鄱阳湖和湖南的洞庭湖、江浙两省的太湖。在长期的开发过程中，又兴修了大量的水利工程使之相互通连，如泰伯开泊渎、伍子胥开胥溪、夫差开凿邗沟与江南运河等，所以历来就享有"水乡泽国"的美誉。

在这样的气候和地形地貌下形成的江南自然地理有着和北方显著的不同。近代汪辟疆先生则认为："江浙皆《禹贡》扬州之域，所谓天下财富奥区也。其地形苏则有南北之殊，而皆濒海贯江，山水平远，湖沼萦回；浙则山水清幽，邻赣闽者，亦复深秀。"

江南处于亚热带向暖温带过渡的地区，气候温暖湿润，四季分明，是个很适合各种作物生长和人类生存的区域。据竺可桢《中国近五千年来气候变迁的初步研究》一书显示，中国的气候也有着从暖湿逐步变得冷干的总趋势。但总体上，江南区域的气候变化幅度要较其他区域小。黄今言主编的《秦汉江南经济述略》一书认为秦汉时期江南的气候条件具有以下几个特点：一是气温高，日平均温度高于0℃的农耕期、高于5℃的生长期、高于10℃的植物活跃生长期、高于15℃的喜温作物水稻的适宜生长期长；二是降水丰富，长江、钱塘江以北的年降水量一般在800~1600毫米，长江丘陵地区大于1600毫米，为各种作物提供了丰富的水源，且雨热同季。秦汉之后的江南地区，虽然在具体的气候指数上会有所变化，但总体上气候温和、雨量充足的特点变化并不大。相比北方的干冷、岭南的湿热，人体在江南这样的气候条件下是非常舒适的。

江南地区夏季还有一个特点是特殊的高温天气，即"蒸笼高温"。江南夏季气温虽不是特别高，但是空气相对湿度高，因为江南地区水系发达，湖泽众多，这样相对湿度升高的结果，使得人在高温下的主要降温措施——汗液蒸发散热的效率就大打折扣，在极端气温条件下有可能导致体温升高而中暑，甚至死亡。正如唐代范灯《状江南·季夏》中说："江南季夏天，身热汗如泉。蚊蚋成雷泽，袈裟作水田。"这种天气，虽然出汗，但不消暑，体力消耗大，食欲又不好，身体可能会消瘦，当地称为"疰夏"。江南这种"蒸笼高温"的原因主要是春夏季西太平洋上的副热带高压逐渐西进北上，直接控制江南的结果。江南纬度低，太阳高，副高压控制下天气晴朗，烈日炎炎，再加上高气压中气流下沉，额外增温添热。

江南地区水系密布，以"水乡泽国"著称，这样的地理特点导致易发生湿邪致病，正如叶天士在《温热论·论湿邪》中说："且吾吴湿邪害人最广，如面色白者，须要顾其阳气，湿胜则阳微也，法应清凉，然到十分之六七，即不可过于寒凉，恐成功反弃，何以故耶？湿热一去，阳亦衰微也。"江南温暖湿润的气候，特别是"蒸笼高温"，易致湿热，与叶天士同时期的薛雪即专门著有《湿热论》传世。江南的地理环境和气候特点，一方面适宜人类生活和经济发展，但另一方面也容易导致疫病，这也是促成清代温病学派形成的原因之一。温病学派的代表人物叶天士用药亦是轻灵，例如《临证指南医案·肺痹》中指出："清邪在上，必用轻清之药，如苦寒治中下，上结更闭。"叶天士强调"轻药入肺"之理，独具匠心地使用味薄轻清的花、皮、子、叶、穗，如金银花、连翘壳、薄荷、牛蒡子、荆芥穗、菊花、苦丁茶、杏仁、蔻仁、桔梗、橘皮等药用以祛风；经霜桑叶禀清肃之气而可以轻宣燥热；荷叶、芦根、滑石、西瓜皮轻蠲暑毒；通草、薏苡仁、大豆卷走表利湿；香附、瓜蒌皮、山栀子、郁金等轻宣气机以宣畅气滞等，不胜枚举。

以叶天士为代表的吴门医派，与后来形成的孟河医派，同属江南地区，两个医派之间也有交流学习。两派用药有相似之处，用药轻灵，轻可去实，这与同处江南地区有一定关系。脾土宜健宜运，喜燥恶湿，健脾必定要逐湿，因湿犯人体，常致脾阳不振，运化无权，而造成水湿内生，而内湿又易招致外湿。江南地区湿气较重，脾易失健运，用药剂量过大，更易损害脾胃功能。

3. 社会因素

从魏晋开始，中国经济重心开始南移，至南宋时期江南地方经济有了较大的发展，到了明清江南经济更加繁荣。洪焕春《明清长江三角洲地区的经济优势和特点》一文立足经济状况做了全面深入的概括，指出明清长江三角洲地区社会经济发展的优势和特点主要表现在以下八个方面：第一，得天独厚的地理环境和富饶的自然资源；第二，充裕的农村劳动力和农业技术的先进性；第三，个体农民小土地所有制的扩大，提高了农民的生产积极性；第四，农田水利的兴修与水网化，保持农业生产持续不衰；第五，以农为主，农、副结合的产业结构，增强了农村个体经济的活力；第六，农村市镇密布，沟通了农村和城市的物资交流；第七，城市工商业的活跃，促进了商品经济的发展和资本主义的萌芽；第八，与经济发展相联系的实学新思潮和市民文学的兴起。清代江南地区经济的繁荣，人民的生活状况，这些因素影响到中医对药物的应用，因为中医是在天人相应的整体观思想指导下因时、因地、因人三因制宜的辨证施治。

《内经》对不同生活水平的人所患不同疾病有所论述。如《素问·通评虚实论》说道："消瘅、仆击、偏枯……肥贵人，则膏粱之疾也。"《素问·腹中论》说道："夫热中、消中者，皆富贵人也。"《素问·奇病论》说道："此肥美之所发也。此人必数食甘美而多肥也，肥者令人内热，甘者令人中满……转为消渴。"

《素问·疏五过论》要求医生关注患者的社会地位变化对病情的

影响："帝曰：凡未诊病者，必问尝贵后贱，虽不中邪，病从内生，名曰脱营。尝富后贫，名曰失精，五气留连，病有所并。医工诊之，不在脏腑，不变躯形，诊之而疑，不知病名。身体日减，气虚无精，病深无气，洒洒然时惊，病深者，以其外耗于卫，内夺于荣。良工所失，不知病情，此亦治之一过也。""诊有三常，必问贵贱，封君败伤，及欲侯王。故贵脱势，虽不中邪，精神内伤，身必败亡。始富后贫，虽不伤邪，皮焦筋屈，痿躄为挛。医不能严，不能动神，外为柔弱，乱至失常，病不能移，则医事不行，此治之四过也。"由贵到贱，由富到贫，这些状态对病情预后会有一定影响。

从《素问·疏五过论》可知中医关注患者的社会地位和经济状况，地位不同，居养不同，用药便有所差异。清代小说《红楼梦》中可以看到相关病案。

《红楼梦》第五十一回"薛小妹新编怀古诗，胡庸医乱用虎狼药"中，曹雪芹细致地写出了晴雯得病的过程、发展。最初得病是因冬天着凉，发热后请了胡庸医来看，"那大夫方诊了一回脉，起身到外间，向嬷嬷们说道：'小姐的症是外感内滞。近日时气不好，竟算是个小伤寒。幸亏是小姐，素日饮食有限，风寒也不大，不过是气血原弱，偶然沾染了些，吃两剂药疏散疏散就好了。'"胡庸医诊断为外感内滞，并无错误，但"宝玉看时，上面有紫苏、桔梗、防风、荆芥等药，后面又有枳实、麻黄。宝玉道：'该死，该死，他拿着女孩儿们也像我们一样的治，如何使得？凭他有什么内滞，这枳实、麻黄如何禁得？谁请了来的？快打发他去罢！再请一个熟的来罢。'"宝玉认为即使诊断正确，用药中的枳实、麻黄也过于峻猛。其原因在于胡庸医对贾府不甚了解，未能考虑到这些小姐平时娇生惯养、养尊处优，体质较为柔弱。后来贾宝玉让王大夫再来诊治，果然把药方改了，用药轻了。"一时焙茗果请了王大夫来，先诊了脉，后说病症，也与前头不同，方上果然没有枳实、麻黄等药，倒有当归、陈皮、白芍等药，那分两较先也减了些。宝玉喜道：'这才是女孩儿们的药。虽然疏散，也不可太过。旧年我病了，却是伤寒，内里饮食停滞，他瞧了还说我禁不起麻黄、石膏、枳实等狼虎药。我和你们就如秋天芸儿进我的那才开的白海棠似的，我禁不起的药，你们那里经得起？'"。由此可知富贵之人，体质多虚，用药剂量要轻，贫贱之人，体质多实，用药剂量要重。正如李中梓《医宗必读·富贵贫贱治病有别论》所说："大抵富贵之人多劳心，贫贱之人多劳力；富贵者膏粱自奉，贫贱者藜藿苟充；富贵者曲房广厦，贫贱者陋巷茅茨；劳心则中虚而筋柔骨脆，劳力则中实而骨劲筋强；膏粱自奉者脏腑恒娇，藜藿苟充者脏腑恒固，曲房广厦者玄府疏而六淫易客，茅茨陋巷者腠理密而外邪难干。故富贵之疾，宜于补正，贫贱之疾，利于攻邪。"

孟河医派的用药轻灵，轻可去实的风格形成也与其地生活富裕，多接诊富贵之人有关联。

（四）"轻可去实"的现代意义

"轻可去实"的用药思路在当今的社会有重要价值。目前中医界用药趋势量大味多，量是剂量大，一味中药动辄30克，60克甚至120克，不排除某些中药为了特效的特殊用法，但不是大多数中药都需要大剂量的。味是药味多，一张处方少者二十几味药，多者四五十味药，更有甚者一百多味药，令人触目惊心。《素问·平人气象论》说："平人之常气禀于胃，胃者，平人之常气也，人无胃气曰逆，逆者死。"量大味多的处方，长时间服用很容易损伤脾胃功能，旧病未治，又添新病。另外消耗大量药材资源和增加医疗费用，不利于中医学长期发展。

当今的社会经济发展，人民生活水平不断提高，患高血压、高血脂、高尿酸、高血糖、肥胖等代谢综合征的患者越来越多，且呈现年轻化趋势。古今人的体质有很大差异，古代医家在医疗实践中发现人的元气有不断减退的趋势。如明代李中梓《医宗必读·古今元气不同论》指出元气古厚而今薄，人身感之，故治病之法宜远峻烈，多行王道温补。原文如下："善夫古人有言曰：用古方疗今病，譬之折旧料改新房，不再经匠氏之手其可用乎？是有察于古今元气之不同也。尝考五帝之寿，咸踰百岁；三王之后及百者鲜矣。夫人在气交之中，宛尔一小天地，当天地初开，气化浓密，则受气常强；及其久也，气化渐薄，则受气常弱。故东汉之世，仲景处方辄以两计，宋元而后，东垣、丹溪不过钱计而已，岂非深明造化、与时偕行者欤？今去朱李之世又五百年，元气转薄乃必然之理，所以抵当、承气日就减削，补中、归脾日就增多，临证施治，多事调养，专防克伐，多事温补，痛戒寒凉，此今时治法之变通也。"

"轻可去实"的用药思路在现代尤有独特意义。"轻可去实"要求在辨证精确的前提下，量小味少直达病所。在保证疗效的前提下实现精准医疗，一方面减轻脾胃的负担，另一方面减少药物资源的浪费，同时减少患者的经济压力，有助于中医药的长期发展。临床上有些医家用药量较大，除个别特殊质轻的芳香类或有毒药物，一般的药味剂量在10克以上，介类、矿石类等药的剂量大多在30克或以上，有些医家误以为药量与疗效成正比，有时不顾患者的体质状况、脾胃功能而妄投重剂，结果适得其反，难取预期的疗效。因此，孟河医派"轻可去实"的用药特色和经验启示我们要时时注意顾及患者的脾胃功能，临证能以轻剂解决的，绝不重用峻剂，避免峻药伤正，避免患者畏惧心理。用药以不伤正气为度，要以调动患者体内抗病能力为出发点，以患者容易接受，易于入口为基本点。

　　用药轻灵是孟河医派的特色，在内伤杂病中多见，但也不排除用峻猛的药，在外感和内伤急症时，根据病情需要也用重剂起沉疴的方法。如巢渭芳有一例用大承气汤治疗急症的案例，见本书"医案医选"。巢氏提示：凡用承气汤，必需脉实证实，否则不能轻用。再则服承气汤后，病人中阳必伤，须加意调养，否则虚恙丛生，变端百出。

　　孟河医派虽以"和法缓治""轻可去实"见长，但并非"不求有功，但求无过"，正如费伯雄在《医方论·序》所言："仲景三承气汤颇为峻猛，而能救人于存亡危急之时，其峻也正其醇也，此吾之所谓'醇'也。""不求有功，但求无过，是庸劣而已，浅陋而已，何足以言醇正。"此外，这也是张仲景"观其脉证，知犯何逆，随证治之"精神的体现。"轻可去实"的用药思路值得我们学习，针对目前用药量重、味多的趋势有其现代价值和积极意义，但也不排除和否定重剂起沉疴的方法，应两者互补，有是证用是药，当用则用，以致平和，达到"医醇"的境界。

脾胃证治

一、中医对脾胃的认识

《内经》是奠定中医脾胃学说理论基础的最早医著，该书系统地对脾胃学说的解剖、生理、病因、病理、预防治疗做出初步的探讨与总结，对后世脾胃学说的发展完善做出了贡献。如《素问·五脏别论》云："胃、大肠、小肠、三焦、膀胱，此五者天气之所生也，其气象天，故泻而不藏，此受五脏浊气，名曰传化之府，此不能久留，输泻者也。所谓五脏者，藏精气而不泻也，故满而不能实。六腑者，传化物而不藏，故实而不能满。所以然者，水谷入口，则胃实而肠虚；食下，则肠实而胃虚，故曰实而不满，满而不实也。"《素问·阴阳应象大论》云："谷气通于脾，雨气通于肾。六经为川，肠胃为海，九窍为水注之气。九窍者，五脏主之。五脏皆得胃气，乃能通利。"《素问·通评虚实论》云："头痛耳鸣，九窍不利，肠胃之所生也。胃气一虚，耳目口鼻，俱为之病。"《素问·经脉别论》云："食气入胃，散精于肝，淫气于筋。食气入胃，浊气归心，淫精于脉。脉气流经，经气归于肺，肺朝百脉，输精于皮毛。毛脉合精，行气于腑，腑精神明，留于四脏。气归于权衡，权衡以平，气口成寸，以决死生。饮入于胃，游溢精气，上输于脾。脾气散精，上归于肺，通调水道，下输膀胱。水精四布，五经并行，合于四时五脏阴阳，揆度以为常也。"

《素问·举痛论》谓："百病生于气也。"脾胃病种类繁多，错综复杂，究其病机，与气机的关系尤为密切。若脾胃升降功能失常，则可发生水谷受纳腐熟运化功能障碍，可见脘腹痞满、疼痛、呕吐、呃逆、泄泻等病证。李东垣《脾胃论·脾胃虚实传变论》提出："元气之充足，皆由脾胃之气无所伤，而后能滋养元气"，即脾胃为元气之本。如果脾胃升降功能失调，只有下降而不升浮元气，或只有脾气升浮而不下降浊气，则"清气不升，浊气不降，清浊相干，乱于胸中，使周身血气逆行而乱"（《脾胃论·清暑益气汤》），百病由生。

（一）脾胃的生理功能

《内经》中对于脾胃的生理功能已有所论及，如"脾胃者，仓廪之官，五味出焉"（《素问·灵兰秘典论》），"五脏者皆禀气于胃，胃者五脏之本也"（《素问·玉机真脏论》。创始于金元、定论于明清之后的"脾胃为后天之本"之说，经过历代医家临床的验证，已经成为中医的共识。总结脾胃的生理特性，主要有以下几点：

1. 纳与化

脾胃总领消化系统生理功能，是受纳、消化、吸收食物营养和排泄糟粕的枢纽。胃主纳，脾主化。脾主运化，是指脾具有把水谷（饮食物）化为精微，并将精微物质转输至全身的生理功能。脾的运化功能，可分为运化水谷和运化水液两个方面。运化水谷，即对饮食物的消化和吸收。饮食入胃后，对饮食物的消化和吸收，实际上是在胃和小肠内进行的，但必须依赖于脾的运化功能，才能将水谷化为精微。同样，也有赖于脾的转输和散精功能，才能把水谷精微"灌溉四旁"和布散至全身。如《素问·经脉别论》所说："食气入胃，散精于肝……浊气归心，淫精于脉"和"饮入于胃，游溢精气，上输于脾，脾气散精，上归于肺"等，都是说明饮食物中营养物质的吸收，有赖于脾的转输和散精功能。脾的这种生理功能，即《素问·厥论》所说的"脾主为胃行其津液者也"。

运化水液，也称作"运化水湿"，是指对水液的吸收、转输和布散作用，是脾主运化的一个组成部分。饮食物中营养物质的吸收，多属于液态状物质，所谓运化水液的功能，即把被吸收的水谷精微中多余水分及时地转输至肺和肾，通过肺、肾的气化功能，化为汗和尿排出体外。因此，脾的运化水液功能健旺，能防止水液在体内发生停滞，也就能防止湿、痰、饮等病理产物的生成。反之，脾的运化水液功能减退，必然导致水液在体内的停滞，而产生湿、痰、饮等病理产物，甚则导致水肿，故《素问·至真要大论》言"诸湿肿满，皆属于脾"。脾的运化功能，不仅是脾的主要生理功能，而且对于整个人体的生命活动至关重要，故称脾胃为"后天之本""气血生化之源"。所以，李中梓《医宗必读·肾为先天本脾为后天本论》云："一有此身，必资谷气，谷入于胃，洒陈于六腑而气至，和调于五脏而血生，而人资之以为生者也，故曰后天之本在脾。"

受纳，是接受和容纳的意思；腐熟，是饮食物经过胃的初步消化，形成食糜的过程。饮食入口，经过食管，容纳于胃，故称胃为"太仓""水谷之海"。机体的生理活动和气血津液的化生，都需要依靠饮食物的营养，故又称胃为"水谷气血之海"。如《灵枢·玉

版》说："人之所受气者，谷也；谷之所注者，胃也；胃者，水谷气
血之海也。"容纳于胃中的水谷，经过胃的腐熟后，下传于小肠，其
精微经脾之运化而营养全身。所以，胃虽有受纳与腐熟水谷的功能，
但必须和脾的运化功能配合，才能使水谷化为精微，以化生气血津
液，供养全身。脾胃对饮食水谷的运化功能，对于维持机体的生命
活动至关重要，故《素问·平人气象论》强调"人以水谷为本"，《素
问·玉机真脏论》说："五脏者，皆禀气于胃；胃者，五脏之本也。"
说明胃气之盛衰有无，关系到人体的生命活动及其存亡。李东垣
《脾胃论·脾胃虚实传变论》说："元气之充足，皆由脾胃之气无所
伤，而后能滋养元气。若胃气之本弱，饮食自倍，则脾胃之气既伤，
而元气亦不能充，而诸病之所由生也。"临床上诊治疾病，亦十分重
视胃气，常把"保胃气"作为重要的治疗原则。故《景岳全书·杂
证谟·脾胃》说："凡欲察病者，必须先察胃气；凡欲治病者，必须
常顾胃气。胃气无损，诸可无虑。"

脾胃又是饮食营养的仓库，所谓"脾、胃……仓廪之本，营之
居也"(《素问·六节藏象论》)，是人体赖以维持生理活动和生命活
动的重要条件，故将脾胃在人体中的地位高度概括为"后天之本"。
所谓"谷不入，半日则气衰，一日则气少"(《灵枢·五味》)，"平人
不食饮七日而死者，水谷津液俱尽，即死矣"(《难经·四十三难》)。
但绝食不绝水，可以延长生命，故"浆粥入胃，注泻止，则虚者活"
(《素问·玉机真脏论》)。《伤寒论·平脉法》云："谷入于胃，脉道
乃行，水入于经，其血乃成。"故王纶说："人之一身，脾胃为主。
胃阳主气，脾阴主血，胃司受纳，脾司运化，一纳一运，化生精气，

津液上升，糟粕下降，斯无病矣。"(《明医杂著·卷一·枳术丸论》)

2. 升与降

脾以升清为主。所谓"升清"的升，是指脾气的运动特点，以上升为主，故又说"脾气主升"。清，是指水谷精微等营养物质。升清，指水谷精微等营养物质的吸收和上输于心、肺、头目，通过心肺的作用化生气血，以营养全身。故"脾以升为健"。胃为"水谷之海"，饮食物入胃，经胃的腐熟后，下行入小肠，进一步消化吸收，故"胃以降为和"。

《内经》把脾胃等脏器看成生理活动的同一系统，具有升清降浊的作用。脾之升，是为了胃之降，胃之降，是为了脾之升，升降协调，有机结合。但升降的营运，是由多脏器共同参与的。如水谷精微通过肝转化为"精气"，即"散精于肝，淫气于筋"，使人耐劳不疲，故称"肝为罢极之本"。临床每见肝病患者小便黄，厌油腻，肝区不适，常感疲劳，虽经休息亦不易恢复。而水谷精微又必须"上归于肺，下输膀胱"，才能完成其代谢全程。脾、肺、肾是人体调节水液代谢的主要脏器，肺主宣发通调，肾主开阖输泄，脾主吸收运化，其核心作用在脾。脾宜升则健，所以人体气行血活，增强抗病能力，既在于胃纳脾运，又在于脾胃的升降协调。脾主肌肉与四肢，四肢功能也赖脾胃水谷之精微所滋养，脾胃虚弱，则怠惰嗜卧，四肢不收；脾气健旺，化源充足，则四肢运动自如，灵活有力。

一般而言，脾气虚弱，运化失权，精微来源不足，四肢失于充养，就会出现手足软弱无力，甚至痿废不用等症。当然，就正常生理功能而言，"四肢皆禀气于胃，而不得至经，必因于脾，乃得禀也"(《素问·太阴阳明论》),"脾主身之肌肉"(《素问·痿论》),"清阳实四肢"(《素问·阴阳应象大论》),清阳之气为水谷之精气所化,若饮食营养充分,则肌肉丰满结实,四肢强壮有力;反之,则肌肉消瘦松弛,四肢懈惰无力。若"脾病不能为胃行其津液,四肢不得禀水谷气,气日以衰,脉道不利,筋骨肌肉皆无气以生,故不用焉"(《素问·太阴阳明论》),此即脾经之气不行也,即脾不为胃行其津液,胃气不足而血不充,故四肢疲乏无力,故有"治痿者,独取阳明"之论(《素问·痿论》)。这里的"阳明",即指脾胃而言。

以天地四时之气而言,春夏主升浮,万物由初萌而趋茂盛,秋冬主沉降,万物由收敛而至潜藏。气机之升降有了春夏之气的正常升浮才有秋冬之气的正常沉降。长夏属土,土旺于四时,四时之中皆有土气,所以土在升降沉浮和万物生长收藏过程中居于十分重要的地位。李东垣《脾胃论·阴阳升降论》一文详细论述了人体的气机升降,"《易》曰:两仪生四象,乃天地气交,八卦是也。在人则清浊之气皆从脾胃出,荣气荣养周身,乃水谷之气味化之也。清阳为天(积阳成天。地气上为云,天气下为雨。水谷之精气也,气海也,七神也,元气也,父也),清中清者,清肺以助天真。清阳出上窍(耳、目、鼻、口之七窍是也),清中浊者,荣华腠理。清阳发腠理(毛窍也),清阳实四肢(真气充实四肢)。浊阴为地(积阴成地。云出天气,雨出地气。五谷五味之精,是五味之化也。血荣也,维持神明也,血之将会也,母也),浊中清者,荣养于神(降至中脘而为血,故曰心主血,心藏神)。浊阴出下窍(前阴膀胱之窍也),浊中浊者,坚强骨髓。浊阴走五脏(散于五脏之血也,养血脉,润皮肤、肌肉、筋者是也，血生肉者此也），浊阴归六腑（谓毛脉合精，经气归于腑者是也）"。

人体气机之升降出入，脾胃亦起着至关重要的作用。脾主升举，脾气升腾运动，上输水谷精微于心肺。胃主通降，以下传水谷及糟粕。脾的升清与胃的降浊是相对而言的，二者相互为用，相反相成，正如叶桂《临证指南医案·卷三·脾胃》云："脾宜升则健，胃宜降则和。"脾胃之气升降协调平衡，共同维持着脏器位置和功能的相对稳定。总之，脾胃健运，升则上输心肺，降则下归肝肾，才能维持"清阳出上窍，浊阴出下窍；清阳发腠理，浊阴走五脏；清阳实四肢，浊阴归六腑"（《素问·阴阳应象大论》）的正常升降运动。

3. 主生血与统血

脾主统血。统，是统摄、控制的意思，即脾有统摄血液在经脉之中流行，防止逸出脉外的功能。《难经·四十二难》说："脾……主裹血，温五脏。"这里的"裹"，即指脾具有包裹血液，勿使外逸的意思，实际上也就是指脾有统血的功能。脾统血的主要机理，实际上是气的固摄作用。脾之所以能统血，与脾为气血生化之源密切相关。脾的运化功能健旺，则气血充盈，而气的固摄作用也较健全，因此血液也不会逸出脉外而致出血；反之，脾的运化功能减退，则气血生化无源，气血亏虚，气的固摄功能减退，而导致出血。血者，水谷之精气也，和调五脏，洒陈六腑。男子化血为精，妇人则上为乳汁，下为月水。故虽然心主血，肝藏血，皆统摄于脾。补脾和胃，血自生矣。

《灵枢·决气》曰："中焦受气取汁，变化而赤，是谓血"，《景岳全书·血证》亦云："血富于冲，所至皆是。盖其源源而来，生化于脾。"生血的原料来自饮食精微，这要靠脾胃的受纳、消化、吸收与运输。故血的盈亏与脾胃功能密切相关。又"脾者，营之本，化源之基，血之统也"（《冯氏锦囊秘录·补药得宜论》），其统血作用以脾中阳气为本，脾气衰，则五脏之源绝，故对长期慢性出血性疾病，宜健脾胃，助消化，补气以统血，方为正治。

4. 脾胃为元气之本

脾胃相表里，共有"后天之本"之称，五脏六腑、四肢百骸皆赖以所养。脾为太阴湿土之脏，喜温燥而恶寒湿，得阳气温煦则运化健旺。胃有喜润恶燥的特性，胃不仅需要阳气的蒸化，更需要阴液的滋润，胃中阴液充足有助于腐熟水谷和通降胃气。人体元气由先天所生，后天所长，正如李东垣《脾胃论·脾胃虚实传变论》所言："元气之充足，皆由脾胃之气无所伤，而后能滋养元气；若胃气之本弱，饮食自倍，则脾胃之气既伤，而元气亦不能充，而诸病之所由生也。"元气与胃气有关，《脾胃论·脾胃虚则九窍不通论》云："真气又名元气，乃先身生之精气也，非胃气不能滋。胃气者，谷气也，荣气也，运气也，生气也，清气也，卫气也，阳气也。又天气、人气、地气，乃三焦之气。分而言之则异，其实一也，不当作异名异论而观之。"由此可见，脾胃的盛衰直接决定元气的盛衰，亦即"脾胃为血气阴阳之根蒂"（沈金鳌《妇科玉尺·崩漏》）。

（二）脾胃病的病机

《脾胃论·脾胃胜衰论》曰："百病皆由脾胃衰而生也。"脾胃为滋养元气的本源，脾胃损伤必然导致元气不足而产生各种病变。这是脾胃内伤学说的基本观点。《脾胃论·脾胃虚实传变论》云："故夫饮食失节，寒温不适，脾胃乃伤。此因喜怒忧恐，损耗元气，资助心火。火与元气不两立，火胜则乘其土位，此所以病也。"《脾胃论·脾胃虚实传变论》云："脾胃一伤，五乱互作，其始病遍身壮热，头痛目眩，肢体沉重，四肢不收，怠惰嗜卧，为热所伤，元气不能运用，故四肢困怠如此。"

脾胃内伤可使人体升降浮沉的气化活动发生异常，"或下泄而久不能升，是有秋冬而无春夏，乃生长之用，陷于殒杀之气，而百病皆起；或久升而不降亦病焉"（《脾胃论·天地阴阳生杀之理在升降浮沉之间论》）。由于"清气不升，浊气不降，清浊相干，乱于胸中，使周身气血逆行而乱"（《脾胃论·清暑益气汤》），从而产生种种疾病。

脾胃内伤必然破坏脏腑之间的协调，同时脾胃虚弱则经络、四肢、九窍均失所养。总之，内伤元气不足的发病情况颇为复杂，而脾胃虚弱，阳气不升是其根本。

（三）脾胃与其他四脏的关系

1. 脾与肾的关系

肾藏精，为先天之本；脾化生气血，为后天之本。脾与肾的关系，主要体现在先天与后天的互促互助关系：先天温养后天，后天补养先天。脾主运化的功能，须借助肾中阳气的温煦，这是先天温养后天。肾脏所藏之精气，有赖于脾运化水谷精微的不断补充，这是后天补养先天。脾的运化，必须得肾阳的温煦蒸化，始能健运。故"脾胃之磨化，尤赖肾中之一点真阳蒸变，炉薪不熄，釜鬵方成也"（《张聿青医案·卷十五·咽喉》）。若脾运健旺，肾中精气就会更充盈。反之，如果脾后天能力不足，日久就会累及肾，造成肾虚。脾胃为水谷之海，肾为精血之海。《景岳全书·脾胃》曰："人之始生本乎精血之原，人之既生，由乎水谷之养。非精血无以立形体之基，非水谷无以成形体之壮"，"水谷之海，本赖先天为之主，而精血之海，又必赖后天为之资。故人之自生至老，凡先天之有不足者，但得后天培养之力，则补天之功亦可居其强半。"

脾肾两脏的关系还表现在水液代谢方面。脾主运化，为胃行其津液，须有肾中阳气的温煦蒸化；肾主水，司开阖，使水液的吸收和排泄正常，但这种开阖作用，有赖脾气加以制约，前人用五行术语概括为"土能制水"。脾胃化生水谷精微之功，有赖于肾中元阳之鼓舞，而元阳以固密为贵，其固密又赖脾胃生化阴精以涵育。因此，若脾气虚弱，运化不健，导致肾精不足，则表现为腹胀、便溏、消瘦、腰酸、耳鸣等。而如果肾精不足，不能温煦脾阳，形成脾肾阳虚证，就会表现为腹部冷痛、腰膝酸冷等。

孟河医家对脾肾的关系认识独到，费伯雄治疗虚劳从脾肾入手。大凡虚劳内伤者，最终导致五脏诸虚损，无论是先天不足，后天失调，还是病后失养，损伤正气，久虚不复，究其根本，皆在气血两虚也。费伯雄融各家之论，主张补益培本莫重于脾肾。凡救肾者，必本于阴血，血主濡之；救脾者，必本于阳气，气主煦之，立法遣方用药提倡"补肾不碍脾，补脾不伤肾"，两脏兼顾。

2. 脾与肺的关系

从经络及五行来说，肺与脾是母子关系。肺属金，脾属土，脾土能生肺金。当脾胃出问题时，脾土不能生养肺金，就会导致肺气不足，皮毛不固，容易感受外邪而引发外感、咳嗽等。另外脾为气血生化之源，肺主一身之气。脾主运化，为胃行其津液；肺主行水，通调水道。所以，脾和肺的关系主要表现于气的生成和津液的输布两个方面。

在气的生成方面：肺主气，脾益气，肺司呼吸而摄纳清气，脾主运化而化生水谷精气，上输于肺。脾所化生的水谷之气，必赖肺气的宣降才能敷布全身；肺在生理活动中所需要的精气，又要靠脾运化的水谷精微来充养，故脾能助肺益气。因此，肺气的盛衰在很大程度上取决于脾气的强弱，故有"肺为主气之枢，脾为生气之源"之说。总之，肺司呼吸和脾主运化功能是否健旺与气之盛衰有密切关系。脾益气，为元气之本，赖谷气以生；肺主气，为气化之源，寄养于脾。两者相互促进，形成后天之气。故何梦瑶说："饮食入胃，脾为营运其精英之气，虽曰周布诸脏，实先上输于肺，肺先受其益，是为脾土生肺金，肺受脾之益，则气愈旺，化水下降，泽及百体。"（《医碥·五脏生克说》）。所谓肺为主气之枢，脾为生气之源，就是肺与脾在气的生成和输布方面的相互作用。

在水液代谢方面：肺主行水而通调水道，脾主运化水湿，为调节水液代谢的重要脏器。人体的津液由脾上输于肺，通过肺的宣发和肃降而布散周身，下输膀胱。脾之运化水湿赖肺气宣降的协助，而肺之宣降靠脾之运化以资助。脾肺两脏互相配合，共同参与水液代谢过程。

如果脾失健运，水湿不化，聚湿生痰而为饮、为肿，影响及肺则肺失宣降而喘咳。其病在肺，而其本在脾。故有"脾为生痰之源，肺为贮痰之器"（《证治汇补·痰症》）之说。反之，肺病日久，又可影响于脾，导致脾运化水湿功能失调。

肺脾二脏在病理上的相互影响，主要在于气的生成不足和水液代谢失常两个方面，常表现为肺脾两虚、痰湿阻肺之候等。治疗肺脾两虚证，临床常用"培土生金法"，所谓"扶脾即所以保肺，土能生金也"（《慎斋遗书·卷一·阴阳脏腑》），"土能生金，金亦能生土，脾气衰败，须益气以扶土"（《医法心传·颠倒五行解》）。

3. 脾与心的关系

心主血脉，脾主统血，又为气血生化之源。心主血而行血，脾主生血又统血，所以心与脾的关系，主要是主血与生血、行血与统血的关系。

在血液生成方面：脾主运化，为气血生化之源。在脾的运化作用下，水谷精微之气得以消化吸收并注之于血脉而成为血液。只有脾气强健，气血生化有源，心血才能充盈。而脾的运化功能，也与心有一定的联系，一方面心阳可以温运脾土。另一方面，心主神志，可以调节脾的运化，有利于气血的生成。心与脾在血液的生成方面，存在着相辅相成的关系。故曰："脾之所以能运行水食者，气也。气寒则凝滞而不行，得心火以温之，乃健运而不息，是为心火生脾土。"（《医碥·五脏生克说》）脾气入心而变为血，脾气健运，化源充足，则心血充盈；心血旺盛，脾得濡养，则脾气健运。

在血液的运行方面：人体血液的运行，除了靠心气的推动、肺气的资助外，还需依赖于脾气的统摄。只有脾气强健，统摄血液生理功能正常，血液才能在心气的推动下正常运行于经脉内而不逸出脉外。心肺脾等脏相互配合，维持正常的血液循环，所谓"血所以丽气，气所以统血，非血之足以丽气也，营血所到之处，则气无不利焉，非气之足以统血也，卫气所到之处，则血无不统焉，气为血帅故也"（《张聿青医案·麻木》）。可见血能正常运行而不致脱陷妄行，主要靠脾气的统摄。所以有"诸血皆统于脾"（《类证治裁·内景综要》）之说。

在神志方面：生理上，心藏神，在志为喜；脾藏意，在志为思。心"为脏腑之主，而总统魂魄，并赅意志……思动于心则脾应"（《类经·藏象类》）。五脏藏神，心为主导。人身以气血为本，精神为用。血气者，身之神。血为水谷之精气，总统于心而生化于脾。血之与气，一阴一阳，两相维系，气能生血，血能化气，气非血不和，血非气不运。气血冲和，阴平阳秘，脾气健旺，化源充足，气充血盈，充养心神，则心有所主。心血运于脾，心神统于脾，心火生脾土，脾强则能主运化，而生血统血。

病理上，心脾两脏也常互相影响。如思虑过度，不仅可以耗伤心血，也可引起脾的运化功能失常，出现纳呆、腹胀等症；若脾失健运，气血生化无源，或劳心过度，血液耗损过多，最终可以导致心脾两虚证，出现眩晕、心悸、失眠、多梦、腹胀、食少、体倦、面色无华等症，中医往往采用补益心脾的方法予以治疗。

4. 脾与肝的关系

肝主疏泄，脾主运化；肝藏血，脾生血统血。因此，肝与脾的生理关系主要表现为疏泄与运化、藏血与统血之间的相互关系。

疏泄与运化方面：肝通过疏泄胆汁，促进消化，调节体内的气机升降，来影响脾贮聚、运化水谷的功能。脾运化水谷，输布精微，为肝维持正常的功能提供了物质基础。因此，脾得肝之疏泄，则升降协调，运化功能健旺，即"木疏土而脾滞以行"（《医碥·五脏生克说》）。"脾主中央湿土，其体淖泽……其性镇静，是土之正气也。静则易郁，必借木气以疏之。土为万物所归，四气具备，而求助于水与木者尤亟……故脾之用主于动，是木气也"（《读医随笔·承制生化论》）。总之，肝之疏泄功能正常，则脾胃升降适度，脾之运化也就正常了。脾气健运，水谷精微充足，才能不断地输送和滋养于肝，肝才能得以发挥正常的作用。所谓"土得木而达"（《素问·宝命全形论》），"肝为木气，全赖土以滋培，水以灌溉"（《医宗金鉴·删补名医方论四卷》），"木虽生于水，然江河湖海无土之处，则无木生。是故树木之枝叶萎悴，必由土气之衰，一培其土，则根本坚固，津汁上升，布达周流，木欣欣以向荣矣"（《程杏轩医案·谢翁证治并答所问》）。

藏血与统血方面：血液的循行，虽由心所主持，但与肝、脾有密切的关系。肝主藏血，脾主生血统血。一方面肝主藏血、贮存血液、调节血量，为血液运行提供充足的血液。另一方面脾统血，使血液循行脉内。因此，肝与脾，肝之藏，脾之统，保证了血液在脉内正常运行。脾之运化，赖肝之疏泄，而肝所藏之血，又赖脾之化生。脾气健运，血液的化源充足，则生血统血机能旺盛，继而肝有所藏，肝血充足，方能根据人体生理活动的需要来调节血液。此外，肝血充足，则疏泄正常，气机调畅，使气血运行无阻。所以肝脾相互协作，共同维持血液的生成和循行。

肝与脾在病理上的相互影响，主要表现在饮食水谷的消化吸收和血液的运行方面，这种关系往往通过肝与脾之间的病理传变反映出来。或为肝病及脾，肝木乘脾（又名木郁乘土）而肝脾不调，肝胃不和；或为脾病传肝，土反侮木，而土壅木郁。肝木克脾土，这里的"克"是制约、约束的意思。肝主藏血，脾主统血又为气血生化之源。秦伯未在《谦斋医学讲稿·论肝病》中说："肝气郁结与一般肝气证恰恰相反，肝气证是作用太强，疏泄太过，故其性横逆；肝气郁结是作用不及，疏泄无能，故其性消沉。"

5.脾在五脏中的地位

脾为中土，为后天之本。因此历代医家都极为重视中土的作用。例如，华佗认为"凡病脾者，上下不宁。盖脾上有心之母，下有肺之子。心者血也，属阴。肺者气也，属阳。脾病则上母不宁，母不宁则阴不足，阴不足则发热。又脾病则下子不宁，子不宁则阳不足，阳不足则发寒。故脾病则血气俱不宁，血气不宁，则寒热往来，无有休息，故病如疟也。盖脾者土也，心者火也，肺者金也。火生土，土生金，故曰上有心母，下有肺子，脾属其中，病则如斯耳。他脏上下皆法于此"（《中藏经·论上下不宁》）。其中强调了脾土对应于阴阳而和于中，即五行和于脾土之中的重要性。"气血之根皆在下，培养在中，发用在上"（《医理真传·问病人干咳周身痒者何故》）。"人之元气，根基于肾，萌芽于肝，培养于脾，积贮于胸中为大气，以斡旋全身"（《医学衷中参西录·培脾舒肝汤》），"培养在中""培养于脾"，中之用也。所以，"凡人中气充足，则暑邪不能相犯；暑气入侵，皆气虚招之也"（《辨证录·内伤门》）。

"一阴一阳之谓道，偏阴偏阳之谓疾"（《医学启源·内经主治备要》）。阴阳和中者，医之大用也。和于中者，后天而言，和于脾胃者也，先天而言，和于肾者也。和于脾胃者，血之用也。和于肾者，气之用也。所以，后天而言，"人以胃气为本"（《脾胃论·饮食劳倦所伤始为热中论》）。而对于先天而言，人以肾气为本。对后天中土的作用，历代医家都有深刻的认识："脾为土脏，主乎运水，全身水道，赖脾为通调"（《大众医药·健康要览》）；"胃者，水谷气血之海也"（《灵枢·玉版》）；"脾胃为血气阴阳之根蒂"（《兰室秘藏·妇人门》）；"胃者十二经之源，水谷之海也，平则万化安，病则万化危"（《脾胃论·脾胃虚则九窍不通论》）；"胃司受纳，脾司运化，一纳一运，化生精气，津液上升，糟粕下降，斯无病矣"（《明医杂著·枳术丸论》）。以哲学的角度阐发脾为中土的重要性，章虚谷的论述最为精辟，曰："土本先天太极之廓，为后天万物之母，故通贯四气而主于中也……夫太极为五行之廓者，生物之道也；土为太极之廓者，成物之道也。以五行该有形，则太极为五行之廓矣。以有形该无形，则土为太极之廓矣。理气有回环，故生成有顺逆耳……良以阴阳虽判而太极之体即具阴阳之中，四象虽分而太极之体即具四象之内。所以加土称五行者，以表土中即太极之体所在也。是故五行相生循环无间者，以太极浑然之气流行乎中也。浑然之气无形而土居四象之中，通贯四气以显太极之用，故其成物则土为太极之廓而浑然之气即寓于中矣"（《医门棒喝·太极五行发挥》）。

二、脾胃学说发展简史

脾胃学说在中医学中起源较早，历代均有发展，至今仍在中医学理论中占有重要地位。脾胃作为"后天之本"，对其进行研究不仅可以梳理其理论脉络，进而继承发展，还能对临床实践起到指导作用。脾胃学说是中医学术体系的精华部分之一，它的形成是历代医家不断努力，经过临床实践进行总结升华的结果。从《内经》提出"五脏六腑皆禀气于胃""人以胃气为本"的基本脾胃理论，至张仲景《伤寒论》具备雏形，再到李东垣《脾胃论》形成较完整的体系，到清代叶天士，以其对前人脾胃观点的全面集成和对胃阴学说的创新阐发，使得中医脾胃学说理论体系更为完整。

关于脾胃的论述，最早可追溯到《内经》《难经》。其中对脾胃的位置、性质、功能、分工及联系多有论述，为后世脾胃学说的发展奠定了坚实的基础。《内经》作为中医学理论的经典著作，可谓汉以前医学理论的集大成者，对脾胃生理功能的论述已较为全面。如《素问·灵兰秘典论》云："脾胃者，仓廪之官，五味出焉"，是对脾胃功能的高度概括。《素问·经脉别论》曰："食气入胃，散精于肝，淫气于筋。食气入胃，浊气归心，淫精于脉……饮入于胃，游溢精气，上输于脾，脾气散精，上归于肺，通调水道，下输膀胱，水精四布，五经并行……"全面系统地描述了水谷精气的输布过程，是对脾胃运化水谷和运化水液功能较为全面的认识。《素问·五脏别论》

曰："胃者，水谷之海，六腑之大源也。五味入口，藏于胃以养五脏气……"《灵枢·邪客》曰："五谷入于胃也，其糟粕、津液、宗气分为三隧。故宗气积于胸中，出于喉咙，以贯心脉，而行呼吸焉。营气者，泌其津液，注之于脉，化以为血，以荣四末，内注五脏六腑……卫气者，出其悍气之慓疾，而先行于四末分肉皮肤之间而不休者也。"《灵枢·营卫生会》曰："中焦亦并胃中，出上焦之后，此所受气者，泌糟粕，蒸津液，化其精微，上注于肺脉，乃化而为血，以奉生身，莫贵于此，故独得行于经隧，命曰营气。"指出脾所化生水谷精微是生成营气、津液的物质基础，二者又是气血的主要组成成分，故言脾为生血之源。《素问·太阴阳明论》云："太阴阳明为表里，脾胃脉也，生病而异者何也？岐伯曰：阴阳异位，更虚更实，更逆更从，或从内，或从外，所从不同，故病异名也。帝曰：愿闻其异状也？岐伯曰：阳者，天气也，主外；阴者，地气也，主内。故阳道实，阴道虚。故犯贼风虚邪者，阳受之，食饮不节，起居不时者，阴受之。阳受之则入六腑，阴受之则入五脏。入六腑，则身热不得卧，上为喘呼；入五脏，则䐜满闭塞，下为飧泄，久为肠澼。故喉主天气，咽主地气。故阳受风气，阴受湿气。阴气从足上行至头，而下行循臂至指端；阳气从手上行至头，而下行至足。故曰：阳病者，上行极而下，阴病者，下行极而上。故伤于风者，上先受之，伤于湿者，下先受之。"故《素问·平人气象论》曰："人以脾胃为本，盖人受水谷之气以生。"

《素问·阴阳应象大论》指出"脾在志为思"，肯定了脾胃与精神活动方面的联系。《灵枢·脉度》曰："脾气通于口，脾和则口能知五味矣。"《素问·阴阳应象大论》则直称"脾主口",说明了"口为脾窍"、唇为"脾之官"之理。《灵枢·五癃津液别》曰:"五脏六腑,心为之主……脾为之卫。"《灵枢·师传》曰:"脾者主为卫,使之迎粮,视唇舌好恶,以知吉凶。"强调脾胃健旺,五脏之气皆能充养,对外能防御邪气入侵,对内能维持自身稳定,故为脏腑之护卫,正所谓"正气存内,邪不可干"(《素问遗篇·刺法论》),亦即《灵枢·本脏》所云"脾坚则脏安难伤"。说明脾胃不仅具有运化水谷、营养机体、维持生命的作用,而且具有保卫机体、抗邪防病之功,维持了机体本身及其与外界环境的相对稳定。

汉代张仲景著《伤寒杂病论》,继承了《内经》关于脾胃理论的思想,并创造性地将其贯穿到伤寒外感病和内伤杂病辨证施治的全过程,从而为脾胃学说奠定了临床证治基础。《伤寒论》是一部阐述外感病辨证论治的经典著作,仲景的"顾胃存津"思想贯穿于该书的始终。张仲景认为脾胃六经病的发生,必因正气虚弱而引起。而正气虚弱原因当中,胃气虚损、津液受伤是主要因素。胃强津伤,病从热化;胃气虚弱,阳气受伤,病从寒化。胃气强弱对伤寒六经病的发展及传变起关键作用。胃气存亡与疾病的预后有密切关系,胃气强或胃气得以恢复则预后佳。正因脾胃对外感病的发生、发展和预后有着重要意义,因此《伤寒论》以"顾胃存津"为其立法施治之本。

《金匮要略·脏腑经络先后病脉证第一》明确提出"四季脾脏不受邪"的观点,强调脾气健旺是人体抗病的基础,只有脾气健旺,外邪才不易侵入人体而为病。这实际上指出脾胃功能旺盛在养生中的作用。倘若脾胃功能失职，则可产生多种疾病。如脾胃运化失司可导致水饮停滞，随处留积，在肠胃为"痰饮"，在胁下为"悬饮"，溢于肌肤为"溢饮"，上迫胸肺为"支饮"，走肠道为"泄泻"，更可导致"腹满""宿食""水气病""呕吐""下利"等病证出现。六经病发生的内因就是以胃气虚损，津液受损为主。后世李东垣"内伤脾胃，百病由生"的观点与张仲景"四季脾旺不受邪"的观点是一脉相承的。如果说"四季脾旺不受邪"仅从病因上阐述脾胃的重要性，那么，"治未病"思想则明确指出"实脾"有防病养生的作用。《金匮要略·脏腑经络先后病脉证第一》云："治未病者，见肝之病，知肝传脾，当先实脾。"这里"治未病"含义有二：一是对于未病而言，要做到未病先防，实际就是养生防病；二是对已病而言，要有病早治，既病防变。张仲景"治未病"中"肝病实脾"例子的引用并非偶然，而是立足于对脾胃功能旺盛可防止疾病发生的认识。故张仲景引用"肝病实脾"例子具有深刻意义。

从《内经》《伤寒杂病论》的贡献来看，相继奠定了中医学的理论体系和辨证论治方法，对于脾胃一门的专科研究，已具其端倪，且有针对脾胃病证的治法及方药，后世不少医家对脾胃病进行研究往往亦指归于此二书，故将这一阶段称为奠基时期。

李东垣为宋金时代河北真定人，中年后投身于医学。"从易水张元素学，尽得其法，而名乃出于元素之上，卓为医家大宗"（《四库全书总目提要·医家类》）。当时战乱不断，疫病流行，民不聊生，李氏在传统的伤寒外感学说的基础上，发展了内伤学说。李东垣注重调理脾胃，认为"治未病"始终要重视脾胃的调养，以扶助正气，抵抗邪气。在张元素的脏腑辨证思想影响下，总结《内经》《难经》等古典医著和仲景、元素、钱乙等前辈的经验，结合自己的临床实践，提出了"内伤脾胃，百病由生"的著名论点，创立了脾胃学说，并充实、发展了中医学。

李东垣著有《内外伤辨惑论》《脾胃论》《兰室秘藏》等书，其临证施治，特别强调脾胃的作用，"胃中元气盛，则能食而不伤，过时而不饥。脾胃俱旺，则能食而肥；脾胃俱虚，则不能食而瘦。或少食而肥，虽肥而四肢不举，盖脾实而邪气盛也。又有善食而瘦者，胃伏火邪于气分，则能食，脾虚则肌肉削，即食㑊也（编者注：善食而瘦，谓之食㑊）。叔和云：多食亦肌虚，此之谓也。夫饮食不节则胃病，胃病则气短精神少而生大热，有时而显火上行，独燎其面，《黄帝针经》云：面热者，足阳明病。胃既病，则脾无所禀受，脾为死阴，不主时也，故亦从而病焉。形体劳役则脾病，脾病则怠惰嗜卧，四肢不收，大便泄泻；脾既病，则其胃不能独行津液，故亦从而病焉"（《脾胃论·脾胃盛衰论》）。制方用药亦多归于脾胃，崇脾补土，自成一家，后人称之为"补土派"，充实和发挥了"土为万物之母，脾胃为生化之源"的思想。

李氏把气血物质在体内的主要运动形式——升降，紧密地落实到脾胃的功能特性上，在升清与降浊的运动过程中，李氏认为矛盾的主要方面在脾气的升发，许多疾病的发生均与脾气不升有关。因为脾气不升，元气亏乏或消沉，生机受损，累及他脏。脾胃有损，食物不能纳化，水谷之气无以布散于肝，汇归于心，充溢于肺，脏腑经络皆无以受气而俱病，甚至导致九窍不通、阴火上冲等症。究其原因，李东垣曾言："是知升发之气不行者此也。"（《脾胃论·脾胃胜衰论》）其在《脾胃论·饮食劳倦所伤始为热中论》中论述了阴火上冲的病机："若饮食失节，寒温不适，则脾胃乃伤。喜、怒、忧、恐，损耗元气。既脾胃气衰，元气不足，而心火独盛。心火者，阴火也。起于下焦，其系系于心。心不主令，相火代之。相火，下焦胞络之火，元气之贼也。火与元气不两立，一胜则一负。脾胃气虚，则下流于肾，阴火得以乘其土位，故脾证始得，则气高而喘，身热而烦，其脉洪大而头痛，或渴不止，其皮肤不任风寒，而生寒热。盖阴火上冲，则气高喘而烦热，为头痛，为渴，而脉洪。脾胃之气下流，使谷气不得升浮，是春生之令不行，则无阳以护其营卫，则不任风寒，乃生寒热，此皆脾胃之气不足所致也。"因此，李氏临床强调升发脾胃之气的重要性，创造了不少以升阳益气为主的方剂，如补中益气汤、升阳益胃汤、升阳除湿汤等，并擅长用升麻、柴胡、葛根、黄芪等升提之品，成为补土派的显著特色之一。甘温之剂能益助脾胃之气，使之阳生阴长，益气能生血，气血相调，阴平阳秘，故虚热能除。李氏以甘温立法，治疗内伤杂症脾虚发热，实开中医治疗内伤发热之一大法门，对后世产生了深远的影响。

以李东垣为代表的医家宗调补脾胃、补中升阳，独树一帜。至此，中医对脾胃病的认识和治法及其相关理论的各科运用，日臻成熟，尔后经过临床反复验证，不断得到发展。明代医家王纶在《明医杂著·卷之一·仲景东垣河间丹溪诸书孰优》中有"外感法仲景，内伤法东垣，热病用河间，杂病用丹溪"之说。这一阶段是脾胃学说的形成时期。

明清时期，温补学派进一步发展了脾胃学说。薛己认为《内经》千言万语，旨在说明人有胃气则生，以及四时皆以胃气为本。在著作中进一步说明："人以脾胃为本，纳五谷，化精液，其精者入营，浊者入胃，阴阳得此，是谓橐龠，故阳则发于四肢，阴则行于五脏；土旺于四时，善载乎万物，人得土以养百骸，身失土以枯四肢。"（《明医杂著薛己注本·丹溪治病不出乎气血痰郁》）盖脾胃为人体后天之本，水谷之消磨运化全赖于此，精微气血之化生全在于此，五脏六腑之营养全依赖脾胃之气的强盛，所谓"脾为孤脏，中央土以灌四傍"（《素问·玉机真脏论》）。以人身之正气而言，虽根于先天之肾命，然不断充养全在脾胃。而正气之盛衰对于人体抗卫外邪，祛除疾病，维护健康是至关重要的，所谓"正气存内，邪不可干"。

薛己进一步强调"补火生土"，即肾与命门对脾胃的温煦作用。他根据肾、命门与脾胃的关系，认为在治疗脾胃病的过程中，除了直接调治脾胃，还当求之于肾、命，故常用六味丸、八味丸加减出入。《明医杂著薛己注本·续医论》云："所以致病者，皆由气血方长而劳心亏损，或精血未满而纵情恣欲，根本不固，火不归经，致见症难名，虽宜常补其阴以制其火，然而二尺各有阴阳，水火互相生化，当于二脏中各分阴阳虚实，求其所属而平之。若左尺脉虚弱而细数者，是左肾之真阴不足也，用六味；右尺脉迟软或沉细而数欲绝者，是命门之相火不足也，用八味。至于两尺微弱，是阴阳俱虚，用十补丸，此皆资其化源也。"这段文字，从肾、命是人身阴精阳气之本立论，两手之脉，左尺属肾，右尺属命门，虚损之病，见左右尺脉不足者，当从肾、命入手，资其化源。在具体治疗上，薛己主张"脾胃为气血之本,若阳气虚弱而不能生阴血者,宜用六君子汤;阳气虚寒而不能生阴血者,亦用前汤加炮姜;若胃燥热不能生阴血者,宜四物汤;若脾胃虚寒不能生阴血者,宜八味丸"(《明医杂著薛己注本·丹溪治病不出乎气血痰郁》)。

李中梓创立先天后天根本论,主张脾肾兼补。其提出"脾为后天之本论",原文如下:"经曰'治病必求于本',本之为言根也,源也。世未有无源之水,无根之木。澄其源而流自清,灌其根而枝乃茂,自然之理也。故善为医者必责根本,而本有先天后天之辨,先天之本在肾……后天之本在脾……脾何以为后天之本?盖婴儿既生,一日不再食则饥,七日不食则肠胃涸绝而死。经云'安谷则昌,绝谷则亡',犹兵家之有饷道也,饷道一绝,万众立散,胃气一败,百药难施。一有此身,必资谷气,谷入于胃,洒陈于六腑而气至,和调于五脏而血生,而人资之以为生者也,故曰后天之本在脾。"论中还引用了王应震所言"见痰休治痰,见血休治血,无汗不发汗,有热莫攻热,喘生勿耗气,精遗勿涩泄。明得个中趣,方是医中杰"(《医宗必读·脾为后天之本论》),强调治病求本,真为知本之言。

张景岳提出"治五脏以调脾胃"的观点,为后世医家提出脾统四脏奠定基础。《景岳全书·卷十七·理集杂证谟·脾胃》原文如下:"脾胃为水谷之海,得后天之气也。何也?盖人之始生,本乎精血之原,人之既生,由乎水谷之养,非精血无以立形体之基,非水谷无以成形体之壮。精血之司在命门,水谷之司在脾胃。故命门得先天之气,脾胃得后天之气也。……是可知土气为万物之源,胃气为养生之主。胃强则强,胃弱则弱,有胃则生,无胃则死。是以养生家必当以脾胃为先，而凡脾胃受伤之处，所不可不察也。……故昔有柳公度者，善于摄生，或问其致寿之术，则曰：'我无他也，但不以气海熟生物，暖冷物，亦不以元气佐喜怒耳。'此得善养脾胃之道，所以便能致寿。故凡欲察病者，必须先察胃气，凡欲治病者，必须常顾胃气……"在另一方面，他认为"善治脾胃者，能调五脏即所以治脾胃也，能治脾胃使食进胃强，即所以安五脏也"。并且着重发挥了"治五脏以调脾胃"之法：五脏之邪，皆通脾胃，如肝邪之犯脾者，肝脾俱实，单平肝气可也（可用柴胡疏肝散）；肝强脾弱，舍肝而救脾可也（可用柴芍六君汤）；心邪之犯脾者，心火亢盛，清火可也（可用大黄黄连泻心汤）；心火不足，补火生土（脾）可也（可用附子理中汤）；肺邪之犯脾者，肺气壅塞，当泻肺以苏脾之滞（可用苏子降气汤）；肺气不足，当补肺以防脾之虚（可用黄芪汤合四君子汤）；肾邪之犯脾者，脾虚则肾能反克，扶脾为主（可用实脾饮）；肾虚则启闭无权，壮肾为先（可用真武汤）。

清代，叶天士提出重视胃阴的思想。此时，脾胃学说已由单一模式发展到了多元模式，注重各脏腑之间的联系，日臻完善。叶天士毕生忙于诊务，《清史稿》谓其"贯彻古今医术"，并非溢辞。叶氏成就之一在于对养胃滋胃的研究：首先叶氏比较系统地继承了东垣的主要学术经验，观其《临证指南医案》中的内伤虚损医案，多处以四君、补中为法，且用"脾胃为病，最详东垣，当升降法求之"（《临证指南医案·脾胃》）一言以概之，故陈修园谓"此篇治法独得真传"亦是一语中的。叶氏在虚损病中提出的"上下交损，当治其中"也体现了以后天为本的思想。另一方面，叶氏认为"脾阳不亏，胃有燥火"时不能以治脾之药，笼统治胃。提出了滋胃阴，降胃气，以润通为补的方法，选用麦冬、麻仁、石斛、粳米、甘草、蔗浆等甘凉濡润之品，使胃津来复，胃气下行而病愈。对温热危重证，叶氏大胆提出"救阴不在补血，而在养津与测汗"（《温热论·论湿邪》），投玉女煎、梨皮、蔗浆之类主甘寒以救胃津之亡。叶氏归纳的"纳食主胃，运化主脾；脾宜升则健，胃宜降则和，太阴湿土，得阳始运，阳明燥土，得阴自安；脾喜刚燥，胃喜柔润"（《临证指南医案·脾胃》）则成为"脾胃分治"的重要理论，叙述条分缕析，正如华岫云评价："此种议论，实超出千古。"

叶天士推崇李东垣的《脾胃论》，认为"脾胃之论，莫详于东垣"，但同时又认为"盖东垣之法，不过详于治脾，而略于治胃耳"，因此创立了"胃阴学说"。叶氏明确提出"胃易燥"，"胃为阳明之土，非阴柔不肯协和"（《临证指南医案·不食》）的论点，并总结出导致胃阴不足的几种因素：素体阴虚或年老津亏，复加外邪，温燥劫耗胃阴；禀质木火偏胜，因躁烦郁怒，五志过极，阳升火炽，燔灼胃津；失血后阴伤生热；误用辛散劫阴，燥热助火；五味偏胜，过食辛辣温热之品等。针对胃阴不足病机，其常用如下几种治法：甘凉濡润法，药如沙参、麦冬、石斛、花粉、生地、玉竹；甘缓益胃法，药如扁豆、薏米、山药、茯苓、莲肉；酸甘敛阴法，如乌梅、五味、木瓜、生甘草；清养悦胃法，如荷叶、香豉、广皮、生麦芽等。此外，针对阴虚纳呆，苔浊不化，尚有芳香化浊法，药用佩兰、藿香、鸡内金等。

华岫云在总结有关叶天士脾胃论点时说："脾胃当分析而论。盖胃属戊土，脾属己土，戊阳己阴，阴阳之性有别也。脏宜藏，腑宜通，脏腑之体用各殊也。若脾阳不足，胃有寒湿，一脏一腑，皆宜于温燥升运者，自当恪遵东垣之法。若脾阳不亏，胃有燥火，又当遵叶氏养胃阴之法……仲景急下存阴，其治在胃；东垣大升阳气，其治在脾。"而叶氏主张"胃宜降则和"，并言："胃宜降则和者，非用辛开苦降，亦非苦寒下夺，以损胃气，不过甘平，或甘凉濡润，以养胃阴，则津液来复，使之自然通降而已。"又说："脾气下陷固病，即使不陷，而但不健运，已病矣；胃气上逆固病，即不上逆，但不通降，亦病矣。"以叶天士立论"养胃气"为标志，中医脾胃学说已日臻完善和成熟。

此外，明清医家还根据"万物负阴而抱阳"的理论，进一步分析脾胃—脏—腑自身阴阳的功用及临床意义，脾阴脾阳以及胃阴胃阳之间相互协调才能完成脾胃的纳化等功能。如黄元御在《四圣心源·脏腑生成》中提出了中气升降思想："祖气之内，含抱阴阳，阴阳之间，是谓中气。中者，土也。土分戊己，中气左旋，则为己土；中气右转，则为戊土。戊土为胃，己土为脾。己土上行，阴升而化阳，阳升于左，则为肝，升于上，则为心；戊土下行，阳降而化阴，阴降于右，则为肺，降于下，则为肾。肝属木而心属火，肺属金而肾属水。是人之五行也。"这些观点都丰富了中医脾胃学说理论，促进了中医脾胃证治临床疗效的提高。

清代孟河医派在临床疾病辨治中十分强调脾胃的生理功能，在各科的疾病防治中都注重维护脾胃功能。费伯雄指出人体一身之气血皆从胃中谷气生化而来，胃之关系一身，至为重要，即胃为水谷之海，后天生化之源，后天阴血、津液之根基，气旺津生，以养阴濡胃舒展胃气，生机自盛；马培之认为脾胃升降自然则食物皆成气血，万物中土生、土化的功能，皆依赖于脾胃；贺季衡强调脾为后天之本，肾为先天之本，但虚弱之体可通过后天培补以充先天。脾胃同居中焦，以膜相连，互为表里，同为气血生化之源、后天之本，通过水谷纳运相得、气机升降相因及阴阳燥湿相济来受纳、消化、吸收水谷并转输水液、营养，因此诸多疾患皆可通过调治脾胃而获效，脾气健旺、胃气有权，则五脏相安而体健。

就脾胃学说的学术思想来看，历代医家都做过不少的论述，以张仲景、李东垣、叶天士为代表的医家们在外感、内伤、虚实等方面不断发展、补充、完善，做出了卓越的贡献。

三、孟河医派大家脾胃证治特点

（一）费伯雄

1. 学术渊源

（1）传承经典，博采众长

费伯雄治学崇尚经典，博采众方，立法纯而不杂，选药精良，不离乎规矩又不泥于规矩。其认为《内经》《难经》必须悉心研究，张仲景是立方之祖、医中之圣，其著作当奉为典范。费氏论医并非执于一家之言，而是博览群书，取百家之长。其在著作《医方论·发凡》中亦言："学医而不读《灵》《素》，则不明经络，无以知治病之由；不读《伤寒》《金匮》，则无以知立方之法而无从施治；

不读金元四大家，则无以通补泻温凉之用，而不知变化。"费伯雄提倡博览诸家，但更主张师古而不泥古。如其师法东垣之温补，而不用升、柴升阳；师法丹溪之滋阴，而不用知、柏泻火。费氏认为"东垣、丹溪，一补阳、一补阴，实开两大法门。唯升、柴、知、柏非可常用，故方中凡有此四味者，概不多录，后人但师其温补脾胃及壮水养阴之法可也"（《医醇賸义·发凡》）。这正是费伯雄所说："巧不离乎规矩而实不泥乎规矩"（《医醇賸义·同病各发》）。

（2）王九峰的影响

王之政（1753—1821）为清代医家，字献廷，号九峰。丹徒（今江苏镇江附近）人，后迁居浙江月湖。精研《内经》《难经》《伤寒杂病论》，旁及诸子百家之学，以医名显于当时。乾隆年间，召为征君，为皇家所用，后弃太医院职守，归丹徒故里。晚年迁扬州，往来镇江、孟河之间。大江南北莫有不知王先生者，人以是呼征君。门人甚多，医案为门人所记抄。王九峰主张多临证，善活法。

重脾肾是王九峰学术思想体系中的重要组成部分。《王九峰医案》中有言："肾乃先天纳气藏精之穴，脾属后天资生化育之枢。"（《王九峰医案·反胃》）"肾司五内之精。"（《王九峰医案·胁痛》）"肾为十二脉之根本。"（《王九峰医案·痰饮》）"脾胃为中土之脏，仓廪之官。容受水谷，则有坤顺之德；化生气血，则有乾健之功。"（《王九峰医案·肿胀》）"倘胃气一虚，则五脏无养，诸病蜂起。"（《王九峰医案·反胃》）。反复强调治病求本，"壮水济火，补阴潜阳"（《王九峰医案·目疾》），"斡旋中土，以畅诸经"（《王九峰医案·反胃》）。观其处方用药，六味地黄汤、金匮肾气丸、归脾汤、六君子汤、补中益气汤最为常用，医案中直接写有上述方剂名加减的处方约占 1/4，其中又以六味地黄汤使用最多。而且根据病情，常两种或两种以上方剂合并使用，以加强补益之力。如归脾汤与六君子汤合用，收"助坤顺，法乾健，理阴神，益肾命，畅中阳"之效（《王九峰医案·关格》），"补中益气和六味"（《王九峰医案·七疝》），"六味合六君加沉香"（《王九峰医案·惊悸》），"晨服三才，养心清金育神以济心肺之标；晚服八味，养肺益火生土，以治受病之本；申服归脾六君，崇土生金，以杜致病之源"（《王九峰医案·泄泻》）等。另外，王九峰对人参和西洋参的应用范围较广，尤其是西洋参的应用更为频繁，约近 1/5 医案中都出现过西洋参。考西洋参之性味归经，知其归心、肺、肾三经，有补阴退热、益气扶正气之功，能补助气血，并能补益血分。由此更能反映出王氏扶正养阴之学术思想。

王九峰对孟河医派影响深远，费伯雄、马培之都直接或间接与王九峰的学术思想有过交集。因王九峰曾在孟河治愈奇疾，如用大黄治愈龙阳毒。据余听鸿《诊余集》记载：孟河有某巨富，年逾六旬，喜渔男色。后数日忽然寒热腹痛，少腹起青筋一条，直冲胸膈，约阔半寸，手不能按，体不能俯，日夜疼痛不休。诸医束手无策。即以千金聘侨居扬州的丹徒名医王九峰先生到孟河。王先生断为龙阳毒，以生大黄四两，用水煎两沸，绞汁服之，下黑紫血甚多，每下一次，则黑筋下数寸，至下数次，黑筋方消，而痛亦止。另外王九峰阅伯雄处方而知其为可造之才，曾指点其在某案中增加药量，患者因而获愈。

2. 脾胃论治特色

（1）气血论治，重视脾肾

费伯雄对气血极为重视，认为"天地之大用，莫先于水火；人身之至宝，不外乎气血"，并提出"气能率血，气行血从"（《医醇賸义·卷一·脉法》）观点。

《医方论·卷二》中理气之剂和理血之剂篇补中益气汤和四物汤分别对气血的生理和病机进行详细论述，有助于读者深入理解气血内涵。原文如下："气也者，人之所赖以生者也。大气积于胸中，归于丹田，呼出则由心达肺，吸入则由肝纳肾，无一处不到，无一息或停。故宗气为一身之主，外护肌表，则为卫气；内统血脉，则为营气；散布于各脏腑，则为各脏腑之气。人能顺而养之，则气平而血亦和，尚何疾病之有？无如七情扰于中，六淫侵于外，斯百变丛生，而郁气、逆气、动气、滞气、痞气、燥气、寒气、痰气、湿气、水气种种气病，指不胜屈矣。医者当细心剖析，对症施治，方免贻误。"

"血之取义，一为荣。荣者，发荣也，非血则无以润脏腑、灌经脉、养百骸，此滋长之义也。一为营。营者，营垒也，非血则无以充形质、实腠理、固百脉，此内守之义也。水谷之精，聚于中焦，受气变化，然后成血，日生几何？不知调养，而反行耗散，血病多多矣。或目睛流血，耳中出血，鼻中衄血，口中吐血，舌痛出血，牙宣出血，毛窍出血，小溲溺血，大便泻血，或崩漏，或痔漏，或蓄血如狂，或血痞作胀，或经闭不通，或妄行血脱，以致跌仆之伤血、疮疡之溃血。病既种种不同，治病之法，或补之，或养之，或凉之，或温之，或散之，或破之，立方须一一对症。"

论及气血与脏腑之关系，费伯雄尤重脾、肾两脏。其吸收孙思邈"补脾不如补肾"和许叔微"补肾不如补脾"之说，认为二者看似矛盾，实则不然。脾肾二脏为一身根本，相资相成。肾本于阴血，血主濡养，主下降，虚则上逆；脾本于阳气，气主温煦，主升举，虚则下陷。故二者所当顾护，气血升降则顺矣。治气血莫有重于脾肾两端者。气之根在肾，血之统在脾。

费伯雄诊治虚劳，虽分五脏论，但更强调脾胃在疾病中的重要性，认为"五脏六腑，化生气血；气血旺盛，营养脏腑。虚劳内伤，不出气血两途。治气血虚者，莫重于脾肾。水为天一之元，气之根在肾；土为万物之母，血之统在脾。气血旺盛，二脏健康，他脏纵有不足，气血足供挹注，全体相生，诸病自已。人苟劳心纵欲，初起殊不自知，迨至愈劳愈虚，胃中水谷所入，一日所生之精血，不足以供一日之用，于是营血渐耗，真气日亏，头眩耳鸣，心烦神倦，口燥咽干，食少短气，腰酸足软，种种俱见，甚则咳呛失音，吐血盗汗，而生命危矣。孙思邈云补脾不如补肾，许叔微谓补肾不如补脾，盖两先哲深知两脏为人生之根本，有相资之功能，其说似相反，其旨实相成也。救肾者必本于阴血，血主濡之，主下降，虚则上升，当敛而降之。救脾者必本于阳气，气主煦之，主上升，虚则下陷，当举而升之。近人治虚劳，不是以四物汤加知母、黄柏，就是以大造丸用龟甲、黄柏，一派阴寒腥浊性味，将置脾胃生长之气于何地，不是在补养气血，而是在败坏气血。因立两法以救其弊"。肾主藏精寓少火，肾精不泄，精血互化，少火生气，温煦脾阳，是机体生发之动力；脾主运化为气血生化之源且主统血。虚劳内伤系元气原本有亏且气血皆虚。时医治疗虚劳重肾轻脾胃，费伯雄提出"救肾者必本于阴血……救脾者必本于阳气"，分别创立了新定拯阴理劳汤及新定拯阳理劳汤等，提倡治虚劳当重视脾肾。

《中国医学史·虚劳》称费伯雄为近代治虚劳专家。许世英赞其曰："中国言虚劳者，仍首推费氏，盖其制方选药，寓神奇于平淡。病者得其一方，服数十百剂，而病自然去，元气自然复，甚有终身宝之，而用以常服者，可见其论证之正确，处方之精当，嘉惠于病者，至深且距，此则自古所未见也。"（《费伯雄辨治脾胃规律研究》，载于《甘肃中医》2011年第6期）

费伯雄治疗虚劳见识超群，在清代"两朝帝师"翁同龢的日记中有以下记载："十五日，晴……叩费君门未起（先令洪庆挂号，钱二百），至茶肆小坐。已初二刻入诊，费君年七十二三，目光奕然，声音甚圆亮。诊源侄，曰两尺皆虚，肝脉独弦，胃有积痰，有时眩晕。余即告以羊痫风十四年矣。曰不可以羊痫治，全是水不滋木耳，处化痰养肝方，且云此病根株已深，能去七分为妙矣。诊余，曰肺脾胃皆亏，且有痰，告以遗泄之证，乃曰肾阴亦亏。诊寿官，曰先后天皆不足，先治脾胃。皆要言不烦。嗟乎！倘人海中有此医，则无误药之病矣，为之感侧！张盖乘车归，日才加午。"（《翁同龢日记·清同治十一年壬申》）

（2）治疗杂病，善调脾胃

①中风：费伯雄治疗中风善从气血脾胃论治。其论述中风病机从卫气营血角度展开。如《医醇賸义·卷一·中风》曰："风者，百

病之长也，言其性轻善走，中人易而发病也速，故而为百病之长。若人之卫能御外，营能固内，腠理实则邪风无以入。否则正气虚于内，风即中人，由表入里，病亦由浅入深。卫气不能捍于外，则风入于肌肉而麻木不仁，名曰中络；营血不能固内，则风入于经脉，肢体重着，不堪步履，名曰中经；由此再入，即为中腑，腑者，胃腑也，主司出纳，风入于胃，胃火炽盛，水谷之气不生津液而化痰涎，痰随火升，阻塞清窍，故昏不知人；由此再入，即为中脏。脏者，心也。心体纯阳，风性扬举，风火上扰神明，故舌不能言，口流涎沫。此为偏枯深浅次第。"费伯雄总结中风论治，认为"因思保障灵府之法，无如治脾胃以实中州。脾气旺，则积湿尽去，而痰气不生；胃气和，则津液上行，而虚火自降。治病大法，无过于斯"（《医醇賸义·卷一·中风》）。认为半身不遂属气虚，症见手足弛纵、食少神疲、不能步履者，创制黄芪九物汤治疗。

费伯雄言偏枯，以左为血虚，右为气衰，而言气非血不行，血非气不化，宜气血并顾中有所倚重。常用黄芪、党参补气；半夏、菖蒲、陈皮、生米仁、陈胆星、茯苓、茯神、白术等健脾和胃，祛湿化痰；当归、赤白芍、川芎、大枣等养血活血；天麻、石斛、白芍等柔肝养阴；枸杞、桑寄生、川断、怀牛膝补肝肾；秦艽、桑枝、独活、晚蚕沙、木瓜等祛风湿，通经络。费氏认为甜瓜子治腰腿疼痛，多用于肢体痿废疼痛。例如费伯雄治一酒客之偏枯，证属气血两虚、痰瘀阻络，采用补气为主，养血佐之，参以化湿通络，使气血充和，湿化痰去。方以黄芪、党参补气，全当归养血活血，半夏、茯苓、陈皮、石菖蒲、生米仁、陈胆星健脾化湿，天麻平肝息风，甜瓜子化痰通络，枳椇子解酒毒湿热。

②胃痛：《医醇賸义·卷四·诸痛》曾云："胃为谷海，其实而痛，当消当攻。"即针对实证胃痛，以消为先。此处消乃疏导之意，方中用木香、砂仁、广陈皮等理气和胃止痛。对于胃虚而痛，自制养胃汤。方以香砂六君去半夏，加黄芪、山药、白芍。黄芪益脾肺之气，山药补脾阴，白芍补脾血，只得一味酸寒，全方化为中和。脾胃为夫妻，养胃必当顾脾，是历代治胃虚之共识。对于胃寒而痛，自制桂朴汤。取温中平胃散化裁：以白术易茅术，以肉桂易炮姜，以丁香易生姜，同样用厚朴、广皮、砂仁，而去神曲、枳壳、青皮、香橼、谷芽，加当归、红枣、白芍、茯苓。彼是消药多，此则温药多，而兼顾血分。如费伯雄治胃脘痛一案。患者中脘作痛，寒凝气滞，宿食不化，阻塞中焦，上下不畅，以致脘痛不舒。治宜温中导滞，药用苍术、砂仁温中，陈皮、青皮、郁金、枳实、佛手导滞。

③关格：是以小便不通、呕吐并见的临床病证，多见于现代医学之急、慢性肾功能衰竭以及尿毒症。关格最早载于《内经》，后世逐步完善其症候及病机治法。关格一症，费伯雄认为"尝见患此证者，多起于忧愁怒郁。即富贵之家，亦多有隐痛难言之处，可见病实由于中上焦，而非起于下焦也。始则气机不利，喉下作梗；继则胃气反逆，食入作吐；后乃食少吐多，痰涎上涌，日渐便溺艰难。此缘心肝两经之火煎熬太过，营血消耗，郁蒸为痰；饮食入胃，以类相从，谷海变为痰薮，而又孤阳独发，气火升痰，宜其格而不入

也"(《医醇賸义·卷二·关格》),故治疗关格"所重者尤在上"(《医醇賸义·卷二·关格》),反对用药峻猛以开透、劫夺,主张"治之以和,导之以大顺"(《医醇賸义·卷二·关格》),于调和营卫之中,或平肝理气,或和胃化痰,兼清君相之火。自制归桂化逆汤、人参半夏汤、和中大顺方、二气双调方等。方中多用陈皮、郁金等疏肝行气之品,配伍人参、白术、茯苓健脾扶土抑木,丹皮、赤白芍、当归等气血同调,随症加减,用药轻灵平和,体现了费伯雄和法缓治的特点。关格以阴阳格拒为病因,因而诸医家多以通腑降逆为主要治法,然而费氏呼吁"奄奄将毙之人,能堪此乎"?(《医醇賸义·卷二·关格》)强调用药和法缓治,对后世治疗危重症有所启发。

④痰饮:费伯雄认为痰饮的病机与脾湿胃热有关。《医醇賸义·卷三·痰饮》有精辟论述:"痰饮者,先生痰,而后停饮,积水为病也。人非水谷不能生活,然水气太盛,不能流行,则病亦丛生。论者谓:人身所贵者水也。天一生水,乃至充周流灌,无处不到。一有瘀蓄,即如江河回曲之处,秽莝积聚,水道日隘,横流旁溢,必顺其性,因其势而利导之,庶得免乎泛滥,此说是矣。然谓为天一之水,充周流灌,以至于瘀蓄,则窃以为不然。夫天一之水,精也、血也、津液也,此人身之圣水,唯患其少,不患其多,安有变为痰饮之理?且停饮之人,往往呕吐,所吐之水,或清或黄,或酸或腐,动辄盈盆,天一之水,顾若此之贱且多乎?盖水谷入胃,除散精之外,其势下趋,由小肠而膀胱,乃气化而出,无所为饮也。唯脾有积湿,胃有蕴热,湿与热交蒸,脾胃中先有顽痰,胶黏不解,

然后入胃之水遇痰而停，不能疾趋于下，日积月累，饮乃由是而成。又况嗜茶太过者，湿伤脾；嗜酒太过者，热伤胃；过嗜生冷者，寒伤脾胃，各各不同。"

　　费伯雄对痰饮的治疗，遵仲景"病痰饮者，当以温药和之"治法，自创六首新方。"水从胃出，下走肠间，辘辘有声"之痰饮，自制桂术二陈汤，是方由茯苓桂枝白术甘草汤合二陈汤化裁而来。方中泽泻淡渗利水，白术健脾化湿，桂枝解肌发汗散饮、化膀胱之气以利水，又以陈皮、半夏、枳实行气化痰，牛膝、车前利尿通淋，生姜辛温助温化之力，能和胃化饮。治疗悬饮，自制椒目瓜蒌汤。方中椒目、葶苈子、桑白皮肃肺利水；苏子、瓜蒌、半夏、橘红降气化痰；茯苓健脾渗利水湿；生姜和胃散饮。因水饮之邪留于胁下影响肝气的疏畅条达，制蒺藜疏畅肝气。全方中正平和，且有逐水之效，较之十枣汤更具实用价值。治疗溢饮，水气溢于四肢肌表，肢节作肿，身重无力，自制桂苓神术方。方中桂枝、白术、苍术温运脾阳燥湿；茯苓、薏苡仁健脾利水；半夏、陈皮、厚朴、砂仁化湿行气；生姜和胃散水。全方表里通达，标本兼治，较之金匮大小青龙汤中用麻黄发汗、解表、散饮而言，用药缓而治法和，也体现其醇正和缓的特点。治疗支饮，"咳逆倚息短气，其形如肿"，制桑苏桂苓汤。方中桑皮、苏子、杏仁肃降肺气以化痰；桂枝、茯苓温化水饮；猪苓、泽泻、大腹皮渗利水湿；半夏、橘红化痰；生姜和胃散水。全方化痰消痞，息风化瘀。治疗留饮，饮留而不去，"心下痞满，作哕，头眩"，制芎归桂朴汤。方中川芎、当归补养肝血；生姜、桂枝温化饮邪；枳实、厚朴、橘皮、半夏、茯苓行气利湿；天麻、菊花佐川芎、当归上行。治疗伏饮，自制桂枝半夏汤。方中桂枝、白术温阳健脾；半夏、白芥子、贝母化痰，其中白芥子辛温燥烈、透达内外，其功尤著；茯苓健脾利水；陈皮、厚朴、紫苏行气化湿；生姜和胃散水，因辛燥药物稍多，故使以少许甘草以缓和之。纵观六方，均用半夏、陈皮、茯苓、生姜等药以温化痰饮，用药轻清灵动，标本兼治。六方乃由苓桂术甘汤、泽泻汤、二陈汤、小半夏汤、枳术丸、葶苈大枣泻肺汤、厚朴大黄汤、控涎丹、神术汤等古方化裁而来，一方之中融多首古方，可谓师古人之意而不泥古人之方，用药和法缓治，偶用峻烈，量亦不大，此平淡之方法，立意颇深。

⑤痢疾：费伯雄对痢疾诊治分内伤和外感。《医醇賸义·卷四·下痢》曰："火邪炽盛，渴饮不止，下痢脓血，频数不休，内犯于心。此外感六淫，与五脏相应者也。至内伤之症，伤于肝者，胁痛腹痛，作哕下痢。伤于肾者，腹痛腰痛，身冷下痢。伤于脾者，胸满身重，哕恶，食少，下痢。伤于肺者，口燥咽干，微咳下痢。伤于心者，烦躁渴饮，下痢不休。此内伤之所致也。"对于内伤中的脾虚下痢，食少神疲，胸腹时痛者，自制大中汤。用四君子去甘草加姜枣健脾祛湿，附子温阳，厚朴、木香、陈皮、枳壳理气。在费伯雄医案中治久痢脱肛案，证属脾有积湿、营血久亏，拟扶土和荣治之。先后选用当归、枳壳、青陈皮、木香、砂仁、乌药、荞饼、车前子、荷叶炭、潞党参、连皮苓、制附片、生熟薏米等药出入。两诊即愈。

⑥呕吐：呕吐与脾胃升降失常有关，脾胃气机失常又与肝肾

功能有关。费伯雄诊治呕吐的三则医案可体现其诊治特色。案一为"食入反出"，费伯雄据症分析指出："经云：肾者胃之关也。皆缘命火不足，水谷不分，关门不利，胃失冲和。"治法"拟釜底加薪，蒸动肾气，乾健不失，浊气下利，其呕当止"。药用：熟附片、益智仁蒸动肾气；炒於术、制半夏、茯苓、小茴香、淡吴萸化浊利气；粳米、麦冬和胃，制余药燥烈之性。案二见"呕吐作痛"并"大便不利"，费伯雄分析指出，此为"胃阴枯涸"，无以制阳，腑气失于流畅，因此，他拟出的治法是"育阴制阳，柔肝和胃，兼以流畅，待阴分渐复，阳明渐和，呕吐自止，大便自通"。药用：西洋参、天麦冬、火麻仁、郁金、刺蒺藜以育阴制阳、柔肝；大丹参、檀香、旋覆花、代赭石、川厚朴、青陈皮、法夏、姜竹茹、云苓、冬术、生熟谷芽、炙甘草以流畅气机，和胃降逆，手足阳明渐和则呕吐自止。案三为"寒气入胃，饮食难化，不时呕吐"。费伯雄辨证分析指出，"脾为湿土，胃为燥土，其性本喜燥而恶寒"。寒气入中，气机凝滞，湿食不化，和降失司，则发为呕吐，因此治疗"宜健脾温胃，以止呕吐"。药用：肉桂、干姜、肉豆蔻温中散寒；茅术、茯苓、姜半夏、川厚朴、生熟薏米、木香、新会皮、怀牛膝健脾化湿，降逆和胃；当归一味，制温燥之偏。寒去，湿化，脾胃纳运之能得复，呕吐即止。(《孟河四家医集·费伯雄医案·呕吐》)

（3）药食同源，调养脾胃

费伯雄重视食疗以调理脾胃，所著《食鉴本草》，先按谷、菜、瓜、果、味、鸟、兽、鳞、甲、虫十门分述食物之禁忌。又按风、寒、暑、湿、燥、气、血、痰、虚、实十门分述对应之食疗方法，诚多经验之谈，可谓近世论食疗之佳作，使患者得以"食养尽之"，进而以"食"代药。诚如沙彦楷序中所言，伯雄"医治虚劳……然不肯使病家多服药"，"复手著《食鉴本草》"，"冀病者以食养得宜，克收病前病后之效"。（《孟河四家医集·食鉴本草》）

（二）费绳甫

1.学术渊源

费绳甫秉承其父费伯雄之学，于理虚救胃尤多心得。曾言："余治虚证，人视为万无生理者，胃阴虚即养胃阴，胃阴虚、胃气亦虚，即养胃阴兼益胃气，无不应手取效，转危为安。生平治虚证，别有心得在此。"（《孟河费绳甫先生医案·虚劳》）

2.脾胃论治特色

（1）重视脾胃，擅治杂病

费绳甫擅治内科杂病，尤以虚劳、调理最具心得。费氏宗李东垣与朱丹溪两家。认为东垣补阳、丹溪补阴是治病两大法门，吸取两家之长，宗其法而不泥其方。例如对于虚劳的诊治，虽宗丹溪"阳常有余，阴常不足"之说，但苦寒之品则尽量避免，恐伤阳也。遇脾胃弱者，则着重脾胃而用培土生金之法，实宗东垣学说。但除宗气下陷者外，认为升提之品不可用，燥烈之品更当禁忌，恐伤阴也。而两者兼筹并顾，有相得益彰之美。绳甫认为：东垣虽重脾胃，但偏于阳。近代吴澄的补脾阴法，实补东垣之未备。丹溪之补阴，尤着重于肾阴，但弊在苦寒滋腻。费绳甫主张脾虚补脾、肾虚补肾，并宜兼以调和胃气。若胃气不和，则滋补肾阴，徒令凝滞；温补脾阳反动胃阴，以致饮食日减，则虚何由能复。其宗"有胃气则生，无胃气则死"之说，又"胃为水谷之海，五脏六腑之大源"，一身气血皆从胃中水谷生化而来。所以不论何脏虚损，凡关系于胃者，必从胃治。

①劳损：费绳甫对劳损诊治实有心得。认为"劳者，劳伤阳气也；损者，损及精血也。经谓'劳者温之，损者益之'，劳伤阳气，必温养中阳，而非辛热补火之谓，补火反耗元气。东垣云：气与火不两立，相火者，元气之贼也。甘温除大热，深得仲景建中心法。损及精血，必补益阴液，而非苦寒泻火之谓，泻火反伤脾土。丹溪云：阳常有余，阴常不足。治必补阴配阳，深得仲景复脉心法。治劳损大法，不外乎此"（《孟河费绳甫先生医案·虚劳》）。

②痰饮：费绳甫继承费伯雄《医醇賸义》之精义，认为脾为生痰之源，脾土不运，积湿生痰。一则上阻肺络，肺气肃降无权，呛咳气急；一则胃气不能下降，胸脘痞闷不舒，饮食少进，不易消化。其曾治一痰饮患者，"胸腹贲响胀痛，呕吐泄泻，吞酸嗳腐，饮食少进。脉沉弦，脾虚不运，积湿生痰，阻气停饮。治当健脾燥湿，化痰涤饮"（《孟河四家医集·费绳甫医话医案·痰饮》）。方以高丽参、干姜、苍术、大枣、茯苓补气健脾燥湿；陈皮、半夏、贝母、冬瓜子化痰；香附、鸡内金、神曲、荜澄茄理气消食。

③中风：费绳甫把中风分成真中风和类中风两类。真中风者，风自外来，中风之实证也。类中风者，风从内起，中风之虚证也。然夹火夹痰，虚中有实。真中风外有六经见证，用小续命汤依《医

方集解》中"易老六经加减法"进行加减。类中风夹火夹痰，每多
闭证，症见神昏不省人事、舌强不语、牙关紧闭、喉有痰声、两手
握固，当急用芳香开窍。如气虚夹痰及纯虚者多见于脱证，症见猝
然昏仆、神迷不醒、舌强不语、喉有痰声、汗多、牙关不紧、两手
不握，此气虚夹痰，东垣所谓气虚痰中也，宜用加味六君子汤。前
症悉具，四肢冷，面赤如妆，汗出如油，虚寒已极，急用附子理中
汤温补。如《孟河四家医集·费绳甫医话医案·中风》载"猝然昏
仆，神迷不醒，舌强不语，喉有痰声，牙关不紧，两手伸缩如常。
自汗甚多，脉微兼滑。东垣所谓气虚痰中也，治宜加味六君子汤益
气豁痰"。药用吉林参、云茯神、野於术、炙甘草健脾祛湿；橘红、
半夏、鲜竹沥豁痰。

（2）药贵当病，切合病机

费绳甫认为论治疾病主要在于明辨补、泻、寒、温。其认为
"病有宜补而以泻为补之道，有宜泻而以补为泻之道。有宜寒剂者，
以寒剂为类之引。病在上者治其下，病在下者治其上。病同而药异，
病异而药同，其义至微，非心细如发者不能辨。药与病合，虽一药
可以瘳疾，盖功专而效速。若不识病源，不辨病证，药品数多，攻
补杂施，寒温乱投，失其专力，则病未有不加者，欲求有功，难矣。
假令一药可以中病，他味相制，功力不著，作用不显。药有当用则
用，抵当、承气，不嫌其猛；附、桂、理中，不嫌其温，参、芪不
嫌其补，知、柏不嫌其寒。病有外假热而内真寒，有内真热而外假
寒，有至虚而有盛候之假实，有大实而有羸状之假虚，非胆大细心
者不能辨证用药。用药如用兵，稍误则成败，生死系之。故治疗不

辨寒热，不察虚实，孟浪将事，鲜有不偾事者。专于攻伐者，执邪退则正安之成见，正气不复，而邪气愈炽矣"。故古人说"药贵合宜，法当应变。泥其常者，人参反以杀人；通其变者，乌头可以活命"。孙真人所谓"随时增损，物无定方"。至于用药之道，他主张贵于切合病机。轻病用轻药而轻不离题，重病用重药而重不偾事。轻病固然不可用重药，但如病重药轻，则姑息养奸，贻误病机。重病投重剂，也要慎重将事，须知"遭有节之师而收制胜之功"之妙。总之，贵在"胆欲大而心欲细"。费绳甫尝谓："诊断有四要，一曰明辨见证，二曰探讨病源，三曰省察气候，四曰考核体质。盖见证有表里、气血、虚实、寒热之分，病源有六淫、七情、痰、食、劳、逸之异，气候有南北、高卑、寒暑、燥湿之别，体质有阴阳、强弱、老少、勇怯之殊，情况各有不同。必须诊断确实，而后随机应变，则轻重缓急大小先后之法，因之而定。"（《费绳甫先生的医学理论和治疗经验》，载于《上海中医药杂志》1962 年第 4 期）

（三）巢崇山

1. 学术渊源

巢崇山出身世医家庭，从小继承祖业，1863 年至上海，行医五十余年，家学渊源，学验两富，擅长内外两科，刀圭之术尤为独到。崇山精通药性，如其治某患者虚损案，证属"阴火乘阳，龙雷交亢，肺烁胃热"，故用药原则乃定为：质厚以填阴，归其虚火也；镇摄以降逆，纳其虚气也；更益清养肺燥，以平热燥焉。其曾言，"夫凡审证用药，凭脉处方，似此衔接相连，想亦不过尔尔"。（《孟河四家医集·巢崇山医集·虚损》）巢氏主张用药宜掌握进退之道：
"夫用药之道，一如用兵。假令有事于巴蜀，而不修栈道，则峻岖之
路，奚利我行？唯我行既利，然后进可以长驱制敌，退可以保守汉
中。鄙人立方主意，亦犹是也。"（《孟河四家医集·巢崇山医案·关
格》）巢崇山撰有《玉壶仙馆医案》《千金诊秘》，部分医案被收入
《清代名医医案精华》。秦伯未称其"家学渊源，学验两深"。

2. 脾胃论治特色

崇山临床注重调理脾胃，养护胃阴，推崇并善于运用喻嘉言之
学说以指导临床实践，遵从喻嘉言人生胃中津液即自然天沾之气、
制肝莫如清金、宁心急须和胃之论。如其诊治燥证案，某患者秋燥
伤肺，气急声低，汗多液耗，阴伤火炽。巢氏治以滋养胃阴、清热
生津之法，所谓"求援于肺，乞济于胃"，颇见奇功，胃口且起。

（四）马培之

1. 学术渊源

马培之自幼从祖父习医 16 年，尽得家传。精研《灵枢》《素问》
及金元四大家医籍；广收众家（如《外科正宗》《疡科心得集》《外
科证治全生集》《疡医大全》《串雅内编》《兰台轨范》《医宗金鉴》等）
效方、民间验方，并合家藏秘方、自制验方，整理成书，又旁收费
伯雄等名家之经验，精通内外喉三科。

马培之在外科学术上推崇王氏全生派，同时亦能吸收正宗、心
得两派之精华而发明之，主张治疗外科疾患亦应精识脉理，内外同
治。其认为《内经》论症原无内外之分，因"内伤诸疾，皆情欲所

钟，元气先耗，继及脏腑，脏腑不和，则气血乖错，不能周行于身，而百病见矣。疮疡之生也，六淫伤于外，七情扰于中，气血阻滞经脉，隧道为之壅塞，有随激随发者，有积久而发者，无论恶症险候，即疥癣之小患，无一不由内而达于外"（《孟河四家医集·医略存真》）。马培之认为世人皆轻视外科，其实外科实精于内科，除在刀针手法上需真传口诀之外，尚需深厚的内科基础。曾言："疮疡之发，患实内蕴，病情神色未有不达于面目者，故可望形而得之，其用药非精熟《灵》《素》，按脉辨证，平章阴阳，无以应手辄效。"（《孟河四家医集·马评外科证治全生集》）

《医略存真》为马培之晚年所著，是书"但取经言未详，前哲不道，创为论说"，故多独到之处。如其论内伤咳嗽与吐血，力主温润，以顾护脾肾。曾言，"内伤咳嗽，必须兼顾脾肾，脾土健则肺金清肃，肾水足则心火潜藏"（《孟河四家医集·医略存真·咳嗽》）。认为治内伤吐血者，"当甘平而兼温润，况血气喜温而恶寒……肾为先天五脏之始，脾为后天五脏之成。精神气血，后天所出，赖胃气以生长，先天之真气与后天之胃气相接而发育者也……先哲有云：服寒凉者百无一生，恐伤其脾胃耳"（《孟河四家医集·医略存真·吐血》）。又如小儿鸡胸症，症状多兼见咳嗽气喘、羸瘦、毛焦、唇红，或兼见潮热、腰背板强、足软肩耸。前人医书皆谓正本亏损，专于温补。马培之认为此属肺病，为痰热停阻胸膈，肺气不宣，治疗只宜轻清理肺，"肺气清肃，金源下润，子受母荫，自然滋长"（《孟河四家医集·医略存真·鸡胸龟背》）。

马培之早年曾求学于费伯雄，是费伯雄的入室弟子之一。在日后从医过程中，又不断学习吸收王九峰、费伯雄之学术经验以充实自己，并融会贯通。此外又潜心研制"临危救治之方，大患初起立消之药"，济世活人，因而誉满江南。

马氏根据其实践经验，进一步阐发"治外必本诸内"的思想，并明确提出"凡业疡科者，必须先究内科"，其实质是尊奉《内经》之旨，视人体内外为统一之体，须精通内科医理，熟谙诊断及用药，方能取效，强调"外科不能不读《灵枢》《素问》"，又言"汉唐以来，诸名家著述俱在，辨病体、论治法，以及立方用药，要皆敬慎其事，务求精切，虽所见不同，立言不一，然推阐要义，皆能树立外感内伤，可谓症详而法备矣"。其在学术上推崇《内经》，对于阐发《内经》要义的临床诸家也极为重视，认为"张、刘、李、朱四家，尤不可不研究"，在用药上区别轻重缓急，简则一二味，多则十几味。此外马氏还十分注意博采民间单方验方以为施治。（《孟河四家医集·医略存真》）

2.脾胃论治特色

（1）内科脾胃论治特色

马培之在诊治疾病过程中十分注重脾胃的调补。其认为"人之五行，胃属土也。人之仓廪，胃也。人之达道，亦胃也。土能载万物，仓廪能贮万物，达道能聚万物，所以胃之为病，倍于他处"，"古云胃宜降，脾宜升。升降自然，则食物皆成气血，痰滞何由而生，所生者，无非升降失司之故"，"脾胃虽曰仓廪之官，而实各司其职，胃司纳物，脾司运化。如胃气和旺，自可推陈致新，所进水谷，无纤阻隔，传至幽门而入大肠……所谓万物中土生、万物中土化之权，实赖乎脾胃"，"所以经云脾胃为营卫之源，仓廪之官，脏腑供应，皆取于此。前贤之张、李辈，近代吴、叶氏，无一不从脾胃为后天也"。（出自《孟河四家医集·务存精要》，下同）

马培之将调补脾胃之法广泛应用于治疗多种疾病，尤其是慢性虚损性疾病，其症候错综复杂，气血阴阳俱亏，单纯补气、补血、补阴、补阳难以奏效，唯有从调补脾胃、重建中气入手，方能缓缓见效。

①虚劳：精、气、神为人身三宝。精藏于肾，气出于肺，神藏于心。心有所思，则精有所耗，神无所归，气无所附，百病生焉。胃为卫之本，脾乃营之源……调养心脾，兼和胃气，俾谷食健进，则诸恙可除矣。脾处中州，为化生气血之脏……先从中治，纳谷健旺，则气血自充。马氏善用"调养心脾，兼和胃气"之法治之。如某患者，"脾阳不能旷达，以致四肢不和，微有寒热"。药用参须、於术、法夏、当归、佩兰、合欢皮、丹参、枳壳、山药、陈皮、茯神、谷芽、炮姜。（《孟河四家医集·马培之医案·虚劳》）

②咳嗽：本病多属脾肾不足，肺气又虚，肺胃不和，肺胃两亏等所致。治疗多以培其中土为要。内伤咳嗽"其见症则固在肺也，致病之由则不徒在肺。房事不节，水亏木亢……肺受炎蒸则咳呛"，"思虑伤脾，脾弱而阳不升，水谷之精不能化津，变生痰涎"，治疗必须兼顾脾肾，脾土健则肺金清肃，肾水足则命火潜藏，若"一派清润，脾阳日困……虽取效当时，实遗祸后来也"。

咳嗽之为病有肺胃不和所致者，如"通州顾左，虽年方三十六岁，但两天不足之体，脾弱不能化津，变饮生痰，停蓄胃中，痰随气升，致生喘咳。治宜养阴柔肝、扶脾化饮，兼肃肺金"。方以北沙参、淮山药、黑料豆、海螵蛸养阴柔肝扶脾；橘红、法半夏、云苓化饮；杏仁、款冬花、旋覆花、生牡蛎、炒香瓜子壳肃降肺金。服后痰平咳减。(《孟河四家医集·马培之医案·咳嗽》)

③血证：马培之重视气血是受费伯雄等医家的影响。费氏说"气之根在肾，血之统在脾"，"脾肾两脏为人身之本"。马培之认为气能生血，血为气母，阴生阳长，气血冲和，万病不生，故治疗内伤疾病尤多重视调理气血。马培之在《医略存真》吐血篇中对气血的功能进行了以下论述："夫血之与气，异名而同类，气为血之引导，血为气之依归。"认为血与气相配，气为血帅，血为气辅，木旺土衰，气不摄血，脾不统血。马培之治鼻衄即善从脾胃调理，或引血归经，兼和脾土或培土和中或养胃调脾。其对用寒凉药治疗血证颇为谨慎，曾言："先哲有云：服寒凉者，百无一生，恐伤其脾胃耳。何今之治血症、咳嗽，徒以润肺清肝，不知久进则腻膈寒中，中土一败，变症可胜言哉！余见服之不起者多矣。病者亦不知药之误，心实悯焉！因捡前贤之论叙出，以救人为急，勿执一偏之见，望明者正之。"

马培之认为呕血发生有多种原因。一由火升，火性炎上，迫血妄行；二由气逆，气为血帅，血为气辅，气冲则血上；三由脾气虚弱，统血失司，血不循经入络；四由肾水不足，阴火上升，逼血妄行；五由思虑烦劳，心脾受亏，木气怫郁，藏统失司，扰动胃络。血不循经入络，或上溢，或下泄。治疗呕血常用方法有：清肝降逆；扶土和中，兼平肝逆；扶土养营，兼调气摄阴；调养心脾，兼清气化火，引血归经。以上诸法均佐以调营消瘀。调营以制虚阳，靖阴火，宁血络；消瘀以畅血脉，俾血循常道。无论治疗呕血便血，主方中每伍以丹皮、丹参。如某吐血患者，吐时必大便先泄，脾元日薄，胃呆谷少，种种见症，有脾败之象。而脾为生血之源，全赖饮食健旺，方能生长气血，营养肢体百骸，故治宜扶土养营，兼调气摄阴之法。又如某年未三十患者，咳嗽见血，乃脾胃受湿之体，清升浊降失常，肝木失于温养，故治宜温中化湿，扶土泄木之法。此外，尚有培土养阴，兼滋水制阳之治者。

马培之认为便血的发生与心、脾、肝的功能失常有关。"心主血，脾统血，肝藏血，大肠本无血"。肝脾两亏，虚而生热，阴络伤而血下溢；湿热内蕴，血得热则动，阳明胃血下注大肠；中虚气陷，血不循经入络；心脾亏损，阴络被热熏蒸乃从大肠而下；始因受寒，继之寒化为热，血从便出；脾胃两亏，肝阳太旺，脾胃受木克制，扰动营阴，大便下血。肝脾两亏，虚热伤络，治以调脾柔肝，引血归经；湿热伤阴，血不循经，治以清热渗湿，扶土养阴；阴亏血热络损，血不入络，治以补益肝肾，养阴清热，和络摄血；心脾亏损，阴络受熏，治以养心调脾，益肾和络；脾胃两亏，肝阳旺盛，治以培土和中抑木；中州气阴两亏，血不归经，治以补气养阴，养血归经。如便血案中，杨姓患者，脾胃两亏，肝阳太旺，亦取培土和中之法。其他养心调脾，扶土养阴之治皆为常施之法。尚有某便血历年患者，曾服黑地黄丸、黄土汤等剂不愈，而马培之认为"必得中州气足，方能嘘血归经"，可谓善治脾胃者。（《孟河四家医集·马培之医案·血证》）

④痛症：马培之认为，脘胁腹诸痛，脏腑病因颇多，因寒因热，因气因血，在脉在经，各有不同，治疗不能一味辛香疏达。气实者应手而愈，气虚者取快一时，旋愈旋发，日久变生他病。例如肝脏体柔而用刚，内阴外阳，失养则躁急，急则横逆，侵侮所胜。因此，临床当审慎辨证。"浊阴充塞，抑不得舒者，宜疏通，木郁则达之谓也；气虚血耗，躁急而横逆者，宜调气益血，急者缓之，损者益之，衰者补之之谓也。体有虚实，病有久暴，调和疏，各有所宜，岂可一律而行"！

马培之认为胃痛的病因虽有寒湿、痰饮、气滞、血瘀、阴虚、阳气不足之不同，却与肝有密切的关联。在胃痛医案中，病机有属"肝木犯中，肝气怫郁，肝气升动"等，因此马培之治胃痛多从调肝理气入手。对肝气郁结犯胃致气滞不畅的胃痛，主张以流气调畅为主要治法。肝气横逆，可以犯胃，脾胃气虚则肝气易侮，故肝胃气滞往往是常见之病机，历来医家均重视以疏肝和胃之剂治之。马培之对疏肝理气开郁剂的运用，颇有独特经验。马培之医案中除常用木香、郁金、沉香、枳壳、砂仁等药物外，还擅用乌药配合上述诸品，并据证而配用合欢皮、佛手片、青皮、橘叶、玫瑰花、沉香曲、白蒺藜、香附等，旨在"流气""调畅"。这些药物具有微辛而不燥烈之优点，即使酌加于养营或益胃方中，一般亦不至于耗气伤阴。

马培之认为胃痛除气滞不畅外，常兼寒郁、气郁化热，或寒湿内阻，主张调畅中宫。针对寒、热、痰、湿，用药各具特色。马培之案中治寒用生姜、桂枝、沉香、吴茱萸等；寒甚者加桂心，或以生姜与干姜并投，以温通寒郁，调畅中宫。胃中郁热者，左金丸、丹皮、象贝母等，以清郁热而调畅中宫，象贝母亦入足阳明胃经，清热制酸，凉而不寒，实为治胃热之佳品。湿郁胃阳者，马培之用陈皮、半夏、茯苓，配以佩兰，取其芳香化浊，鼓动胃气，醒脾助运，调畅中宫，不论虚实诸证，均可据证配用。

胁痛肝气郁结者，治以抑木和中；脾肾不足，阳明痰气凝滞于络，则经络牵掣作痛，治以养阴化痰、理气和络；气血凝滞，肝胃络阻，治以调气和营通络；营阴不足，肝气太旺，治以养阴柔肝。在辨证遣方的基础上，最常选用白蒺藜、炒川楝子。

腹痛脾肾阳衰，木邪侮土，浊阴凝聚，绕脐作痛，治以温阳和营顺气；肝胃不和，气血凝滞，治以理气化瘀；足厥阴寒凝气滞，腹痛牵引睾丸，治以温通厥阴；足厥阴阴伤气不和，治以调气养营泄厥阴；脾肾虚寒，真阳不旺，腹痛怯冷，治以温脾益肾；脾肺肾三经亏损，气血俱虚，浊阴凝聚下焦，治以温肾补气、益火生土；脾肾阳衰，浊阴凝滞下焦，厥气上升，少腹痛攻胃脘，治拟温中以泄厥阴；阴虚气滞，胸腹气撑作痛，低热，汗出溱溱，治拟营卫并调以和肝胃；脾阳不运，湿浊凝聚而致腹痛者，当温中化浊。案如：广东某患者，气血俱虚，腹痛已久，胃气受伤，马氏认为精神气血悉由脾胃而出，治以温脾益胃，胃开食进，方能生长气血，精神自复。方以党参、於术、山药、大枣、甘草补气健脾和中；白芍、当归、黑料豆、谷芽柔肝养肝；小茴、砂壳、佩兰、陈皮、生姜理气益胃。（《孟河四家医集·马培之医案·诸痛》）

⑤痞证：马培之认为塞而不开谓之痞。有邪滞为实，无邪滞为虚。实有湿、食、寒、热；虚有脾、胃、肾之气虚、阳虚。其认为

痞证兼有寒热者，并非外感。如其所言："火素不足，中州不振，胃虚卫不外护则寒，脾虚荣失中守则热。"气滞中州，邪滞作痞，以平胃散加味；胃阳式微，阴寒凝结，症见"嗳噫吞酸，胸痞，不饥不食，脉来细数"，认为"非食停中脘，乃阳气不伸，阴翳凝滞"，以理中汤治之；中土素弱，过服克伐之剂，重伤脾胃者，治从脾胃以资化源；高年之人，素来"木不条达，中虚清气不展，离光不振，阴霾上翳"，症见"胸次痞塞不开，按之有形，如心积伏梁之状，饮食减少，脉来细数"，治以补气消痞；又有荣阴虚损之痞，"服调气药，痞反甚"，此因"荣分受伤，血属有形"，故当治以人参、黄连、干姜、炙草、当归；对于时感病后，劳忧太过，脾肾阳气亏损之虚痞，治以附子理中汤。虚实夹杂而致痞证，法当"苦以泄之，辛以散之，甘温以补之，咸淡以渗之，消补兼施，偏消偏补，均非正治"。（《孟河四家医集·马培之医案·痞证》）

⑥呕吐：对于呕吐一证，马培之辨证着眼于脾、胃、肝，涉及肺、肾。病因病机多归结为中寒阳虚，寒湿、痰饮停滞，肝木上犯，脾气不运，胃气不降。胃为阳土，喜润恶燥，清热不忘养阴；中寒停饮作吐，釜底无薪，不能腐熟水谷，治以温中化饮；中寒胃滞，四肢常冷，呕胀吐酸，治以温阳降胃；脾阳不运，命火式微，治以温肾运脾；血虚肝郁，中土受亏，治以养营抑木和中；肝木犯中，胸胁胀闷，呕吐，治以抑木和中；脾胃气损，升降失常，治以养胃调中；痰湿停中，肝胃之气不展，呕吐兼头晕目痛，治以疏肝胃以展气化，佐以涤痰；痰热蕴于胃腑，治以理气化痰、养阴清胃。

马培之治疗呕吐，皆从调理中焦着手。脾以升为健，胃以降为和。脾胃升降失常，则食入作吐。所录案中，治法不外温中理脾、和胃降逆，通降胃腑。有兼症者，或抑木和中，或培补肝肾。如某患者，脾肾不足，胃气不和，夹有湿痰，治当和中理气化痰。药用白术、枳壳等健脾和胃。寒饮停胃，脘痛呕吐者，以灶心土与干姜、生姜相配，温中降逆祛饮而调畅中宫。随证选药，颇有特色。

⑦泄泻：中阳不运之泄泻，脾阳已馁，脾胃虚弱之泄泻，脾虚气馁，都可致清气下陷，正所谓"清气在下，则生飧泄"（《素问·阴阳应象大论》）。治当调脾和胃，运化水湿。单用甘温守补中土之品，可致中土气滞，宜兼用宣透之法，则中土气滞可除，清气自升，脾运复来，则浊阴自降，而泄泻之病可愈。尤其是老年人感受暑湿之邪引起的泄泻，马培之认为湿胜则濡泄，治当调脾和胃，渗湿化浊。此外还有调脾肃肺之法，如《孟河四家医集·马培之医案·不寐》中所载顾氏案，"泄利二月未止，脾土大伤，积湿生痰，中阳不运，痰嗽，面浮足肿，胸腹不畅。慎防脾败，急为调脾肃肺"。方拟焦冬术、砂仁、木香、荷叶调脾；扁豆衣、茯苓、生薏仁化湿；半夏、陈皮、枳壳降气化痰；生姜、当归止咳；一味杏仁开肺肃肺。

治疗泄泻，马氏医案中常用乌药、枳壳、砂仁、木香、橘叶等药物，以调畅流气。年老之人，阴常不足，清则碍脾，燥则助热，故药当轻清宣透，用佩兰、藿梗、大豆卷、荷叶、荷蒂、黑料豆等祛暑化湿，祛邪而不伤正。马培之还用陈皮、半夏、茯苓，配以佩兰治疗湿郁胃阳者，取其芳香化浊，鼓动胃气，醒脾助运。

⑧臌胀：治病必求其本。"诸湿肿满，皆属于脾"，湿浊阻滞于中，脾阳受困，气机不利，治当温中化湿、健运和中。至于脾胃阳

衰，阴寒湿浊凝聚于中者，治当扶土温中，以化浊阴交阻肠胃者，急为宣中化瘀。马培之对于木乘土位，健运失常者，常用归脾、六君加减，以资坤顺之德，助乾健之功。

⑨痰饮：马培之在《孟河四家医集·医略存真·痰饮》中对痰饮病有精辟论述："痰饮之症，详于《金匮》，分门别类，至周且备。痰者，津液所变，因热而成；饮者，饮水不消，因寒不蓄。痰则稠浊，饮则清稀，痰与饮皆一类也。痰生于脾，饮生于胃，脾胃气弱，所饮水浆不能传化，初者清稀，久者黏腻，由胃旁流，传于脏腑经脉，以及肢节皮肤，上至头顶，下至足底，无微不至，故痰饮之为病，十居八九。"痰饮内生，责之脾胃。脾为湿土，得阳始运，胃为燥土，得阴始和，脾与胃相连，肠与胃相通。湿痰留滞中宫，脾阳不能升举，胃浊不能下降，反致升腾，清阳为之郁遏。痰饮为病多端：有脾肾阳衰，水谷之精华不归正化，生痰变饮，停蓄胃中者，当温脾肾，建中阳，以涤痰邪；有平素嗜饮，脾湿生痰，中阳失运，饮邪随气而动，肺气不降，肾气少藏者，当健脾温化，降肺纳肾；有阴虚之质，积损烦劳，津液耗损，脾失健运者，当先调理中州，使营卫调，脾阴复，阴霾之气渐次解散，方能有益；有胃阳不足，寒饮停中，肝气上升者，宜和肝胃，以化湿痰。

⑩不寐：脾处中州，为化生气血之脏，脾虚不能布精于胃，子令母虚，神不归舍，彻夜不寐。本病多责之心脾二经。马培之认为"思为脾志，心主藏神，神思过用，心脾交困。心君无为，相火代心司职，相火不静，肾水渐消，水不济火，心阳独亢。脾之与胃，以膜相连，胃者卫之源，脾乃营之本，胃气旋于营，脾气还于卫，脾

伤不能为胃行其津液，营气不谧，则卫气独卫于外，行于阳，不得
入于阴，阴虚故目不暝"。马氏治疗此证，多从中焦而治，调养心
脾，和胃化痰，育阴柔肝。常用归脾汤、温胆汤、半夏秫米汤、酸
枣仁汤等方加减。

（2）结合运气，调理脾胃

马培之常将运气学说运用于临床，他宗《素问·五常政大论》
"必先岁气，毋伐天和"之旨，对内外之证都十分重视岁运之气的影
响。他说"病无常病，药无常方，当观岁运主气、客气之变迁，临
症时细心体察"。马培之认为，在辨证时要考虑到天时、方土、禀
赋、岁运、嗜好、性情等因素，细审病在气在血、入经入络，属脏
属腑，参合舌苔脉象，一一密勘之，并将运气学说融入其中。认为
长夏湿土司令，太阴用事之时，暑必兼湿，治必分暑湿之孰重孰轻，
分别选用辛开清泄或辛开苦泄等法施治。如四之气，大暑至白露，
太阴湿土司令，客气虽属寒水，然有伏热在里，一二日后，寒也化
热，当时治法，"均以凉剂而效，投温药者十无一消，此岁运之热症
也"。《马培之医案》中有应用五运六气理论分析病机的医案："湿
肿病延四年，发于夏、衰于秋、愈于冬。今值辛丑，太阴司天，湿
令早行，肿病举发，腹胀腰满，少腹坚硬，腿足肿而木硬，成石水
之症。小溲数而不畅，似觉不禁，动则作喘，脾肾阳衰，气不化湿。
姑拟东垣天真丹温下法，以逐寒湿。"（《宋元明清名医类案续编·马
培之医案·肿胀》）

马培之治疗内科杂病，能结合运气学说来全面分析病情，从而
做出准确的诊断和治疗，值得后世借鉴与发扬。

从清宫廷保留档案整理出来的《清宫医案》以及马培之所写的《纪恩录》可反映当时马培之治疗的思路，与当年的五运六气特点吻合，如在《医略存真》记载："然又须旁参岁气，如光绪四年，岁在己卯，阳明燥金司天，少阴君火在泉，三之气小满至小暑，少阳相火主事，客气又属燥金，夏秋所患皮白诸症，属热者多。如湿痰流注，缩脚阴痰诸类，按之均热。四之气，大暑至白露，太阴司令，客气虽属寒水，然有伏热在里，一二日后，寒亦化热，当时治法，均以凉剂有效，投温药者十无一消，此岁运之热症也。经云：必先岁气，毋伐天和。此以知辨病因，究疑似，审阴阳，参运气，至繁至难，非仅持一言一方，即可轻心尝试也。"（《孟河四家医集·马培之医集》）

从光绪六年（庚辰年）医案分析：庚辰年运气推算为金运太过，司天太阳寒水，在泉太阴湿土，故易病太阴湿土和少阳相火，火土两虚。实际情况光绪六年慈禧的脉案，以慢性大便溏泻为主症。长期食少身倦，胸脘不舒。这是由于气血不足，脾阳积弱，火土两虚。结合《伤寒论》原文273条"太阴之为病，腹满而吐，食不下，自利益甚，时腹自痛，若下之，必胸下结硬"，可以考虑为太阴病。光绪六年正月初七，慈禧皇太后脉息两寸虚弱，两关弦滑，重按亦无力。久服益气健脾等方，而脾阳虚陷，不见全复，时值春令木旺，脾土尤不能支，以致食少口干，下泻间有完谷，无味，气软形瘦较甚，口有五味，脊背凉热仍然。这些表现与庚辰年五运六气分析一致。因为此年太阳寒水司天，再考虑当时慈禧生活在北京，为太阳寒水所辖范围，故太阳寒水亢盛。《素问·至真要大论》曰："太阳之胜……腹满食减，热反上行，头项囟顶脑户中痛，目如脱，寒入下焦，传为濡泻。"其中的"濡泻"正是慈禧所患之主症。

在光绪六年的医案里，白术、党参、炙甘草、炒黄芪、茯苓（神）、姜（生姜、干姜、煨姜）这几味药出现的频率最多，特别是白术在这一年里每次医案都运用。这几味药刚好组成理中汤和四君子汤。说明在这一年里始终以健脾为主，与五运六气分析吻合。

（3）外科脾胃论治特色

马培之以外科见长，而以内科成名，主张无论内科外科都必须明医理，诊治外科疾病亦须精通内科医理，如其所言无论内证外证，有胃气者生，无胃气者死。在其治疗外科病时，也常体现重视调理脾胃的思想。如"至于药饵，不外乎培补脾胃，气血兼顾"，"必得脾胃强旺，方可无虞，所谓得谷者昌也"。"阳明为十二经络之长，主束骨而利机关，臂痛当责之阳明。中土素亏，木不和畅者，当培气血以荣经脉。脾虚湿痰流注者，当扶土养营，兼以化痰"。

在其外科医案专集《外科集腋》里面，亦不难看到从脾胃调理治疗外科皮肤病的诸多精彩案例。如治疗眼胞痰瘤的医案，即从脾胃入手。马培之认为："眼胞属脾，脾气呆钝，湿痰浊气上升，滞于膜里。"（《外科集腋·眼胞痰瘤》）采用养荣化痰泄浊的治法，用川芎、当归、玄参养荣，南星、清半夏、茯苓、陈皮、僵蚕、海藻、大贝母、桃仁化痰泻浊。对于颈项病发"石疽"伴有便溏、呕吐的病证，马培之采用扶土和中的治法，用四君子汤加减治疗。对于牙菌的治疗，亦不忘调治脾胃。如《马培之医案·牙菌》："牙菌落而复生，肝阳火郁不解，幸软而不坚，可无足虑。唯营血素亏，肝阳化风，左半头痛，脾土又弱，腹痛便溏，右脉较起，脾肾渐有充旺之机。肝气虽强，水足而木自柔和，虚阳自不上潜。仍从脾肾进治。"拟方以潞党参、白术、炙甘草、煨姜、红枣、广皮健脾化痰，归身、白芍柔肝，枸杞子、杜仲、破故纸补肾。

（五）丁甘仁

1. 学术渊源

（1）孟河医派传承

丁甘仁，幼年聪颖，下笔成章。先从学于圩塘马仲清及其兄丁松溪（费伯雄之徒），后又从一代宗匠马培之先生学。丁甘仁刻苦学习，勤学深研不问寒暑，积累甚丰，对马氏内外两科之长（包括喉科）能兼收并蓄，尽得其真传。在继承孟河费氏医学经验中，崇尚费伯雄的醇正和缓和归醇纠偏的学术风格，认为"和"则无猛峻之剂，"缓"则无急切之功，"和缓"乃先贤遗风。在医术上能继承孟河前辈不拘一格、广采众长的治学精神，对西医西药也并非一味采取抵制排斥态度。认为医为仁术，择善而从，不分畛域，中医以气化擅胜，西医以迹象见长。论其理则中医至精，论其效则西医亦著。

丁甘仁继承了马培之内外并治的手法，凡痈疽溃后，除阳证脓毒稠厚以外，常应用益气助阳托毒等法。治疗瘰疬，或清泄少阳胆火，或养阴清热，或肝脾肾三脏并调。治疗乳岩，或养阴血、清络热，或解肝郁化痰瘀，皆能从整体观念出发，权衡脏腑阴阳的相互关系，从而调治之。

（2）受业于伤寒大家汪莲石

丁甘仁到上海后经巢崇山推荐在仁济善堂施诊，其间又聆教于伤寒学派大家汪莲石先生。汪莲石（1848—1935），是婺源名医，字严昌，号弃叟。其出身于书香门第，家中藏书甚丰，早年业儒，学识渊博。20 岁因父亲在江浙行商，于是随父旅居，不料在夏秋间生了场病，发热久久不退，请了三位当时的名医，或以为暑热，或以为伏暑，或以为秋温，迭治不愈。汪莲石因而坚决不肯再服药，月余后病情自愈。第二年病又发作，经月余又复自愈。如此反复有三年之久。1874 年秋，其父亲又患脘腹痛呕吐，七日后便不治而亡。汪氏乃萌生学医念头，先是自学《脉诀》《汤头歌诀》《临证指南医案》《温病条辨》等书，发现以前旅居江浙患病时所服方药，书中均有记载，遂认为书中汤方均不足为信，乃向其堂叔询问学医之门径。其堂叔是位教书先生，颇通医学却不以之为谋生手段，汪氏堂叔教其先以中医经典《内经》《伤寒论》《金匮要略》《神农本草经》为主要读本。汪氏遂刻苦钻研，医术大进。

汪莲石于《伤寒论》着力最勤，古来注释《伤寒论》者颇多，其于家中藏书挑出其中十种，认真玩味，并择诸家详明者汇成一书，以便后人查检。于1890 年汇集成《伤寒论注》，以喻昌《尚论篇》为次序，还记载了其多年来的临床经验，书成未刊行。一年后，启笥检书，书已被白蚁蛀烂，心中痛悔不已。汪莲石 1894 年举家迁往上海，追忆采释，编成《伤寒论汇注精华》。其对各家注释采撷精华，并阐述自己的见解。汪氏学宗《伤寒论》，尤其服膺于舒驰远《新增伤寒集注》，临证善用经方，因为德学俱佳，声誉日隆。

丁甘仁潜心研读舒驰远《伤寒集注》《六经定法》，在伤寒六经辨证及治法等方面获益匪浅，因而在临诊时能融合伤寒与温病两大学派，熔经方时方为一炉，并集孟河医派之大成。丁氏治疗外感热病，宗《伤寒论》而不拘泥于伤寒方，宗温病学说而不拘泥于四时温病。在治疗伤寒类疾病方面，根据伤寒邪从外来，循六经传变规律，辨别其夹杂情况，随机应变，施以适当治法。对于温病诊治，则于临证中详加辨析证属风温或是湿温。认为风温邪从上受，首先犯肺，逆传心包，可急剧变化。如其言："本病利在速战，因风从阳，温化热，两阳相劫，病变最速；尤其是伏温化火伤阴，来势更急，这是与湿温根本不同之点。"(《丁甘仁医案·风温案》) 在治疗上，除常见的风温侵袭肺胃，熏灼气分的病例应用桑菊饮、银翘散、白虎汤等法外，丁甘仁尤其注重根据临证表现，随时变通。例如，风温证身热有汗不解，咳嗽痰多，大便溏泄，因迭进辛凉清解润肺化痰之剂，其邪不从外达而反陷入少阴，见神识模糊、汗多肢冷、脉象沉细等症，则急用人参、附子、龙骨、牡蛎回阳救逆之法，以救阴阳脱离之危。迨阳回之后，见阴虚燥热之象时，继用救阴润燥之剂而收全功。总之，丁甘仁早年继承了孟河前辈之经验，不拘一格，广博众长。在苏州时，又多与苏州当地学派切磋。迁居上海后，复聆教于伤寒学派大家汪莲石先生，将苏州医学的用药特色融入伤寒六经辨证，融合伤寒与温病两大学说，建立寒温融合辨证体系，突破了寒温分立格局，对近代中医学术的发展起到了积极作用。

2.脾胃论治特色

（1）顾护脾胃，调理后天

丁甘仁对病后调理及久治不愈的慢性疾病都注重从脾胃论治。其认为治脾与治胃迥然有别，并推崇《叶氏医案》中"脾宜升则健，胃宜降则和"以及"太阴湿土,得阳始运,阳明燥土,得阴自安,以脾喜刚燥,胃喜柔润"之论。(《临证指南医案·卷四·便闭》)在治疗内科、外科疾病上时时不忘顾护脾胃。如在《丁甘仁晚年出诊医案》中有一例外科发背医案就体现了此种思想。患者"中发背,腐肉已除,新肉已生,纳谷衰少,口舌糜点,牙龈肿痛,妨于咽纳,便溏如痢,苔腻布,脉象左濡弦,右濡滑"。丁甘仁认为上述症状的原因在于"气阴两亏,无根之火易于上升,脾胃不运,湿浊留恋"。在"人以胃气为本"的前提下,提出"再以和胃运脾,宣化湿浊"的治法。用山药、茯苓、扁豆衣、新会皮、谷麦芽等药治疗,二诊即收"中发背腐肉已去八九,新肉已生,便溏如痢亦止"之效。

①癥瘕:在《丁甘仁医案》中,对于癥瘕的治疗,也体现出其时时顾护脾胃的思想。对于脾胃素伤的患者,直接治疗脾胃,"养正积自除"(《卫生宝鉴·卷十四》)。而不是针对癥瘕采用活血化瘀、解毒消瘤治法。如有一患者"腹部结块,按之略痛,或左或右,内热神疲,脉沉弦,苔薄腻。癥病属脏,着而不移,瘕病属腑,移而不着"。丁甘仁对此病机进行了如下分析:"中阳不足,脾胃素伤,血不养肝,肝气瘀凝,脉症参合,病非轻浅。若仅用攻破,恐中阳不足,脾胃素伤,而致有膨满之患,辗转思维,殊属棘手。"在此病机分析的指导下,丁甘仁用香砂六君加味治疗,以"扶养脾胃,冀其消散"。经过服用二十剂后,达到"神疲内热均减。瘕块不疼略消,纳谷渐香"的效果。(《丁甘仁医案·瘕案》)

②疝气:对中气下陷的治疗,更仿李东垣治法,补中益气。如治一睾丸坠胀的患者,"其劳倦奔走,元气下陷,睾丸坠胀,不能行

动，胸脘不舒。肝主筋，睾丸为筋之所聚。先建其中气，俾得元气上升，睾丸自能不坠"。(《丁甘仁医案·卷六·疝气案》) 方以补中益气汤加广木香、小茴香，另服橘核丸，再诊坠痛已止，举动亦便。前进补中益气汤，甚为合度，仍守原法治之。

③湿温：在湿温篇，患者"虽病湿温身热不退，然自利或泻利无度，重在培补中气、扶正祛邪，用理中丸"。又如"入夜潮热，延今二月，纳少形瘦，神疲乏力，质光绛，脉象濡小而数，此三阴亏耗"。(《丁甘仁医案·卷一·湿温案》) 常人见此多会大补气阴，而丁氏则以培土为主以资化源。药用西洋参、石斛、青蒿、白薇，更用茯神、山药、陈皮、生熟谷芽、红枣，化生之源不乏则气阴自生。

再如湿温案，"朱孩，湿温已延月余，身热不退，腹痛便泄，大腹膨胀，面浮体肿，舌苔灰黄，脉象濡数。纹色青紫，已逾气关。某专科投以银翘、芩、连、滑石、通草、楂、曲、鸡金、苓、术等，意谓疳积成矣。唯按脉论证，此三阳之邪，已传入三阴。在太阴则大腹胀满，在少阴则泄泻体肿，在厥阴则腹痛肢冷。卫阳不入于阴则发热，水湿泛滥横溢，则遍体浮肿。小孩稚阳，病情若此，犹小舟之重载，覆沉可虑！今拟真武、理中、小柴胡复方图治，冀挽回于十一。药用熟附片八分，炒干姜五分，炒白术一钱五分，连皮苓三钱，陈皮一钱，炒潞党参一钱，软柴胡五分，清炙草五分，川椒目十粒，砂仁八分，大腹皮二钱，六神曲三钱。"(《丁甘仁医案·卷一·湿温案》) 此案病情较重，由于前医治不对路，导致病情发展，三阳之邪传入三阴，病情危重，故三方合治以挽沉疴。

④泄泻：丁甘仁对泄泻治疗注重调理脾胃，采用多种方法来

治疗。

一为疏邪化浊法。外邪所致泄泻，以寒、湿、暑、热等较为多见。感邪直中，损伤脾胃，脾胃功能失调，清浊不分，升降失常，泄泻乃作。症见头痛，发热，口渴，腹痛泄泻，或吐泻并作，其粪色黄褐，或肛门灼热，小便短赤，脉濡数，舌苔薄黄等。治以疏邪为主，勿忘化浊。方以豆卷、栀皮疏邪散热；佩兰、荷叶清暑化浊；扁豆、薏苡仁健脾渗湿；枳壳、神曲降胃消食；赤苓、车前利水导热，使邪从溲出；一味桔梗，升其清气，升降并用，别浊分清，此乃经验所得。叶天士有"治肺即治大肠"之训，亦即所谓下病上治之法耳。

二为和中化浊法。外邪致泄泻，尤以湿邪为甚。盖脾恶湿喜燥，故湿邪最易伤脾致泻。古人云："是泄虽有风寒热虚之不同，要未有不源于湿者。"（《杂病源流犀烛·泄泻源流》）症见泻下稀水，胸闷，呕恶，身重肢倦，脉濡滑，苔白腻等。因此，治疗着重以化湿利浊，并照顾中州脾胃。拟方以厚朴、砂仁、半夏、陈皮利气和中；藿香、佩兰、荷梗芳香化浊；茯苓、猪苓、薏苡仁、扁豆健脾渗湿；再以神曲消积，腹皮除满，可谓主次分明，面面俱到。

三为温中化浊法。脾主运化，喜燥而恶湿。若因寒湿内困，阻碍脾阳，或素体中焦虚寒，不能受纳水谷和运化精微，水谷停滞，清浊不分，混杂而下，遂成泄泻。症见腹痛绵绵，便泻清稀，身重倦怠，胸闷，口不渴，舌苔白腻，脉濡缓，或手足清冷，泻下水谷不化，舌淡脉弱。拟方以姜、附、桂枝温中祛寒；藿香、厚朴芳香燥湿；二陈、神曲和胃消积；茯苓、车前淡渗利浊。全方组合，有温运中州、化浊厚肠之效。

四为扶土和中法。《景岳全书·泄泻》云："泄泻之本，无不由于脾胃。"如饮食失节，或劳倦内伤，或久病缠绵，均可导致脾胃虚衰而引起运化失职，水谷不化，发生腹泻。症见受寒或食后即泻，面色萎黄，精神疲惫，脘腹痞满，不思纳食，四肢倦怠，脉细弱。故以白术、茯苓、薏苡仁扶土健脾；谷芽、陈皮、莱菔英和中消食；佩兰、砂仁芳香燥湿；蒺藜、大腹皮疏气除满。诸药合用，共奏培土益中、健脾和胃之功。

五为益火扶土法。《景岳全书·泄泻》指出："肾为胃关，开窍于二阴，所以二便之开闭，皆肾脏所主。"尝谓："肾中阳气不足，则命门火衰……阴气极盛之时，则令人洞泄不止。"临床常见久病之后损伤肾阳，或年老体衰，阳气不足，脾失温煦，运化失常而泄泻无度者，症见胃纳迟钝，饮食衰少，恶寒厥冷，腹痛以脐下为甚，黎明泻剧，或泻下不甚臭而多完谷不化，脉细而沉。方拟益智仁、补骨脂温肾补火；茯苓、白术、甘草健脾扶土；姜炭除寒；木香行气；谷芽、陈皮和中；诃子、米壳意在固涩，以防久泄滑脱不禁也。此与《医方集解·祛寒之剂·四神丸》"补下焦元阳，使土旺火强，则能制水而不复安行"之理颇合。

⑤痢疾：丁甘仁对痢疾的治疗，从脾主健运功能入手，对于虚寒所致痢疾多治以温中之法。如《丁甘仁医案·痢疾案》中记载一案例："陶左，夏秋痢下，至冬不止，赤白夹杂，日夜二十余次，腹痛后重，纳谷衰少，面色萎黄，舌苔薄腻，脉象沉细而迟。此脾脏受寒，不能统血，血渗大肠，肠中湿浊胶阻不化，延久有胀满之虑。

急拟温运太阴，而化湿浊，勿因久痢骤进兜涩也。更宜节饮食，薄滋味，亦是助药力之一端。"拟方以附子理中汤温中；桂枝、砂仁通阳；当归、赤白芍、赤砂糖止痛；柴胡、焦楂炭消导。三帖，下痢赤白，已减其半，纳谷衰少，神疲委顿，脉象沉细，寒浊虽则渐化，脾胃输运无权。既已获效，更进一筹。原方去柴胡、桂枝，加炒麦谷芽、灶心黄土。

⑥阴黄：血瘀阴黄，治当温化寒湿。如其案："周左，思虑过度，劳伤乎脾，房劳不节，劳伤乎肾。脾肾两亏，肝木来侮，水谷之湿内生，湿从寒化，阳不运行，胆液为湿所阻，溃之于脾，浸淫肌肉，溢于皮肤，遂致一身尽黄，面目黧黑，小溲淡黄，大便灰黑，纳少泛恶，神疲乏力，苔薄腻，脉沉细。阳虚则阴盛，气滞则血瘀，瘀湿下流大肠，故腑行灰黑而艰也。阴疸重症，缠绵之至。拟茵陈术附汤加味，助阳运脾为主，化湿祛瘀佐之，俾得离照当空，则阴霾始得解散。然乎？否乎？质之高明。"（《丁甘仁医案·卷五·黄疸案》）本例黄疸为寒湿阻遏，肝郁血瘀之阴黄。治当温化寒湿，健脾和胃，利胆退黄，佐以理气活血。丁氏用茵陈术附汤加味，力求寒湿得以温化，肝郁得以疏解，血瘀得以消散，病则向愈。

⑦湿证：一般而论，五脏中脾喜燥而恶湿，故湿邪侵犯人体，常先困脾，使脾阳不振，运化无权，造成水湿内生。而丁甘仁则进一步认为，若内湿一旦生成，又易招致外湿入侵，形成恶性循环。凡劳伤营弱，脾不健运，出现神疲乏力、纳少便溏等症，虽应健脾，更需逐湿。他在治疗此类病证时，除以党参、白术、生姜、桂枝、当归等药来健运脾胃外，还常用茯苓、泽泻、薏苡仁等味淡气

平之品，淡以利窍，通调水道，使湿从小便而出；更以秦艽、佩兰、半夏、陈皮、料豆衣等苦温辛燥之品，燥湿以醒脾。此相合于《素问·至真要大论》"湿淫所胜，平以苦热，佐以酸辛，以苦燥之，以淡泄之。湿上甚而热，治以苦温，佐以甘辛，以汗为故而止"之理。丁甘仁融苦温燥湿与甘淡渗湿之法于一方，使逐湿之功倍，寓健脾于祛湿之中，使湿祛而脾运自健。而对脾失健运之功，胃乏坤顺之德，清不升而浊不降，中焦气机阻滞，导致脘痞腹胀等病证，丁甘仁多不用泻心汤之类治之，反于祛湿健脾中求之，即在祛湿健脾的同时，稍佐砂仁、木香，以收畅通气机、脾健湿祛、痞消满除之效。

⑧水肿：水肿的发生，与多个脏腑有关，一般责之于肺、脾、肾三脏。《景岳全书·水肿论治》说："凡水肿等症，乃肺脾肾三脏相干之病。"丁氏认为，小便不利，水湿内停，也与水肿形成密切相关。肺为水之上源，只有在肺失清肃，水道失调，小便不利，湿无出路时，才能泛于肌肤而为肿；中焦脾土乃水之制也，若脾失健运，水湿内停，排泄无门，则成水肿；肾为水火之脏，内藏元阴元阳，若肾气不足，不能化气行水，遂使膀胱气化失常，开阖不利，水湿内蓄，便可形成水肿。此种观点与《医门法律·水肿论》所言："肾气从阴则阖，阴太盛则关门常阖，水不通而为肿"相一致。丁甘仁这一清晰、深刻、透彻的分析，更加丰富和完善了水肿病机的认识和治疗。

（2）妇科调理，重视脾胃

丁甘仁治疗妇科诸疾，多从中焦脾胃入手。脾胃为后天之本，脾统血。如《丁甘仁医案·卷七·崩漏案》：患者"丁右，血生于心，藏于肝，统于脾。肝脾两亏，藏统失司，崩漏已久。迩来面浮足肿，纳少便溏，脉细，舌绛。此阴液已伤，冲任之脉失固，脾胃薄弱，水谷之湿不化。人以胃气为本，阴损及阳，中土败坏，虚象迭见，已入险途！姑拟益气生阴，扶土运中，以冀阳生阴长，得谷则昌为幸。"拟方以炒潞党参、炙甘草、连皮苓、米炒於术、炒准药、炒苡仁、扁豆衣健脾祛湿，益气生阴；生熟谷芽、陈广皮、干荷叶、炒补骨脂扶土运中。又如"朱右，产后未满百日，虚寒虚热，早轻暮重，已有匝月，纳少便溏，形瘦色萎，且有咳嗽，自汗盗汗，脉濡滑无力，舌苔淡白。此卫虚失于外护，营虚失于内守，脾弱土不生金，虚阳逼津液而外泄也，蓐劳渐著，恐难完璧。姑拟黄芪建中汤合二加龙骨汤加味。"以黄芪建中汤为主治疗患者中虚脾弱，土不生金，营卫气虚，失于固守之证，合二加龙骨汤［《外台》卷十六引《小品方》二加龙骨汤：龙骨二分，甘草（炙）二分，牡蛎（熬）三分，白薇三分，附子（炮）三分，芍药四分，大枣（擘）四枚，生姜五分］治疗患者因虚阳逼津而致的自汗、盗汗。

归脾汤是丁甘仁常用的古方之一，出自宋代《严氏济生方》。全方由白术、当归、茯神、黄芪、远志、龙眼肉、酸枣仁、人参、木香、甘草、生姜、大枣十二味药组成，具有益气补血、健脾养心之功效，主治心脾气血两虚证、脾不统血证。丁甘仁常以此方加减，治疗崩漏、月经失调等疾病。在《丁甘仁医案》记载两例用归脾丸治疗的案例。其一患者"宋右，恙由抑郁起见，情志不适，气阻血瘀，土受木克，胃乏生化，无血以下注冲任，经闭一载，纳少形瘦，临晚寒热，咳嗽痰沫甚多，脉象左虚弦，右濡涩，经所谓二阳之病发心脾，有不得隐曲，女子不月，其传为风消，再传为息贲，若加气促，则不治矣。姑拟逍遥合归脾、大黄䗪虫丸，复方图治。"（《丁甘仁医案·卷三·内伤杂病案》）其二患者"李右，肝脾两亏，藏血、统血两脏失司，经漏如崩，面色萎黄，按脉细小，腰骨酸楚。腰为肾府，肾主骨，肾虚故腰痛而骨酸。兹从心脾二经调治，拟归脾汤加味，脾得中气充足，方能引血归经。"（《丁甘仁医案·卷七·崩漏案》）

从上述两个病案所涉及的病机来看，有"肝脾两亏，藏血、统血两脏失司"，有"烦劳太过，心脾并亏，气不摄纳"，有"情志不适，气阻血瘀，土受木克，胃乏生化"，"二阳之病发心脾"等。其中共同点为心脾两虚或脾不统血，当是应用本方的病机关键。从症状来看，两个医案中分别可见"经闭一载，纳少形瘦，临晚寒热"，有"经漏如崩，面色萎黄，脉细小"，这些症状与心脾气血两虚的病机相符合，故丁氏抓住这些主要症状用归脾汤益气补血、健脾养心。虽然归脾汤的适应证是心脾气血两虚证，但从上述两个案例可以看出，丁氏应用本方是以脾虚为重点，通过健脾益气使脾旺则气血生化有源，脾旺则能正常发挥统血摄血之功能。

（3）六经辨证，调理脾胃

在学术上，丁甘仁推崇张仲景《伤寒论》，临证处方以六经辨证为纲，认为把握六经分治准则是分析病情、辨证用药的关键。曾谓临证有两大法门：一为《伤寒论》之六经病，一为《金匮要略》之杂病，此二者为中医辨证施治的主要依据，二者不可缺一。丁甘仁于临床内、外、妇、幼、喉科及疑难杂症无一不精，而在医治外感热病方面更卓有成效。

丁甘仁善用《伤寒论》六经辨证和经方来治疗内伤杂病，其中包括脾胃病。如曹颖甫在《丁甘仁医案》的序言中说："每当延医，规定六经纲要，辄思求合于古，故其医案，胸痹用瓜蒌薤白，水气用麻黄附子甘草，血证见黑色则用附子理中，寒湿下利则用桃花汤，湿热则用白头翁汤，阳明腑气不实则用白虎汤，胃家实则用调胃承气，黄瘅则用栀子柏皮，阴黄则用附子。虽剂量过轻，于重症间有不应，甚或连进五六剂，才得小效，然此即先生之道与术，所以免人疑畏者也"。

在《丁甘仁医案·卷七·调经案》中不仅可以在外感病案中见到经方治疗的案例，而且在内伤杂病和妇科病中的医案也常有经方治疗的案例。如一位停经的患者，"经停九月，胃纳不旺"。丁甘仁从六经的角度分析病机，"经旨月事不以时者，责之冲任，冲为血海，隶于阳明，阳明者胃也，饮食入胃，化生精血，营出中焦，阳明虚，则不能化生精血下注冲任，太冲不盛，经从何来。当从二阳发病主治"，后运用经方温经汤加味治疗而获效。又如一位泄泻患者，见于《丁甘仁医案·卷二·泄泻案》："泄泻旬日，腹鸣且胀，舌薄黄根白腻，指纹青，已至气关，面色萎黄。"丁甘仁从六经辨证角度分析病机，认为"此太阴为病，健运无权，清气不升，浊气凝聚，恐有慢惊之变"。后采用治疗太阴病的经方理中汤加味治愈。如"腹痛患者，脘痛喜按，得食则减，脉象弦迟，舌苔薄白，中虚受寒，肝脾气滞"，用经方小建中汤加味治愈。

《丁甘仁医案·卷四·痰饮哮喘案》中，"孙左，脾为生痰之源，肺为贮痰之器。肾虚不能纳气，咳嗽气急，难于平卧，舌白腻，脉弦紧而滑，脾不能为胃行其津液，津液无以上承，所以口干不欲饮也。《金匮》云：痰饮之病，宜以温药和之。拟苓桂术甘合真武意，温肾运脾，降气纳气，俾阳光一振，则阴霾自除矣。寒客中焦，法当通阳行气"。朱右案"诊脉左弦右涩，胸痹心痛，痛引背俞，食入梗胀，甚则泛吐，舌苔白腻。此寒客中焦，厥气上逆，犯胃贯膈，浊阴闭塞所致。拟瓜蒌薤白半夏汤加味"。心痛引背，脉象弦涩，乃阴寒之邪阻闭胸阳之痹。厥阴肝气逆犯脾胃，故见食入梗胀，甚则泛吐。方用仲景瓜蒌薤白半夏汤加味。方中君药瓜蒌善于散结开胸；辅以炒薤白温通阳气，行气止痛；白酒行气活血；半夏、枳实炭行气而破痰结；陈皮、砂仁、香橼理气化痰；川朴、范志曲消胀除滞。诸药合用，以达通阳行气，燥湿泄浊，豁痰开结之功。

　　黄芪建中汤也是丁甘仁经常使用的经方之一，原方出自东汉时期张仲景《金匮要略》。全方由桂枝、甘草、大枣、芍药、生姜、饴糖、黄芪七味药组成，具有温中补气、和里缓急的功效，主治阴阳气血俱虚证。丁甘仁常以黄芪建中汤加味治疗内伤杂病、虚损、咳嗽等。如《丁甘仁医案·卷三·内伤杂病案》："陆左，阴虚则内热，阳虚则外寒，肺虚则咳嗽，脾虚则形瘦，脉象细弦而数，弦则为劳，数则病进，劳已入损，恐难完璧。拟黄芪建中汤建立中气，宗经旨劳者温之，损者益之之意。"又如《丁甘仁医案·卷三·内伤杂病案》："姜左，虚寒虚热，寒多热少，口唾白沫，纳减便溏，苔薄腻，脉濡细，脾弱胃虚，卫阳不入于阴也，虚劳堪虑。拟黄芪建中合二加龙骨汤加减。"从上述案例可以发现，丁甘仁使用黄芪建中汤的指征是虚劳或劳损。从案例所及病机来看，有"脾弱胃虚，卫阳不入于阴也"，有"阴虚、阳虚、肺虚、脾虚"，有"劳伤卫阳不固，风邪易触，肺先受之"。其中，"诸虚"是使用本方的病机关键。故在小建中汤中加黄芪以增强益气建中之力，阳生阴长，则诸虚不足之证自除。从以上案例所及症状来看，有"内热、外寒、形瘦、咳嗽、脉细弦数"，有"虚寒虚热、寒多热少、纳减便溏、脉濡细"，而"虚热、虚寒、怯冷、形瘦、久咳、脉细"这些症状特征与病机相符合。丁甘仁抓住这些主症，用黄芪建中汤温中补气，建立中气，脾胃之气得健，气血生化有源，则诸虚劳损随之改善。

（六）贺季衡

1. 学术渊源

贺季衡（1866—1933），单名钧，一字寄痕，晚年以"指禅室"名其斋，故又号"指禅老人"，江苏丹阳县人。贺钧天资聪颖，六岁读私塾，所授之书，过目不忘，深受其父宠爱。七岁时，不幸患上肠痈，卧床近一年，痊愈后，遗留右足微屈之症。父母见其行走不便，心疼难忍，便请孟河名医马培之诊疗。经治后得以恢复正常。贺钧排行第三，其兄铁余、霞衫早年皆受业于马培之，学成后在丹阳城内行医，颇具名气，后相继亡故。十岁时，贺钧寄宿霞衫诊所，开始接触《内经》《本草纲目》等中医典籍。

光绪五年（1879），年仅十四岁的贺钧，只身来到与丹阳东乡交界的武进孟河镇，正式拜于恩人马培之门下。贺钧学医专心致志，勤奋不懈，且悟性极高，因而获得恩师赏识。马培之常以珍方秘笈授之，感慨道："今得贺钧，吾道于丹阳又得一传人矣。"贺钧得之真传，显然受益匪浅，学业大有长进。光绪十一年（1885），受业六年的贺钧将学成而归。辞别恩师时，马培之握住其手，语重心长地说："吾门衣钵在子矣。"可见马培之对爱徒寄托着莫大的期望。贺氏生平素好博览群书，对中医理论，务求融会贯通，又能博采众方。因经典著作烂熟于心，吃透精神，故能信手拈来，指导实践。

随着贺季衡医术及其声望的提高，慕名前来拜师者亦接踵而至，其门生先后达三十六人，包括其子卓人、胞侄展如、堂侄了公。此种盛况竟与当年马培之不相上下。其再传弟子张继泽（张泽生之子）曾撰文称贺季衡大师为孟河医派之中流砥柱。贺季衡先生行医五十余年，活人无数，常以"学无止境，医学精微深奥，非浅者所易窥；医术微奥，系人生死，不可不慎"来勉励学生。又有言："我无他长，唯症值危疑，必辨明负责，天幸果十起八九，世有知我者，庶于医案中得之。"

2. 脾胃论治特色

（1）轻灵醇正，重视炮制

贺季衡得马培之真传，用药亦是和缓醇正。贺季衡先生治刘女热入血室案，患者神迷谵妄、少腹痞满拒按，舌苔黄垢满布，四进桃仁承气汤方出险途，此即费氏所谓"其峻也，正其醇也"。

贺季衡先生所用药量多在一钱五分至五钱之间，仅用数分之药在方中亦是屡见不鲜。通过观察可以发现主要有以下几类：①苦寒类，如黄连、胡黄连、犀角、马勃、羚羊角之类。苦寒常能伤胃，孟河医家十分重视脾胃在人体中的重要性，其用量偏小本身也有顾护脾胃之意，故对于可能伤胃之苦寒药更是谨慎。②辛温发散类，如鲜姜皮、麻黄、桂枝之属。其原因大概一者量轻则能走表，二来恐过燥伤阴。其所载外感病主要是风温、湿温、暑温、温热病，温邪致病易于化燥伤阴，故其用药常虑以存津液，所谓"留得一分津液，便有一分生机"（《外感温热篇》）。③理气类，如陈橘白、陈橘络、青木香、小茴香之类，以防诸理气药过燥伤阴。④升提类。轻者易浮，重者易沉，自然之理，故欲其上行者用量宜轻，如升麻；欲其作用于上者用量亦轻，如用于温肺化饮的干姜、细辛、五味子。反之，若取之重镇之功，如牡蛎、石决之属则用量偏大，可达一两。另外考虑因其药材质量较佳，因此轻量即可奏效，如上肉桂、上川连、上血珀、贡沉香、藏红花等。

贺季衡非常注重药物的加工炮制，别具一格。通过对药物进行特殊炮制起到调补脾胃的作用。如培中化浊用姜汁炒党参、米泔水炒於术，用米焙西洋参以达补气不滞气之效，欲化痰而不伤津则用荸荠汁浸半夏，又如用沉香炒熟地，使其滋而不腻，用糯米炒葶苈子使其泻而不伤正。此外贺季衡还非常重视引经药的应用。引药是引导处方诸药到达疾病所在部位的药物，在中药处方中有重要作用。如贺氏在治疗消渴病中善用东海夫人（即淡菜）为药引，此血肉有情之品，有滋阴之妙用。其治疗脾胃病喜用荷叶升清，中国中医药出版社2013年出版的《贺季衡医案》中载有其治疗痢疾医案十三例，其中十二例均应用了荷叶。

（2）善用食疗，调理脾胃

中医传统里有药食同源之说，二者同源于自然，同有四性五味，能以自身偏性影响人体，故而许多日常食材也可作为治病之药材，常见者如大枣、生姜、白蜜、酒等。贺季衡于临证中每嘱患者食以恰当之食材，以辅助治疗，略陈一二如下：

其治潘男之狐疝，症见腰脊酸楚，辨属肝肾阴气久亏，方中加用猪脊筋一尺（破开洗），取之象形也；治肺肾之阴不足，又常用猪肤以滋阴润燥，取其质也；治痢疾善用红曲，认为在患赤痢兼有胃纳不佳者，用之尤为适宜，取其性也。红曲是用粳米饭与曲母同盦而成，性味甘温，能活血、消食、健脾、化湿，治赤白痢、产后恶露不尽等。

治周男"呛咳有年，肺络已伤，屡次失血，咽痛音嘶，痰鸣咳之难出"（《贺季衡医案·咳嗽》）之虚损案，嘱吃独瓣大蒜头，还可加麻油冰糖同炖，并嘱患者宜吃榧子肉；治王男消渴，证属"肾阴大亏，热结于胃"，以东海夫人为药引。又善用海参肠三钱（酒洗）以润肠通便。

（3）善用药对，调理脾胃

脾为后天之本，胃为水谷之海，二者共为气血生化之源。贺季衡临证注重脾胃，善用於术，认为於术具有和中益气、开胃补脾之功，重用可以代参。在其诊治黄疸病医案中几乎必用茅术，取其培中化浊之效。又常苍、白二术同用以健运中宫，如张右痢疾案中，即用茅术炭配炒白术，以运中化湿。治疗黄疸病，则常以茵陈配苍术。此外，贺季衡还常丁香与郁金并用治疗噎膈，行气降逆，开郁止痛。丁香与白豆蔻同用，古方名神香散，同用有理气宽中、温中祛寒之功，亦为贺先生常用之药对。

（4）气阴论治，调理脾胃

病久不愈，多耗伤脾胃气阴，影响纳谷。反之，气阴两伤，又影响到疾病之恢复。如肺痈患者，肺胃阴伤，立法以滋养肺胃之阴为主，清热败毒为次，泄热存阴。温病后期，热入营血，每多损耗胃阴，当滋养胃阴，兼清余热。如治温邪、风温医案，均以滋阴清热善后。又如虚损有气阴两伤，脾胃俱虚者，为阴阳皆不足之证，治宜益气生津，和中调胃，以使气足津生，中运复职。如昌左虚损案，荣血久亏，虚阳上灼，故见头眩火升，吞酸呕恶，心悬懊侬，自利。初用北沙参、炒枣仁、阿胶养阴；生牡蛎潜阳；连心莲子以宁心；当归、白芍、乌梅、炙甘草柔肝和胃。药后仅心悬、自利减轻，余症如故；后用益气生血、宁心养肝法，取归脾汤加减，去远志和木香，另加白芍、阿胶、麦冬、乌梅、生牡蛎，诸症减轻。可见就诊之初，症状繁多，而其关键为气不生血，心肝失养。用归脾汤加减在于补气生血，使心肝得血而各司其职，诸症不治而自平。

①痢疾：痢疾为病，辨证不外乎表里、寒热、虚实，进而则根据暴病、久病以及属气、属血等不同。仔细推寻，对于久病下痢，属于脾阳虚弱者，用温中健运法，属于虚实夹杂者，用剿抚兼施法。贺季衡治赤痢，善用红曲，对患赤痢兼有胃纳不佳者，用之尤为适宜。如诸葛左案，下痢后浊垢未清，中阳为湿浊所困，气运之升降未和，当温运和中，分化湿浊，故以附子理中汤合平胃散加味。在病程中有时表现为湿浊偏重，有时并发肝郁气滞等，即于温法中配合化湿健脾（平胃散），或疏肝理气（沉香、炒白芍）等法，当"积湿就清"，而仍有"自利不爽，肛坠不收"时，其用药仍以辛滑通阳

（皂角子、薤白）为主，进则使用温下寒积宿垢（三物备急丸）法，而从未运用苦寒攻下的方法，坚持温化、温通，直至"阴霾四散，离照当空"之际，方才转用"升清降浊"以善其后。又如史右休息痢案，脾气虚弱，脾伤及肾，胃阳式微，降化失常。贺季衡采用叶天士温润通阳一法，用肉苁蓉温润，炮姜通阳，参、术益气调中，脾肾合治之法。在脾伤及肾的下痢病例中，运用肉苁蓉，既能补肾，又可温润，用之得宜，颇有效果。

②反胃：胃失和降，脾失健运可致反胃、呕吐，而前者以虚寒为多，后者以实热为主。反胃兼有脾胃气虚或寒者，配以补益脾气，或温中散寒；属中阳不振者，配以辛滑通阳。如汤左案，症见呕吐伴见口渴、舌红、便结、小便少，胃阴久虚，肝气横逆，有升不降，气化不行。故治疗重心在于行气降逆与生津润导并施，用大半夏汤加味。以半夏降逆，配沉香、苏子、旋覆花降气；用人参、蜂蜜生津润导；配肉苁蓉、当归、郁李仁润肠通腑，使便通气降，津复胃安，则呕吐停止。新病呕吐，湿重者多以宣中化湿，或苦降辛通为主；久病呕吐，气郁痰阻者，治以调肝和胃、化痰降逆为主，配以养胃阴或温中阳之品。痰饮多为脾胃内生，中阳不振，脾气不能输布津液，积而成饮，内留胃肠，降化失职而成。按《金匮要略·痰饮咳嗽病脉证并治第十二》"病痰饮者，当以温药和之"的原则，治疗多采用温中化饮、辛滑通阳、燥湿健脾、行气化痰等法。如王左案，中阳不运，水饮停中，饮食不化精微，而化痰湿，每旬一发，呕吐酸水甚多，盈盘盈碗，气逆善噫，背俞掣痛，便赤且少。采用温中化饮、分利水道的治法。以附子、干姜、桂枝温中；茅术运脾

祛湿；茯苓、泽泻、半夏利水化痰饮。

③胃脘痛：脘腹痛有痰湿阻碍气运，中阳闭阻，不通则痛者，先以温通宣化，清除肠腑积蕴，而中阳胃气未和，当运中化浊，以善其后。待胃纳渐复，气运渐和，唯脾肾之亏未复，再增以培补脾肾之品。如诊王左案，"气运为痰湿所阻，中阳不通，不通则痛，由大腹而达背俞，甚则不得平卧。痛则口舌干槁，此气阻津液之上升，非热渴也"（《贺季衡医案·胃脘痛》）。治以温通法，以干姜、川椒温中阳；茅术运脾；茯苓利湿；青陈皮、川朴、木香、枳壳、半夏理气且通胃腑。如此温中行气，以使气行、津布、湿化、寒消、痛止。又有林左案，寒痰湿浊久结肠胃，中阳闭塞不通，故便秘、呕吐、胸腹胀痛者，则从通阳泄浊入手，和其胃气。继则用半硫丸消息病机，再投三物备急丸温通腑积，于是寒痰湿浊得以下趋。

④肿胀：对于肿胀之症，贺季衡认为"肿本乎水，胀由乎气"。在肿和胀的相互关系上，常谓"胀不必兼肿，而肿必兼胀，亦有肿胀同时并至者"（《医述·肿胀》）。若论肿胀与内脏之关系，水肿与脾、肺、肾三脏关系最为密切，其本在肾，其标在肺，其制在脾。腹胀则多由脾、肾为病。水肿治法有运脾化湿、通阳利水等。腹胀治法有健脾助运、温中化湿、理气通润等。典型病例如胡童脾虚腹胀案，小儿脾土不健，积湿内蕴，而成单腹胀，故立法以扶脾运中为主，兼以行气化湿。药取白术健脾；薏苡仁、茯苓、冬瓜子、冬瓜皮祛湿；枳壳、青陈皮、香橼皮理气；大腹皮、建曲、谷芽、鸡内金消食通胃腑。且加用缪仲淳的十九味资生丸，亦为健脾化湿兼

施。又如范男案，水湿伤脾，气运失司，治法重在温中化湿。干姜、桂枝温中；茅术、白术健脾；薏苡仁、茯苓祛湿；川朴、枳壳、青陈皮、香橼皮、广木香理气；另服附子理中丸温中、平胃丸化湿。

四、孟河医派在脾胃证治方面的发展

（一）概述

孟河医派源远流长，以费、马、巢、丁四大家为代表。四大家医学学术思想相互关联。中华人民共和国成立以后，孟河医派中马家和丁家传人不断，学术思想进一步得到总结提高。如马培之传人（主要有丁甘仁、贺季衡、马伯藩、邓星伯等）之再传弟子及传人为中医事业的发展做出了重要贡献。丁甘仁弟子程门雪和黄文东先后担任上海中医学院院长。贺季衡在丹阳授徒达 36 人，最有名者当数颜亦鲁和张泽生两位。颜亦鲁医名卓著，重视脾胃，擅用苍术，其长子颜德馨传承其学，发扬光大，获评首届"国医大师"称号。张泽生为脾胃病诊治专家，其弟子单兆伟亦擅长脾胃病诊治。马伯藩再传弟子朱良春与邓星伯之再传弟子颜正华亦为首届国医大师。

1. 孟河医派丁氏传人对脾胃证治的继承发展

（1）程门雪脾胃证治学术思想与临床经验

程门雪（1902—1972），医学启蒙于新安名医汪莲石，后经汪先生推荐拜孟河医派代表人物之一丁甘仁为师。1916 年丁甘仁创办上海中医专门学校，程门雪入校就读，为该校首届学生。1956 年，上海中医学院创建，程门雪为首任院长。汪莲石学宗《伤寒论》，服膺舒驰远《新增伤寒集注》，临证善用经方，而丁甘仁早年受业于孟河马仲清，又从马培之学，复私淑费伯雄、巢崇山诸家，得马氏内外喉三科之长以及费、巢二氏特点。程门雪从汪、丁二师学习，崇奉张仲景、叶天士，认为叶天士《温热论》是在张仲景《伤寒论》的基础上发展起来的，在温热证治和方药应用上，又是对伤寒六经证治的补充，两者决不可孤立起来认识。早年他就在《未刻本叶氏医案》评注中指出："天士用方遍采诸家之长，而于仲师圣法用之尤熟……近人以叶派与长沙相距，以为学天士者，便非长沙，学长沙者，不可涉天士，真真奇怪之极……不知叶氏对于仲师之学极有根柢也。"（《未刻本叶氏医案·校读记》）程门雪临床用药风格的形成经历了不同的阶段，始以"大刀阔斧"见称，继则以"轻清灵巧"为主，终则创造"复方多法"，融经方的精炼与时方的轻灵于一体，于平淡之中见不同凡响。

程门雪之子程焕章医师曾分享程门雪关于脾胃病证治的学术思想和临床经验。认为程门雪在临证中十分重视脾胃，不但在治疗内伤杂病时注重调理脾胃，在治疗外感热病时也兼顾脾胃。

程门雪认为南方地势低下，潮湿多雨。外湿浸淫入里，或者饮食不节、过食生冷肥甘酒浆，或者脾胃素虚，均可导致运化失司，湿从内生。津液不能输布，聚而为痰；食多难化，则为积滞。痰湿、积滞日久郁而化热。凡治外感，如无痰浊、湿热、瘀滞之类，可以汗出而解，不致迁延时日。如外感而夹有痰湿积滞，内外合邪，病必纠缠。外感病得汗而不解，往往是肠胃三焦湿滞互阻之故，所以疏解表邪、健胃运脾、表里同治为程门雪常用之法。湿热痰浊得以泄化，脾运复健，外邪无以依存，"里和表自解"，每能获速效。治内伤发热病时，每用"和胃气、建中气"的方法。如治许某案，患者寒热不退，缠绵日久，色萎不华，胃纳不馨，脉象虚弦。证属气血不足之虚热，不易速痊。恙由饥饱、劳倦所伤，大便虚泻，脾运失健所致。用王肯堂六神散佐二陈汤合桂枝加龙骨牡蛎法。方用炒党参、炒冬术、炒山药、炒扁豆、茯苓、陈皮、制半夏、炙甘草、酒洗当归身、生黄芪、桂枝炒白芍、煅龙骨，药后应手而愈。对于营卫失调的虚寒虚热，程门雪认为，营卫皆出于中焦，为水谷之气所化，故常用建中法出入以治。仲景主张建中气以和营卫，小建中汤用桂以强卫，芍以和营，而甘、枣、饴、姜四味都是建中气、补胃气之品，用以化生气血、资强营卫。

程门雪在治疗内伤、外感诸病的处方中，常用枳壳炒竹茹或枳实炒竹茹，拟取竹茹和胃降逆、清化痰热，枳壳（实）消积除痞、行气宽中，二味同炒，有"清通肠胃"的作用。对外感病，使里和则表易解；对杂病，俾和中降浊、升降有度。可广泛应用于多种疾病。

程门雪对年迈、体虚、病久、病危等一类虚实夹杂的复杂重症，治疗时注意轻补、轻清、轻宣、轻化、轻泄、轻开、缓下，旨在保护胃气。他认为对这类病人化浊醒胃是要法，能纳则有生机。切忌大苦、大寒、滋腻、甘滞、壅中、香燥、破气等，使已败之胃气能够渐复，已馁之正气得以挽回。此为治疗慢性病的要则。从"保护胃气"和"勿伤胃气"着眼，程老用药时慎重而精当。如对大虚夹实之证，治其本虚，仅用吉林参须、金石斛二味气味轻清之品以养胃阴、生胃气，而不用白术、山药、甘草等守中的补脾药。胃中有湿浊，证势又虚实夹杂，此时不能一意养胃补脾以治其根本，必待去其湿浊，使能纳谷，方可受补。他常用川贝母、橘白、野蔷薇、谷芽之类，轻香去浊、苏开胃气。川贝母能化阴虚之痰热，又有生津养胃之功，炒黄后可略制其寒性；橘白化湿和胃而无燥烈之性；野蔷薇清暑化湿，顺气和胃；谷芽具消食和胃之功，其功较麦芽、山楂、六曲更为缓和，助消化而不伤胃气。胃弱者不胜重药，举凡血肉有情之品，极宜审慎或避而不用。尤其对病后调理，气阴亏虚者，只宜清养，不用腻补；肝肾不足者，平剂调理，或丸药包煎，重药轻用；余热不清者，慎用苦寒，以免伤阳败胃；胃纳呆滞者，升清降浊、理气畅中，选橘白、玫瑰花、绿萼梅、炒枇杷叶、炒谷麦芽、川朴花、炒香荷蒂、荷叶边等，均属轻清芳香之类。另外，诸药用米炒之，使其多得谷气，以养其胃，如米炒野於术、米炒北沙参、米炒麦冬等。以上仅举数端，未能概其全貌，但于此可见程老治病用药之一斑。

陆寿康总结了程门雪治疗脾胃病的经验，认为程门雪临证常经方、时方合用而自出机杼。在治疗脾胃病证时，尤其重视舌苔，如对于心下痞而呕吐、下利的半夏泻心汤证，强调舌质淡为脾阳虚，故用人参、干姜，若舌苔薄黄腻则为胃有热，故用黄连、黄芩，必须二者同见方投以辛开苦泄之剂。并列举了程门雪治疗脾胃病的几个案例，如用旋覆代赭汤加茅根治疗温病呃逆，用苍术地榆汤出入治疗湿热便血，以益胃养阴为主治疗噤口痢，以乌梅丸之酸苦辛治疗肝胃气痛。

程门雪治疗呃逆常用旋覆代赭汤，脾胃阳虚加附子理中，痰浊阻滞合二陈、温胆。在温病呃逆中又常加入茅根 30 克，认为茅根、芦根清胃生津，功能止呕止呃。若是脉滑大，苔黄腻，口臭，呃逆声音响亮，大便秘结，为胃热实证，可用三黄石膏汤清胃泻火。

程门雪对于便血的辨证，除了远血、近血、肠风、脏毒等分类，还主要根据舌苔进行辨证。便血而苔腻者以湿为主，治以苍术地榆汤。此方仅苍术、地榆两味，是张洁古治疗"脾湿下血"的效验方，其中苍术为君，燥湿健脾，可用治肠风；地榆凉血清热为便血必用。若舌红苔不腻，以血热为主者，则用生地、黄芩、阿胶，这三味为黄土汤之一半之数；脾阳虚寒不摄之便血则加黄土汤的另一半：灶心土、附子、白术。还可加银花炭、侧柏炭、大白芍、生薏苡仁等，也可加入炮姜炭 1.5 克温摄。若不效则用防风、荆芥炒黑，取风胜湿、黑止血之义。若脾气下陷，见便血、脱肛、神疲、面色无华，则用补中益气汤、归脾汤。叶天士治疗便血，常宗罗谦甫平胃地榆汤，热加黄连、槐米，寒合附子理中汤。

对于痢疾初起症情不重时，程门雪常用丁甘仁经验方：炒黑荆防、炒赤白芍各 4.5 克，银花炭 12 克，酒炒黄芩、焦楂曲各 10 克，炒枳壳、苦桔梗各 3 克，枳实导滞丸或木香槟榔丸 12 克（包煎）。若下痢腹痛后重甚，则以张洁古芍药汤调气行血，清热解毒。下痢脓血，予白头翁汤。对休息痢虚寒者，用真人养脏汤。治疗噤口痢，症见下痢，饮食不进，呕吐恶心，神疲肉脱，舌质红绛，脉细数，常以益胃气、养胃阴，用人参、石莲子肉、石斛、麦冬、茯神等，酌加黄连、陈仓米治疗。

此外，程门雪治疗大便秘结，如果一般润肠通便药无效时，则用杏仁 24 克，紫菀 10 克，枇杷叶 10 克。此方法源于叶天士肠痹治法，为腑病治脏，开降上焦肺气而下窍自通之法，方中有时加入全瓜蒌、薤白等。

（2）黄文东脾胃证治学术思想与临床经验

黄文东（1902—1981），江苏吴江人。14 岁考入上海中医专门学校，受业于孟河名医丁甘仁，1931 年应邀返母校执教，1934 年任教务长。1948 年该校停办后，在上海开设诊所。1956 年调入上海市第十一人民医院，继而进入上海中医学院，历任中医内科教研室主任、附属龙华医院内科主任、上海中医学院院长，兼任中华中医学会副会长，上海市政协常委和第三、四、五届政协委员。

在学术思想上，黄文东以胃气为本，强调调整脏腑之间升清降浊的功能。认为脾胃乃后天之本，治外感和内伤各类杂病，均应兼顾脾胃，以治其本。临证善取各家之长，以调理脾胃为先，擅长治疗外感内伤疑难杂症，尤其是胃溃疡、慢性肠炎以及支气管哮喘、再障等病证，屡见显效。其处方用药，不尚矜奇炫异，常挽逆证于轻灵之方，起沉疴于平淡之剂。

李希等探讨了黄文东"以脾胃为中心"思想的源流，认为黄老对《内经》《难经》《伤寒杂病论》等经典医籍研习颇为深刻，有着较高的造诣，并对李东垣、叶天士两位医家的著作，发微探幽，钻研尤勤。他在临床施治的过程中善于推探中医理论，实践反证，总结归纳，逐渐形成了以脾胃为中心的理论思想，强调人体应以胃气为根本，突出脾胃在五脏六腑中的重要性，重视其升清降浊的生理功能，以更好地维持五脏六腑之间的动态平衡和正常运作。

黄老在平时的讲学过程中，时常嘱咐学生们应反复习读四大经典，指出后世各家学说争鸣虽各有所长，却均由此四书的论述中沿袭发展而来。黄老曾分析道，至仲景的《伤寒杂病论》，治病顾及脾胃的理念得到了进一步的继承与发展。伤寒的发病过程，是邪正相争的反应，而正气则以后天脾胃为化源，赖水谷将精气以充养，脾胃的盛衰决定伤寒病证的发生与发展，故仲景基于"正气存内，邪不可干"（《素问遗篇·刺法论》）进而提出了"四季脾旺不受邪"（《金匮要略·脏腑经络先后病脉证第一》）的发病观点，在施药祛邪时不忘保护脾胃，如白虎汤、竹叶石膏汤加用粳米、甘草，峻利之十枣汤以大枣补中缓和等。在临证遣方用药时，黄老时时注意对脾胃的照顾，对热证不轻易使用黄芩、黄连、大黄等苦寒之剂，对阴虚者也不随便加用熟地、阿胶等滋腻之品，以免损脾碍胃。黄老对经典著作的熟习为其临床辨证施治奠定了扎实的理论基础，亦对其注重脾胃的诊治方式起到了引导作用。

此外，黄文东的脾胃诊疗思想来源于李东垣《脾胃论》，并融会了叶天士的"胃阴说"。其曾言自己对脾胃的重视是从李东垣《脾胃论》中得到启发。黄老亦指出东垣论临床疾病多以内伤为主，强调饮食劳倦及七情过用为因，治疗上着重于补中益气、升阳益胃方面，增强内在的抗病力量，以达到治愈疾病的目的，但其用药偏于温燥升补，在临床中对一些胃气失于和降、胃阴耗伤的疾患，仍存在不足的一面。而清代叶天士的"胃阴"理论则对其进行了有机的结合与完善。叶氏认为凡遇禀质木火之体，患燥热之症，或病后热伤肺胃津液，应以甘平或甘凉濡润，以养胃阴，则津液来复，这对东垣刚燥温升，健运脾阳的偏颇进行了有效的补充，为胃阴学说奠定了理论基础。另外叶天士强调治脾与治胃的不同之处，提出"脾喜刚燥，胃喜柔润"，以及"脾宜升则健，胃宜降则和"（《临证指南医案·脾胃》）的理论。黄老对此颇为赞同，认为治疗脾胃之症，应做细致分析，区别脏腑之间的不同情况，决定升、降、润、燥的不同治法。

黄文东学术思想的基本立论是"人以胃气为本"（《仁斋小儿方论·脾胃》）和"元气充足，皆由脾胃之气无所伤"（《脾胃论·卷上·脾胃虚实传变论》）。其对调理脾胃法则的运用，并不局限于脾胃本脏疾病，也广泛应用于其他脏腑疾病，用药上重视药物性味的升降润燥，善用甘温补脾药，如人参、黄芪、白术、甘草等，取甘温能补脾胃之阳气。同时也善用升降脾胃阳气之药，如升麻、柴胡、葛根、防风等，取风药胜湿，兼能鼓舞胃气。

黄文东处方特点是剂量轻，药力缓，配伍得当，制成粗末，水煎服，适用于调治内伤疾病。其认为，用药之忌，在乎欲速。欲速则寒热温凉、行散补泻未免过当，功未获奏，害已随之。用药无次序，如兵无纪律，虽有勇将，适以勇而偾事；用药又如理丝，缓则可清其绪，急则愈坚其结矣。他治疗内伤疾病，主张循序渐进，缓以图功，反对用药过当，损伤脾胃。其接受李东垣经验，认为凡病程迁延，医者急于求功，病者急于求愈，往往用大剂药量，但并不能解决实际问题。对慢性病尤需照顾脾胃，否则治之不效，反觉无计可施。此时宜"重药轻投"，以达到"轻可去实"。在临床上某些慢性久病经治疗后逐步好转，此时他将有效方药以十倍左右剂量，改为药丸，缓缓调治，以竟全功。如果病势危急，又当重剂。根据病情变化，或扶正祛邪，或回阳以固脱，或敛汗以救阴等。基于这一学术思想，黄文东以补气健脾、生化气血为主，补肾温阳、助阳生阴为辅，治愈长期依赖激素、输血来维持生命的再生障碍性贫血患者多例。

关于"阴火"理论，历代医家颇有争论。黄文东将其归纳为三点。一是阴火、相火、包络之火，实际即心肝之邪火，皆因阴虚而妄动。他指出，所谓"火与元气不两立，一胜则一负"（《脾胃论·卷中·饮食劳倦所伤始为热中论》），就是心肝之阴火与元气相争，此时或阴火旺而正气愈虚，或正气胜而阴火自却，病情往往由此而转变，能决定病情的安危。因为心肝之火即"阴火"，属病理性的壮火，对人体有害，故称"元气之贼"。二是阴火的形成，主要因脾胃虚衰，元气不足，内火独盛所致。应与外感六淫中的"邪火"相鉴别。三是阴火的治法，以补气、清火、滋阴为主，用补中益气汤加黄柏、生地黄，或补中益气汤与朱砂安神丸同用。正因为如此，黄文东在临床中调理脾胃的同时，常注意兼顾清泻阴火，顾护正气。

（3）秦伯未脾胃证治学术思想与临床经验

秦伯未（1901—1970），名之济，号谦斋。上海市陈行镇人。出身于中医世家，祖父笛桥、伯父锡田、父亲锡祺，均通儒精医。1919 年，秦伯未就读于丁甘仁创办的上海中医专门学校，为该校第 3 期学员，与程门雪、章次公等为同窗学友。秦伯未对脾胃病有很深的研究和造诣，张田仁将其重要论述归纳为八论，分别为：阳明实热论、太阴虚寒论、木不疏土论、木横克土论、肝火犯胃论、火不生土论、土不生金论、土水互及论。

《伤寒论》阳明病提纲明确提出："阳明之为病，胃家实是也。"秦伯未则认为："外感发热，汗出不解，病邪传里，初步在肺，身热持续，不恶寒；进一步到胃，为反恶热，午后热势增高，均伴口渴引饮，舌苔薄黄，脉象滑数，特别是邪热入胃，脉转洪大，渴欲冷饮。这时候不能再用发汗，也不可早用养阴，防止阴遏阳伏的病变。在胃用白虎汤，概称清气退热法。"此方法主要采用微辛甘寒的药物，一方面保存津液，一方面使热邪从肌表缓缓透泄。故白虎汤虽非解表剂，服后汗液自然畅泄，热随汗解。如病情进一步发展，"伤寒和温病邪传中焦，胃中热盛，势必消耗津液，影响及肠，大便秘结。此时非但发热不退，而且热势蒸蒸，有增无减，日晡更剧，严重时可出现烦躁不宁，神昏谵语，舌苔黄腻而糙，或生芒刺。治宜下法通便，犹如釜底抽薪，水自不沸，一般均以大承气汤为主方。但大承气证备具燥、实、坚、满现象，病情极为危殆，且体实者才能使用，体弱亦难接受。"因此秦老提倡运用《温病条辨》的增液汤，"阴分大虚不能用承气汤的时候，当寓泻于补，以补药之体，作泻药之用"。

秦伯未提出太阴虚寒论，其实质是脾阳衰微，中气虚弱，寒自内生。脾阳衰微者最易患溃疡病，该病主症是：上腹部疼痛，可轻可重，多在食后一二小时或饥饿时发生，进食后常暂缓解，并且疼痛愈后多反复，在寒冷季节尤易引发。常伴有恶心、呃逆、嗳气、吞酸、饱闷等症状。除上述一些特点外，其突出症状为胃脘疼痛喜按、喜温，面色萎黄不华，全身疲倦，比常人怕冷，手足不温，口淡或多清水，口不渴，或渴不欲多饮，喜热饮，舌质较淡等。其基本治法应温养中焦，秦伯未选择黄芪建中汤为主方，根据不同兼证加减，收到良好效果。

秦伯未治疗脾胃病重视肝气条达。肝气失其条达，影响脾胃功能，可出现精神抑郁，胸胁满闷，食少难化，腹胀，大便或秘或溏等症状。治宜疏肝健脾，用逍遥散。逍遥散不仅疏肝，并有健脾作用，方内用归、芍养肝，柴胡疏肝，以遂其条达之性，白术、茯苓、甘草培中，使脾土不受木制，用薄荷、煨姜各少许同煎，亦取其有协助舒郁和中的能力。逍遥散主治肝脾两虚、木不疏土，肝既不能疏泄调畅，脾又不能健运生化，因而形成郁象。

木横克土即肝旺脾弱。肝旺多指肝气太强，表现为头胀、胁痛、胸闷太息，少腹胀。脾弱包括胃气阻滞，如食呆，脘痞胀痛，嗳气和矢气频作等。肝旺多指肝气横逆，治疗上常用疏肝理气为主，结合健脾和胃，方如柴胡疏肝散。秦伯未曾言："本方即四逆散加川芎、香附理气，治疗胁痛，寒热往来，专以疏肝为目的。疏肝的方法，以调气为主，但不宜行气太过，且必须顾及肝体，不可一派理气。方内用柴胡、枳壳、香附理气为主，白芍、川芎和血为佐，再用甘草以缓之，系疏肝的正法，可谓善于运用古方。"

肝火犯胃会出现急性胃脘痛症状，其主症有：胃脘胁满胀痛，易怒烦躁，口苦口干，吞酸嘈杂，嗳气呃逆，食入即吐，舌红苔少，脉弦数，宜辛泄苦降法，用化肝煎合左金丸加减。如病人伤阴，可用一贯煎，滋养中佐以泄肝，切忌香燥疏气，愈疏愈痛。秦伯未认为化肝煎重在治肝，用丹、栀清肝火，白芍护肝阴，青、陈皮疏肝气，宜于肝火犯胃所致胸胁胃脘胀痛。而一贯煎在滋肝润燥药内稍佐金铃子，使肝体得养，肝用得舒。

另外肝火的特点在于火性炎上，具有冲逆现象。由肝脏蕴热或肝气转化，所谓"气有余便是火"，故有时称"气火偏旺"。肝火来势急骤，临床表现多为实证，因而一般治法采取苦寒直折。但另一方面，火能伤阴，营血、津液受其销铄，往往伴见咽干、大便秘结、小便短赤等。故从肝火的本质和发展来看，也须注意到阴虚的一面，前人泻肝剂中常佐入生地、白芍一类，便是为此。

火不生土即心火或命门衰微，不能温脾。秦伯未认为：五行分配以火属心，但在临床上多指命门火言，也就是肾阳。脾为阴土，喜燥恶湿，以阳为用，阳虚则运化无权。所以火不生土的症状，命火虚则为畏寒，四肢不温，脾阳虚则为食入难化，胀满，腹泻，或水湿积聚，小便不利，形成浮肿。因肾阳和脾阳有密切关系，脾阳依靠肾阳来温养，所以脾肾阳虚证候以补肾阳为主，若二者同病，也不能忽视健脾。例如真武汤（附子、白术、茯苓、白芍、生姜）治水气，就用了白术、茯苓、生姜的健脾温中；四神丸（破故纸、吴茱萸、肉果、五味子、生姜、大枣）治五更泄泻，也用了肉果、生姜、大枣温中补土。更典型的如《伤寒论》理中汤（人参、白术、炮姜、甘草）治太阴病，加入附子为附子理中汤，便治少阴病，可见在温脾的基础上进一步温肾，是助火生土的经常治法。秦伯未认为张仲景治痰饮病用苓桂术甘汤，治水气上凌心悸用桂苓草枣汤等，用桂枝义在温心阳以助脾阳的健运。故温命火用附子，温心阳用桂枝。《本草疏证》论桂枝有六种用法：和营、通阳、利水、下气、行瘀、补中。这些作用都与心脏有关，尤其是用于补中法，含有火生土之义。

土不生金即脾胃虚弱，不能滋养肺脏。脾胃虚弱为食呆，消化不良，大便溏泄；肺虚则为气短，干咳，或吐黏痰，或痰内带血。此种证候常见于肺痨后期，此时补肺气则易生胀满，养肺阴又虑增加腹泻，只有侧重脾胃用甘平补中一法，使后天生气充足则肺脏得到滋养，可用参苓白术散，方内山药、扁豆、薏苡仁等不仅补脾，也能补肺，同入肺脾两经。而肺脾两虚证，多指气分不足，且多由中气虚弱引起。表现为行动少气乏力，语音低微，表虚多汗等，与土不生金有区别，当用李东垣调中益气汤，即补中益气汤加白芍、五味子补肺敛气。

秦伯未提出土水互及论包含三层含义，即土旺克水、土不克水、水反克土。土旺克水，即胃实耗伤肾阴，常见于胃有实热，即《伤寒论》少阴病用急下存阴的证候。但临床上惯称邪热伤阴，很少引用生克学说。土不克水是脾虚而水湿泛滥，成为水肿胀满。张景岳说："水为至阴，故其本在肾，水唯畏土，故其制在脾。"(《景岳全书·肿胀》) 治宜温运脾阳，实脾饮为主。水反克土为肾病影响脾脏功能，常见于水肿证，《内经》所谓"肾者，胃之关也，关门不利，故聚水而从其类也"(《素问·水热穴论》)，用金匮肾气丸温肾为主，结合胃苓汤以治标。(《秦伯未脾胃病八论》，载于《天津中医药》1988 年第 4 期)

（4）章次公脾胃证治学术思想与临床经验

章次公（1903—1959），名成之，字次公，号之庵，以字行世。

江苏省镇江丹徒人。早年就学于丁甘仁创办的上海中医专门学校，师从名医丁甘仁、曹颖甫及国学大师章太炎先生。毕业后行医沪上，并曾执教于上海中医专门学校、中国医学院、新中国医学院、苏州国医专科学校，与陆渊雷、徐衡之合力创办上海国医学院。中华人民共和国成立后，进入上海市第五门诊部工作。1955 年冬赴京工作，历任北京医院中医科主任、卫生部中医顾问、中国医学科学院院务委员等职。其治疗胃溃疡的观点主要有护膜治疡、突出辨病，宣肺逐痰、理肺愈胃，胃疡出血责之瘀热，大剂杏仁缓急止痛等几个方面。

胃溃疡属于中医学"胃脘痛"的范畴，其病变机理有虚实、寒热、气血之不同。章次公在辨证与辨病相结合的同时，主要突出辨病施治。其往往从胃痛是否有节律性、是否泛吐酸水、得食是否痛减等诸方面来判断是否为消化性溃疡病。一旦辨明其为溃疡，在制方用药上，无论是止痛还是止酸，都不能离开溃疡这一前提，恒以"护膜治疡"为基本治则，促使局部病灶的修复。章先生治疗胃溃疡经验方（凤凰衣、玉蝴蝶各 30 克，轻马勃、象贝母各 20 克，血余炭、琥珀粉各 15 克，共研细末，每日 3 次，每餐前服 2 克）体现了这一治疗思想。方用凤凰衣、玉蝴蝶以护膜制酸；轻马勃、象贝母以消炎治疡；血余炭、琥珀粉以化瘀止血。全方共奏"护膜治疡"之效。对于胃溃疡的局部病灶，很有针对性，切中要害，因而屡用屡效。

中医基本理论认为，肺主一身之大气，乃诸气总司，肺气肃降，则胃气和顺。局部气机不畅，必然会影响肺气的输布，肺与胃脘部有多条经脉相互联系，肺与胃在生理上是子母关系。《灵枢·经脉》云："肺手太阴之脉，起于中焦，下络大肠，还循胃口。"两者在生理上相互协调，在病理上相互影响，故胃脘的疾病可影响到肺的功能，百病皆可生痰，肺病宿痰的留蓄亦可成为新的致病因素。肺病可以影响到胃而见恶心、呕吐等诸种胃气上逆证。反之，胃病同样可以影响到肺，表现为咳逆上气之肺失肃降证。肺胃病则同病，治则同治。基于上述认识，章氏治疗胃溃疡，在突出治胃的同时，还非常重视理肺。如其治疗胃溃疡习用的凤凰衣、玉蝴蝶、轻马勃、象贝母、杏仁霜等药，均入肺经。不仅具有护膜治疡的局部治疗作用，而且还寓有入肺助肃以和胃的功能，从而收到了理肺愈胃的良效。

胃溃疡久治不愈，反复发作，其基底部血管被逐渐侵蚀溃破，从而合并出血。上则吐血，下则便血。章先生认为，本病多由瘀热蕴阻胃络，日久血不循经而外溢。他根据明代医家缪仲淳"宜行血，不宜止血"，"宜降气，不宜降火"（《先醒斋医学广笔记·吐血》）的治血原则，创立了具有降气和胃、消瘀止血作用的治疗胃溃疡出血经验方：象牙屑、琥珀屑各 6 克，柿饼霜、杏仁霜各 12 克，煅瓦楞子、灶心土各 24 克，血余炭 9 克。共研细末，每日 3 次，每餐后服 2 克。临床应用，屡获佳效。（《章次公医术经验集增补本》）方中灶心土降逆止血；杏仁霜肃肺和胃；瓦楞子善治"积年胃脘瘀血疼痛"（《本经逢原·介部》)，且有制酸之功，协助血余炭、琥珀屑以化瘀止血；象牙屑、柿饼霜止血疗疡。对于缓解疼痛、制止出血、保护溃疡面等甚为有利。

杏仁用于胃病的治疗，尚不被人重视。章次公先生却对杏仁有独到见解，认为：杏仁味苦、辛，性微温，归肺、大肠经，具有止咳平喘、润肠通便的功效，结合现代药理研究"杏仁中之氢氰酸可以镇痛，杏仁之油可以弛缓痉挛"（《章次公内科临床辨治经验举隅》，载于《中医文献杂志》），将其广泛用于胃、十二指肠溃疡及其出血，慢性胃炎，胃痉挛痛等。据其应用经验，一般每剂用量多在12~24克之间，最大达45克，且未见中毒记述。章先生认为，用杏仁一以其能降胃气之逆，二以其油滑之性能保护胃肠黏膜，弛缓痉挛，润肠通便。故杏仁用大量，有润胃肠、消食、开滞气之作用，能疏利开通、破壅降逆而缓胃痛。据《神农本草经·下经·杏核仁》记载："杏仁主咳逆上气，雷鸣，喉痹，下气，产乳，金疮，寒心奔豚。"《本草纲目·果部》云："杏仁能散能降，故解肌散风、降气润燥、消积，治伤损药中用之。"胃主降，以和降为顺，杏仁能降胃气之逆；胃喜润恶燥，杏仁温润多脂，能保护胃肠黏膜。湿困脾胃，杏仁能助辛开苦降，三仁汤中用之；肺胃同病者，杏仁可以宣肺通利；治胃寒者，用温热燥药，其油润可以柔之；制胃酸者，如用收酸之品，多有涩肠之弊，若用杏仁制酸，又可润肠通便；胃阴伤，黏膜受损者，可用杏仁保护胃黏膜，痢疾患者用之可以疏通开达，破壅泄毒，润肠护膜，尤宜于痢疾之积滞而里急后重者。但由于杏仁苦降油滑，凡是大便溏泄、无积滞患者，应慎用之。（《章次公内科临床辨治经验举隅》，载于《中医文献杂志》2014年第32卷第4期）

总之，章先生治疗胃溃疡注重辨病，然亦不废辨证。如其辨证选用金匮小建中汤，治疗胃溃疡属虚寒者。他认为，此方用药练达，立法合度，有阴阳并调、健中缓急之功。其应用经验为，虚寒较轻者用小建中汤，气虚较重者用黄芪建中汤，胃痛较剧且便秘者用当归建中汤。先生曾经指出："凡此等证，过用香燥刺激之品，未有不偾事者。"（《章次公医案·胃痛》）

2. 孟河医派马氏传人对脾胃证治的继承发展

（1）张泽生脾胃证治学术思想与临床经验

张泽生（1895—1985），江苏丹阳人，六岁习儒，课读十年，十六岁矢志岐黄之道，先后师事于当地内科名医张伯卿和孟河马培之高足贺季衡，学成后悬壶乡里，屡起沉疴，声誉卓著。1956年调至江苏省中医院任内科主任医师、南京中医学院教授。擅长中医内、妇、儿科的诊治，尤以调理脾胃病证著称。

在学术思想上，张老认为：脾为营之源，胃为卫之本，中气得健，营卫自充。中土为四运之轴，可上输心肺，下益肝肾，外灌四旁，充养肌肤百骸。在脾胃的治疗上积累了丰富的经验，提出了许多有见地的看法。其对叶桂脾胃之论极为赞赏，认为升与降、润与燥相反相成，在病机上相互影响。如脾气下陷，可致清阳不升或气滞于中；胃气不降可致浊阴上逆或虚火上炎。曾告诫学生"寒热虚实，要仔细辨证，宜补宜泻，宜温宜清，必须慎思明辨，知常达变，既遵原则，又要灵活，切莫执意不化。对于升降二字，尤为重要。胃主受纳，宜降则和，脾主运化，宜升则健，脾气下陷固病，即使不陷，气滞不运，已属有病；胃气上逆固病，即使不逆，但不通降，亦须调治。"

在临床诊治中，其主张外感祛邪亦处处照顾胃气，邪势既衰，则应尽早恢复胃气；对内伤诸病，更要着眼脾胃，分清主次、轻重、缓急，妥为调治，用药则反对滥施攻伐或滞补，以免损伤胃气。其认为医者所处之方药，均需照顾胃气，虚损病尤应注意。故用滋腻药时需加木香、砂仁、陈皮醒胃和中。应用苦寒之剂切勿过量，中病即止，且须药食调和，毋使损伤胃气。调补脾胃，多以平补、运补取胜，而不恃峻补图近功。其认为脾虚所致泄泻、腹胀、痰湿、食少等症，多由运化无力，脾精不散、湿邪困中所致，治疗重在甘平助运，脾得健运则湿化气行。如一味甘腻壅补，反碍气机，助湿生满。故五味异功散、香砂六君子汤、行健汤（黄芪、人参、茯苓、白术、甘草、当归、白芍、陈皮、砂仁、木香、青蒿、料豆、大枣、姜）等为其调理脾胃的常用方。

张泽生教授治疗脾胃病，用药轻灵，处方轻清简约，方药醇正，处方不过八九味药，一般不超过 12 味，认为药味过多则庞杂，不能切中病所，反而互相牵扯无功。每味药用量亦不宜太重，否则药过病所，反伤胃气。张泽生教授同样非常重视引经药的应用，尤其是在治疗泄泻、痢疾等疾病中，轻者或用荷叶一角，行其升提之功。在论治虚劳时主张另以荷叶、陈仓米为引，健胃升清。在治疗泄泻脾虚夹湿证中，配以荷叶芳香醒胃，鼓舞胃中清气上升，以增强食欲和消化之功能，补中寓消，消补兼施，补而不滞。在治疗食道癌、胃癌属脾肾阳衰证者，见大便泄泻则用荷叶包赤石脂入煎。

脾以健运为常，胃以通降为顺，脾德敦厚，不运则壅，张老认为：调治脾胃的目的在于恢复脾胃的纳运机能，脾虚宜补，然壅补则有碍脾气升发，反致虚不受补；再则中虚旋运无力可见气滞，中虚运化不及可生痰湿，久病中虚，水谷不充，营虚脉涩可使中虚血滞。故张老调治脾胃时注意补而兼通，补而不壅，通而不耗。在使用甘温之味参、术、草的同时，常佐陈皮、木香、佛手、香橼皮等行气之品。尤其是木香，张老认为此药平稳，能调诸经之气，便溏者，煨熟用之尤宜。对中虚运迟，饮食不化，气滞痰凝而致的脘痞、腹胀、大便溏泄或不爽者，常以枳术丸加减治之。张老云：白术健脾，兼去痰湿，枳实苦降，消痞除积，更有荷叶芳香醒胃，引清气上升，增强运化之能。见呕者常加苏梗、生姜；脘胀者，益香砂；苔厚腻时以苍术易白术；夹表湿，用茅术；嗜酒者常佐枳椇子、葛花，解酒化湿。对中虚营弱，脉涩血滞者投以归芍六君子汤。当归为血中气药，芍药和阴止痛，共奏益气调营，柔肝安脾之功。若见中虚证兼脘胀刺痛，舌紫者，常佐五灵脂、九香虫，行气祛瘀，补中兼通，补而不滞。重视脾运，当重脾胃升降。《素问·阴阳应象大论》云："清气在下，则生飧泄。"若为湿浊内阻，清阳不升，水谷并趋，泄泻如水，张老多以四苓散加荷叶、防风、葛根，升举清阳，分利湿浊，祛风胜湿，水泄自已。若久病脾虚气陷，久泄、久痢，或兼虚胀，腹部气坠，或为脱肛，内脏脱垂，每以补中益气汤加葛根或升阳益胃汤升举中气。张老云：脾虚气馁，中气下陷，若纯用参、术、草守补而致中焦气滞，以升补兼施，使脾复正位，清气一升，浊气下降，旋运自复。如于某，男，38 岁。下利二载，时发时止，甚至三五日利下一次，便夹白色泡沫，肛门下坠，腹痛隐隐，舌质暗红，脉沉细，从久痢伤中，脾虚气陷，余邪留滞肠腑治之。方以太子参、白芍、焦楂炭、石榴皮、炒白术各 9 克，青升麻、炮姜炭、煨木香、乌梅炭、炙甘草各 3 克，广陈皮 5 克，益气升清，兼清余蕴。五剂药后痢止，再以调理脾胃巩固而愈。

此外，张泽生教授还非常重视温补脾肾和养护气阴，认为"肾阳一振，脾运始复，脾肾无恙，气血生化有源，乃治本之法也"。治疗肠结核中虚气陷证，用炮姜温阳，加升麻升清，增肉苁蓉、黑芝麻濡润，集温阳、升补、温润于一体。

胃为阳土，喜润恶燥。或为久病，胃阴受损，或为热病后期，津液受灼，胃阴不足，濡润失司，则见胃脘隐痛或灼痛，嘈杂似饥，口干便结，舌红少苔，脉象细数。张老常以沙参麦冬汤、益胃汤加减治之，选用沙参、麦冬、石斛、生地等甘凉流通之品，口渴者加芦根、天花粉清养生津；舌红无苔，虚气上逆，食入恶心，加入荷叶、陈仓米、生熟谷芽，另用冬瓜火腿汤煨服，养胃阴，调中气，降虚逆；久病胃阴枯槁，胃脘灼痛，杳不思食，或食入即吐，大肉瘦削，舌红无苔，以梨、藕、牛乳、麦冬、荸荠、甘蔗、芦根汁频频呷服，濡之润之；若见气阴两伤，面色无华，神疲乏力，舌暗红少苔者，常以太子参、生白术、生山药、扁豆、稆豆衣等甘温而不燥，柔养而不腻之味。治疗胃癌气阴两虚证时，注重养护胃阴，阴伤明显加北沙参、麦冬、石斛等。重视顾护胃气，在选择抗癌的中草药时，用二三味即可，因为具有抗癌作用的中草药多是苦寒之品，味苦易伤胃气，故不宜过多。治疗消渴病应处处注意护阴，切忌乱投温补香燥之品，以免伤阴劫液，加重病情。当证见气阴两伤，必须加用党参、白术、黄芪、山药、薏苡仁时，都主张生用，既能补脾渗湿，又不致伤阴。

张泽生教授还注重食疗。尝谓:"药物可治病,而正气未复者,还需谷肉果菜以调之。胃旺能食者,可用血肉有情之品。若食减、便溏、欲呕者,当以健中为急,后议食补。如胃气虚弱,气滞不运,不思纳谷者,通常嘱以生姜切片,用白糖渍之。放置饭锅上九蒸,再于阳光下九晒,加入煎剂服之,可使胃气冲和,纳谷增加。另糯稻根须亦有养胃之功,若病后虚弱,胃纳不振,动辄易汗者常用之。"

(2)颜正华脾胃证治学术思想与临床经验

颜正华教授 1920 年 2 月出生于江苏丹阳,1934 年拜同邑儒医戴雨三习医,1937 年师从马培之再传弟子杨博良。20 岁时独立应诊,悬壶济世。从事中医药工作 70 余年,执教近 60 年,学验俱丰,擅治内科杂病,推崇"脾胃为后天之本,气血生化之源"之说。临证中注重调护脾胃,将调护脾胃思想贯穿于诊治疾病的全过程。

首先,颜正华教授诊察疾病必询问与脾胃相关之情况,如纳食多少,有无嗳气吞酸,胃中是否有灼热嘈杂感,喜热食或喜凉食,食后是否腹胀,既往是否患过胃肠疾患等,以此作为辨证立法的重要参考。

其次,辨证立法不忘脾胃,治疗疾病,不论其属内伤或外感,性质之寒热、虚实,均要辨析疾病之发生发展是否与脾胃相关。对于久病不愈而体弱者,脾胃或多或少均有损伤,辨证立法尤当重视脾胃。

再者,遣药组方考虑脾胃,即临证用药时时顾护脾胃。颜正华教授认为,脾胃功能是否正常直接关系到药物的吸收及疗效的发挥。

若脾胃功能正常，则药物易被充分吸收，可达预期疗效；若脾胃功能紊乱，则预期疗效难以达到。有鉴于此，颜正华教授在临证遣药组方时，但凡见兼有脾胃疾患者，必于方中加入调理脾胃之品。若所兼脾胃之疾较轻，不影响对主证的治疗，则于处方中稍加调理脾胃之品，所用之药最多不过三味，用量一般为常量的 2/3，且药性多平和。若所兼脾胃不适情况较为严重，颜正华教授会先以调理脾胃为主，兼疗他疾，甚或先以专调脾胃为治，投以大量调理脾胃之品。即便是脾胃功能正常者，颜教授在用药时也十分谨慎，极少应用大剂量苦寒或伤胃之品，以免因误用、过用、滥用药物而损伤脾胃。

颜正华教授认为胃脘痛的基本病机是脾胃升降失常，气血瘀滞不行，即"不通则痛"。辨证时关键在于把握"气、血、寒、热、虚、实"六个要点，并结合患者发病之缓急，全面准确判断疾病性质与特征。具体而言可分为 3 方面：①辨气血：即辨别疾病病位在气或在血。一般而言，初病在气，久病入血。病在气分以胀痛、窜痛、时作时止、受情绪变化影响明显为特点；病在血分则多为持续性刺痛、痛处固定，夜间为甚，纳后加重，舌质紫暗。②辨虚实：新病者多体实，症见疼痛拒按，食后痛甚，腹胀便秘，属邪实正不虚；反之，久病者，痛喜温喜按，饥饿时痛甚，多为正气已伤的虚证。③辨寒热：如满痛拒按、纳呆、喜温暖为寒客胃腑；若疼痛喜温喜按，遇冷加剧为虚寒；若伴烦渴、喜冷恶热，小便赤黄，大便秘结，苔黄少津，脉弦数，多为胃中实火或郁火犯胃之热证。

颜教授同时认为，胃脘痛虽变化多端，却总以虚实为纲，治疗不外补泻两途，补泻之中兼参寒热缓急。寒者散寒，停食者消食，气滞者理气，热郁者泄热，血瘀者化瘀，阴虚者益胃养阴，阳弱者温运脾阳。具体可分为以下 7 个证型进行论治：

肝气犯胃型：症见胃脘窜痛，嗳气，苔白，脉弦，痛感易受情绪变化影响。治以疏肝理气。常用香苏饮、柴胡疏肝散加减。气郁化热者可加金铃子散；反酸烧心者可加左金丸；便秘者可酌用当归、郁李仁、火麻仁、全瓜蒌、决明子；嗳气重者可酌选代赭石、旋覆花；纳呆者可用麦芽、谷芽、神曲、山楂；气窜痛兼胀闷甚者可选用佛手、绿萼梅等；肝郁化火者，可用化肝煎、加味逍遥合左金丸、金铃子散；热伤胃阴者可用六味地黄丸加减或以滋水清肝饮化裁。

胃络瘀阻型：症见痛有定处，日久、食后加重，夜甚，舌质暗，舌下静脉曲张，脉涩。治以活血通络，化瘀行气，用丹参饮合失笑散加减。痛甚者加乌药、香附、延胡索；大便秘结者用大黄；呕血者加白及、蒲黄炭。

寒邪伤胃型：症见胃痛暴作，恶寒喜暖，得温则痛减，遇寒则痛增，喜热饮，苔薄白，脉弦紧。治以温胃散寒。方选良附丸加减，亦可加干姜、吴茱萸暖胃散寒；夹食积者以神曲、鸡内金加减；夹气滞者可选用青陈皮、枳壳。

饮食失节型：症见嗳腐、呕吐、纳呆、打呃、大便不畅、口中黏腻，苔厚垢，脉滑。治以消食导滞，和胃止痛。常选用保和丸、枳实导滞丸加减，胀甚者加大腹皮、厚朴等；积而化热者加黄连、连翘；运化失职者用白术、茯苓；便结者用大黄、槟榔。

湿热阻胃型：症见胃脘痞满、口中黏腻、苔黄厚腻、肛门灼热、脉弦滑。治以化湿清热和胃。常用半夏泻心汤加减，湿重者重用半夏、干姜；热甚者重用黄芩、黄连；痞满甚加用厚朴、大腹皮、泽泻。

脾胃虚寒型：症见胃痛日久，以隐痛为主，喜暖喜按，口泛清水、纳差、疲乏、大便溏薄、舌淡苔白、脉弱。治以温阳益气健中。常用黄芪建中汤加减，寒甚者加良附丸，吞酸者去饴糖加黄连、吴茱萸。

阴伤津亏型：症见胃痛隐隐，口燥（渴）咽干，大便干结，五心烦热，舌红少苔，津少，呃逆，纳后不适感加重。治以养阴和胃。常用益胃汤、一贯煎加减治疗。津伤重者加芦根、生地黄、玉竹；泛酸者加煅瓦楞子；痛甚用芍药甘草汤；纳差甚加陈皮、谷芽、麦芽等。（《颜正华胃脘痛治验举隅》，载于《中华中医药杂志》2009年第12期）

（二）颜氏内科

1. 颜氏内科源于孟河医派马家

孟河四大家之一的马培之在家乡治病济世，医声远扬。其一方面撰写医著与医案，另一方面则收徒授业，培养了许多弟子。颜氏内科创始人颜亦鲁先生师从丹阳名医贺季衡，而贺季衡为马培之高徒，因此颜氏内科发源于孟河医派马氏一支。

2. 颜氏内科的形成和发展

颜氏内科由颜亦鲁开创，迄今已有百年历史。百年来承袭融会贯通、继承创新的精神，对中医理论与临床实践进行探索，医技精湛，代代相传，在江浙沪一带渐成影响，已经成为海派中医的主要流派之一。

颜氏内科第二代传人颜德馨教授为首届国医大师。幼承家学，又于上海中国医学院从学于郭柏良、秦伯未、盛心如、许半龙、吴克潜等名医大家，毕业后在沪上行医七十余载，提出"气为百病之长，血为百病之胎"的气血理论，创立"衡法"治则，医治了众多疑难杂症，逐渐形成鲜明的颜氏内科特色。颜乾麟、颜新为颜德馨儿女，作为颜氏第三代传人，深受家学熏陶，长期从事中医理论和临床研究工作，成绩斐然，2007年双双获得"全国首届中医传承高徒奖"。另一女儿颜乾珍坚持临证实践，兼任上海颜德馨中医药基金会义诊赠药部主任，颇获声誉。颜氏内科第四代传人颜琼枝，毕业于上海中医药大学，现为上海市第十人民医院中医科医师。

颜氏内科历经百年，除上述嫡系传人外，弟子传人还有胡穗长、胡泉林、陈百先、屠执中、魏铁力、周晓燕、章日初、倪克中、杨志敏、严夏、张琪等近百人。

3. 颜氏内科对孟河医派的传承与创新

中华人民共和国成立后孟河医家在脾胃证治方面有了进一步发展。其中马培之的传人表现尤为突出，作为马培之传人贺季衡的弟子，颜亦鲁和张泽生在临床诊治中都极为重视脾胃，继承和发展了孟河医派用药和缓轻灵的风格，并将这一传统代代相传。颜亦鲁的长子颜德馨教授更是在此基础上提出了气血学说和衡法治则，是对孟河医派脾胃证治学术思想的重要发展。颜德馨的子女续其余绪，进一步完善气血学说和衡法治则学术思想。

颜氏内科在百年传承中既注重对传统的继承，又结合时代发展总结出新的学术思想。如"用药和缓,强调辨证"和"注重脾胃,善运脾气"的学术观点是对孟河医派传统的继承,而"推崇气血,创立衡法",是对脾胃学说的发展和补充。颜氏内科对膏方制订遵循动静结合、通补相兼、重视脾胃、以喜为补的原则,把脾胃学说融入到膏方理论中。

4.颜氏内科的脾胃证治特点

(1) 苍白二术,调补脾胃

颜氏内科治脾胃病常用苍白二术以燥湿健脾,湿去脾自健,脾健湿自化,作用广而用法多。如湿热并重,伤及胃阴者,可与石斛、麦冬、玄参同用;肝阳夹湿,目糊便燥者,可与黑芝麻同用;气虚夹湿者,可与黄芪同用。苍术治耳疾、夜盲症多效,去垢腻苔尤佳;湿温口甜用苍术煎汤代茶饮之;单味白术煎汤治咯血肺痈、小儿疳积、久痢均验;据冬病夏治之义,还以苍白术或苓桂术甘汤防治哮喘。临床上治疗再生障碍性贫血,在双补气血之红参、紫河车、龟鹿二仙胶等方中加入苍白二术,利于药物吸收,促进生化之源,有利病情缓解。故应用苍白二术调治脾胃,不但能治疗本脏的病变,还能治疗他脏病变,确有临床意义。

颜氏内科深谙"治脾胃可安五脏"之至理,认为脾为后天之本,须常顾护,许多疾病可以通过调治脾胃而获效机。且大凡慢性病日久,或年老体衰,或术后体虚,加之长期用药过于克伐,正气不足,脾胃俱弱,此时用药,尤需顾护脾胃之气。如临证对于老年慢性疾病,常用苍白术、陈皮以健运脾胃,且药量宜轻,宁可再剂,不可重剂。

（2）益火生土，重视胃阳

脾胃同居中焦，脾属阴脏，主运化；胃为阳土，主受纳；阴阳相配，升降既济。叶天士提出"胃阴学说"，后世诸多医家承其说重视胃阴却多忽视胃阳之重要性。颜氏内科亦赞同叶天士胃阴之论，临证见禀质木火之体，胃津耗伤，以致嘈杂灼热、胃脘疼痛、口干舌红等症，常用清养胃阴之法，药以酸甘滋润之品，如木瓜、白芍、乌梅、麦冬、石斛、沙参等，口苦加蒲公英、山栀，脘胀加八月札、娑罗子、檀香、麦芽等，清胃而不伤津，理气而不伤阴。颜氏内科虽重视胃阴，亦强调扶助胃阳。

（3）活用妙法，顾护脾胃

颜氏内科认为过投攻伐可致脾土受伤，故在用药时处处注意保护脾胃。临床习用散剂吞服、煎汤代水、内外同治等方法以减轻药物对脾胃的负担。如治疗臌胀用琥珀粉 1 克，沉香粉 0.6 克，肉桂粉 0.3 克，和匀吞服，以通阳利水；鲜稻根 60 克或鲜麦苗 30 克煎汤代水，以和胃气；葫芦 60g 煎汤代水，金钱草 50 克煎汤代水以利水气等用法，意在浓缩药液以护胃气。治疗水肿取栀子 9 克，豆豉 15 克，研末，加葱、盐捣烂成饼，外敷脐部关元穴，以利水通窍；治疗腹胀便秘以莱菔子、枳实、香附、青皮各 15 克，研粗末炒热外敷，有化积导滞功效，用治食积气滞，颇有立竿见影之效。

（三）颜氏内科主要代表人物学术特点

1. 颜亦鲁学术思想之渊源

颜亦鲁（1897—1989），号餐芝。江苏丹阳县人，祖籍山东曲阜，是复圣颜回后裔，颜氏内科创始人。幼承家教，勤读四书五经，少时体质屡弱，善摄生，立志"不为良相便为良医"。先师从舅家名医魏东莱，15岁从学名医贺季衡，九易寒暑，学成后即悬壶丹阳。抗战时全家搬迁上海，早年在上海海宁路、延安东路开业行医，受到沪上居民爱戴，五年后应丹阳乡亲之邀重返家乡执业。1956年奉命调南京，先后担任江苏省中医院内科主任、江苏省肿瘤防治研究所中医科主任。行医六十余载，深入探索中医经典理论，对脾胃学说之研究造诣尤深，提出"脾胃既为后天之本，又为百病之源"的观点。在用药上擅长使用苍术、白术，被誉为"茅白术先生"。擅治内科疑难病证、温病、妇科病等，形成了独到的理论见解，积累了丰富的临床经验，著有《颜氏医丛》六十八卷，可惜日寇侵华时与丹阳旧第尽毁于难。1980年，门下为之整理《餐芝轩医集》一书，备有医案、医话、验方三部分，总结其主要学术思想。

2. 颜亦鲁脾胃论治特色

颜亦鲁先生对脾胃学说深有造诣，倡导"脾胃既为后天之本，又为百病之源"之说。结合六十余年医疗实践，主张脾胃为机体枢纽，脾胃冲和则元气充足，五脏充盈，邪难伤人；反之则正气虚弱，五脏受病，诸恙丛生。临床注重疾病从湿从痰辨证，从脾胃论治。强调贵在健运而不在补益，提出脾健则四脏俱健，而他脏病变皆可从健脾论治，此寓有治本之义，故曰"脾统四脏"。习用健脾益气、升提中气、温中健脾、燥湿健脾、消导健脾等法则治疗多种杂病，左右逢源，颇多效验。用药上擅长发挥苍白二术的效用，认为苍白二术燥湿运脾，湿去脾自健，脾健湿自化，用途广而用法多。如湿温脾瘅者，苍术煎汤代茶；肝阴夹湿，目昏便燥者，苍术合黑芝麻拌炒；痰湿眩晕者，白术、茯苓相配；气虚吐血者，大剂白术煎汤频服；水肿者，峻泻剂内兼用白术；久痢不止者，白术、扁豆、元米同煮粥饮等。在治疗各类虚劳疾病中，常在补益方中加入苍白术，既利于补药吸收，复可促进生化之源，有一举两得之功，故被病家称誉为"茅白术先生"。

其在诊治温病及妇、幼、外科等病证中，亦擅长应用健运脾胃法则，如治温病强调必佐辛开药物。认为湿热之邪不仅是引起暑温、湿温的主因，而且在风温、秋温、冬温、瘟疫中亦时而可见，辛开之品能健运脾胃、宣畅气机、开泄湿热，故势在必用。治胎产病主张健运脾胃、大补气血，认为胎之生长全赖气血养之，若气虚不足以提摄，血亏不足以涵濡，则胎产病即发。习用八珍汤化裁治疗堕胎、难产、死胎、子痫等病证，皆有卓效。

（1）脾胃为后天之本，亦为诸病之源

颜亦鲁先生推崇李东垣"脾胃不足为百病之始"，"大抵脾胃虚弱，阳气不能生长，是春夏之令不行，五脏之气不生"（《脾胃论·脾胃胜衰论》）之说，认为脾胃健运则元气充足，正气内存，邪不能独伤人，反之，脾胃有病，则累及他脏，如肝脾不和、心脾郁结、肺脾两虚、脾肾阳虚等。另外脾胃不足可导致九窍病变，如《素问·通评虚实论》所言："头痛耳鸣，九窍不利，肠胃之所生也。"《灵枢·口问》谓："中气不足，溲便为之变。"因此其倡导内伤杂病之诊治当不离脾胃，曾谓："人可以参天地之干者，莫贵于眠食正常，能食能眠关键在于脾胃。"脾属湿土，喜燥恶湿，得阳始运，宜升则健，治脾宜辛温升阳；胃属阳土，喜润恶燥，得阴始安，宜降则和，治胃宜甘凉濡润。

升清降浊，调理脾胃，使气机通畅是脾胃论治的总原则。临床常用的配伍方法如下：①健脾燥湿法。用于脾虚湿阻证，如慢性肠炎、痛风、高脂血症、盆腔炎等，常用方剂如四君子汤合平胃散。②健脾化痰法。用于脾虚痰滞证，如慢性气管炎、脂肪肝、冠心病、癫痫等，常用方剂如四君子汤合二陈汤。③健脾和胃法。用于脾胃虚弱、气机不畅证，如慢性胃炎、慢性肝炎等，常用方剂如香砂六君子汤、归芍六君子汤。④疏肝和胃法。用于肝气郁结、克伐脾胃证，如慢性胆囊炎、围绝经期综合征等，常用方剂如柴胡疏肝散、逍遥散。⑤滋养胃阴法。用于胃阴不足、虚火上亢证，如心肌炎、高血压、脑动脉硬化等，常用方剂如益胃汤。⑥温中健脾法。用于脾阳不足、湿浊内阻证，如慢性肾炎、小儿消化不良等，常用方剂如附子理中汤、实脾饮。⑦升阳补脾法。用于脾气不足、清阳不升证，如心功能不全、脑梗死等，常用方剂如补中益气汤、调中益气汤。

（2）气机升降出入，脾胃为其枢纽

颜亦鲁先生推崇李东垣"圣人治病，必本四时升降浮沉之理"之说，认为升降出入是人体气机运动的基本形式，各脏腑的生理功能得以正常运行，有赖于气机正常运行，而脾胃同居中焦，为脏腑气机升降出入之枢纽，脾以升为健，以运为和，胃以降为健，以通为和。脾用宜升，胃用宜降。脾升，胃气方能和降通畅，糟粕得以下行；胃降，脾气方能升清不息，水谷精微得以四布，正是脾胃升

降相因，气血津液通畅，脏腑安和，才能使机体处于健康状态。若脾胃气机升降失常，出入无序，升者不升，降者不降，纳而不入，运而不行，诸病随之而生。故《素问·阴阳应象大论》谓："清气在下，则生飧泄；浊气在上，则生䐜胀。"颜亦鲁先生在临床上习用枳术丸、补中益气汤等升清降浊，治疗内伤杂病。枳术丸为张洁古所制，取枳实一两（麸炒黄为度），白术二两，只此二味，荷叶裹，烧饭如丸如绿豆大，每服五六十丸，清汤下。此法取荷叶升清，枳实降浊，白术健运脾胃，一升一降一运，使饮食缓化，不令其伤。李东垣加陈皮一两，名枳术橘丸，治老幼元气衰弱，饮食少进，久服令人多食而不伤。颜亦鲁先生极为赏识枳术丸功效，曾谓其有"君子在堂，小人不得入内"之效。

（3）木动必犯土，治胃先治肝

颜亦鲁先生曾谓："肺主一身之表，肝主一身之里，六淫之感皆从肺入，七情之病必由肝起，肝为万病之贼。"（《颜亦鲁诊余集·学术精华》）脾主运化而升，胃主受纳而降，两者共同行使受纳、消化吸收功能，但也需肝之疏泄配合，才能升降有序。肝气不和，首犯脾胃，故其主张"木动必犯土，治胃先治肝"。肝气不和有太过和不及之区别，肝气太过谓之肝气横逆，表现为胸胁、乳房胀痛，胸闷不适，胃脘胀痛，食之尤甚，泛恶吐酸，嗳气为快，伴心烦易怒等症。肝气横逆犯胃，胃脘胀痛，每取左金丸泄肝和胃，甚则取越桃散出入治之。颜亦鲁谓："古方治年久胃痛多以山栀为向导，旨意深远，民间单方治年久胃痛渐有热象者，用生山栀十五只，连壳炒焦，与川芎三克，生姜汁五滴，水煎服，临床用之能使胃痛迅速缓解。"

(《颜亦鲁诊余集·学术精华》)

肝气不及谓之肝气郁结。肝郁滞脾表现为腹痛泄泻，泻后痛缓，大便溏薄，纳谷不馨，伴有郁郁寡欢，时喜太息等症。多取痛泻要方出入培土抑木，升清降浊。颜亦鲁先生曾治刘某，呕吐腹痛，便泻频频，脉细滑，舌淡苔薄，证为肝木犯土，药用旋覆花、白豆蔻、青皮、陈皮、公丁香、六和曲、茯苓、广木香、左金丸、吴茱萸拌炒白芍、姜半夏、生姜、红枣，药后吐止泻停，腹痛消失。

（4）痰湿为患，理气为先

脾胃与痰湿的形成关系密切。脾胃功能失调，水液代谢障碍，津液停聚凝结，质地稠厚为痰，清而稀薄为湿。颜亦鲁先生认为湿痰为患，上至颠顶，下至涌泉，随气升降，周身内外皆到，五脏六腑俱有。其症状多端，为咳，为喘，为呕，为泄，为眩晕，为怔忡，为胸痞，为脘胀，为腹痛，为癃闭，未有不由痰湿所致。治疗痰湿之法，必健脾胃。

健脾之法，首在调理脾胃气机。宋·严用和《济生方·痰饮论治》谓："人之气道贵乎顺，顺者津液流通，绝无痰饮之患。"马培之谓："脾失健运，水谷精微悉归痰饮。"颜亦鲁先生诊治外感内伤及外科、喉科诸病，凡有痰湿之邪，必佐理气健脾之药。外感发热夹有湿邪者，每佐四磨汤，药用青皮、枳实、槟榔、沉香，开水磨汁，用煎剂过口先下；内伤痰湿为患者，则佐以枳术丸、平胃散之类，以健脾理气，有事半功倍的效果。外科湿热内发，则辅以赤苓、白术、薏苡仁、泽泻等清化湿热。喉科痰火甚者，每佐杏仁、桔梗、陈皮于清解方中以调气化痰。

3. 颜德馨学术思想之渊源

颜德馨先生，1920 年出生于江苏丹阳颜氏老宅。父亲颜亦鲁为当地名医，母亲汪兰珠系出名门。家庭在道德规范上带有浓重儒家思想，而在思想意识上又接受了西方文明的影响，是典型的诗礼传家和新旧兼容。"无平不陂，无德不复"（颜氏家训语）是颜德馨先生生平思想的宗脉，也是其形成"衡法"理论的原始。颜德馨先生深受其父颜亦鲁先生的影响，早年亲眼目睹了父亲拯救垂危的高明医术，坚定了其一生为中医事业奋斗的决心。而"脾统四脏"的学说也影响了其一生。颜德馨先生 1935 年进入上海中国医学院学习，系统接受中医药专业教育，从此博采众家，视野大开。颜德馨先生回顾自己的行医历程，认为要实现良医济世救人的愿望，必须具备广博的知识，否则只能是一句空话。在医话《医之医》中记录了其跟师学习的一段往事："当时上海名医程门雪、盛心如被誉为医之医，乐为青年学子析疑解难。余年轻时曾治一大咯血患者，盈盆盈碗，经投犀角地黄汤而不效，意颇惶惑，思索再三而不得解，遂求教于盛心如。盛先生云：可于方中加生军三钱，当愈。投药果然效如桴鼓。一药之师，感德不忘。"从此颜德馨先生跟诊学习更是孜孜不倦，曾跟随徐小圃、祝味菊、章次公、秦伯未、盛心如、单养和等各科名医抄方，博采众大家之长，奠定了其后来善任内外大小方脉的基础。在抄方过程中，其认为各家各有所长，自成特色，但"接受在我，应用在我，变化亦在我"，并非单纯、机械地抄方，而是以自身为主体，择善而取之。

颜德馨先生还广泛阅读与医学有关的各种书籍，包括笔记小说、民间传说，无不搜求。至于《内》《难》等经典著作，更是刻苦钻研，对于其他古典医著，如医案、医话等也都广泛浏览。古代医学家中，颜德馨先生尤其推崇张从正、张景岳、叶天士、王清任等医家。如其赞赏张景岳所立"阳非有余，真阴不足"之论，此为其重视阳气学术思想形成之源泉。同时亦佩服叶天士好学之心，叶氏十年之内从师十七人，创立卫气营血辨证方法，终成一代宗师。颜德馨在临证中大量吸取了王清任的活血化瘀思想，成为当代以善用调气活血法则而著称于世的著名中医学家。

4.颜德馨脾胃论治特色

（1）重视气血

①气血病变是临床辨证的基础：气血是维持人体正常生命活动的重要物质，同时气血失调也是各种疾病的病理基础，脏腑经络的病理变化无不影响气血，内外妇儿临床各科的病证无不涉及气血。因此，颜德馨先生认为气血病理变化在八纲、卫气营血、脏腑等辨证方法中，占首要地位。

中医辨证核心是"八纲辨证"，八纲之中，虽无气血两字，但气血内容确尽贯于八纲之中。八纲辨证的总纲是阴阳，人体在正常生理状态中，阴阳双方保持相对平衡，如出现一方偏衰，或一方偏亢，就会出现病理状态。而气血是人体阴阳的主要物质基础，气血正平，则阴阳平衡，疾患消除。表里辨证与气血关系也极为密切，表证辨证多宗"卫气营血辨证"，而卫属气，营属血；里证不外乎脏腑病变，而脏腑病多与气血相关。虚实辨证更不能舍气血而言虚实，不论何种虚证，多兼有气虚或血虚，不论何种实证，皆与气血瘀滞有关。寒热辨证是两种性质绝对相反的病变，但寒热病变均直接影响气血的正常生化功能，热则煎熬气血，寒则凝涩气血，而气血的寒热病变又直接反映到体征或症状的寒证与热证。故颜德馨先生认为气血病变是临床辨证的基础，也是脾胃病的辨证基础。

②气血不和，百病乃变化而生：疾病不论来自何方，首先均干扰气血的正常功能，而使之紊乱，以致阴阳失去平衡协调，经脉瘀阻不通，气血循行失常。不论是器质性疾病，或是功能性疾病，均以气血为枢纽。气血通畅不仅反映机体的精、气、血、津液的充盈健旺，也表明脏腑组织生理功能的正常，气血冲和，百病不生，一旦气滞血凝，脏腑经脉失其所养，功能失常，疾病即随之而起。因此，在诊治脾胃病时，必须重视气血流畅这个重要环节。

颜德馨先生根据《素问·举痛论》"百病生于气"的理论，曾提出"气为百病之长"之说。气为一身之主，升降出入，周流全身，以温煦内外，使脏腑经络、四肢百骸得以正常活动。若劳倦过度，或情志失调，或六淫外袭，或饮食失节，均可使气机失常，而出现气滞、气逆、气陷等病理状态。气机升降失常也是导致痰饮、瘀血等病理产物内生的根本原因。血液的流行有赖于气的推动，即所谓"气为血帅"；津液的输布和排泄，有赖于气的升降出入运动，即所谓"气能生津"。气机一旦失常，即可产生瘀血、痰饮等病变。气血是疾病发展的两个阶段。邪之伤人，始而伤气，继而伤血，或因邪盛，或因正虚，或因失治、误治，邪气久恋不去，必然伏于血分。

总之，各种疾病的发病情况和病理变化虽然种种不一，但其病变大多涉及气血，由于气血失和可产生多种病变，因此气血失和是机体病变和脏腑失调的集中病理反映，它与任何一脏一腑的病理变化都有联系，气血失和，循行受阻则会导致脏腑功能紊乱，进而出现功能低下和病理障碍，所以从气血角度辨证，可以把握疾病的整体病机，通过疏通调和气血就可调整脏腑功能活动，使其从病理状态转至正常生理状态，从而达到治愈疾病的目的。

③久病必有瘀，怪病必有瘀：脾胃病日久大多表现为寒热错杂，虚实并见，邪正混杂，而其病机则均涉及气血。颜德馨先生根据久病病程缠绵、病因复杂、症状怪异多变的特点，提出"久病必有瘀，怪病必有瘀"之病机论点，无论外感六淫之邪，内伤七情之气，初病气结在经，久病血伤入络，导致气滞血瘀，故瘀血一证，久病多于新病，疑难病多于常见病。在脾胃病论治中亦然。

久发、频发之病从瘀。病时轻时重，时发时止，年久不愈的沉疴、顽症、痼疾等当从瘀论治。初病在气，久病入络是病变发展的规律，病情缠延不愈，反复发作，导致体内气血流行受阻，脉络中必有瘀凝。

奇症怪病从瘀。奇症怪病之症无定候，无病位，忽痛忽痒，时上时下，幻听幻视，或有不可名状之苦，其因不可究，既无色诊可查，又无脉症可辨，皆可从瘀论治。多因六淫七情，引起气机逆乱，气血乖违；或因失治、误治、病久影响生化之源而致血瘀；或因胎孕产后、外伤等原因导致瘀血停滞，气机失宣，郁滞脉络，着而不去，最终形成难治之证。

久虚羸瘦从瘀。五劳七伤，消耗气血引起极度消瘦虚弱的慢性病谓之久虚羸瘦，表现为肌肉消瘦，饮食减少，面色㿠白，心悸神疲，四肢乏力，或寒或热，或肌肤甲错，面色黧黑，久虚羸瘦。正气不足，推血无力，体内必有瘀血内潜，亦可从瘀论治。

久积从瘀。癥积久而不消，多由瘀血内结所致。不论寒积、水积、气积、痰积、湿积，积久则碍气阻血，气血不行，瘀从中生，久积为瘀，久瘀必结，久而为肿为瘤，故久积不愈当从瘀论治。

常法论治不效者从瘀。脾胃病以常法论治，百药不效者，当从瘀论治。此类病证多由气血乖违，机体功能紊乱，以致寒热夹杂，虚实互见，故而攻之无效，补之无益，唯有疏其血气，令气血条达，方能奏效。

④疏其血气，令其条达，而致和平：论治以"疏其血气，令其条达，而致和平"（《素问·至真要大论》）为大法。调气活血法能够疏通脏腑血气，使血流畅通，气机升降有度，从而祛除各种致病因子。因此对脾胃病的治疗有着积极意义。实践证明，活血化瘀法对多种疾病有着较为满意的疗效，其中包括慢性胃炎、溃疡性结肠炎、胃脘疼痛等多种脾胃病。

清代程国彭《医学心悟》提出了汗、吐、下、和、温、清、消、补八种治疗法则。但沿袭迄今，中医的治疗学已有很大进展，"八法"已不能包括中医学所有的治法。颜德馨先生认为瘀血是产生气血不和的重要因素，血液循经而行，环流不息，周而复始，濡养全身，若因各种原因（气滞、寒邪、热邪、出血、外伤、久病、生活失宜等）而出现血行不畅，或血液瘀滞，或血不循经而外溢，均可形成血瘀。瘀阻脉道内外，既可影响血液正常流行，又可干扰气机升降出入，以致机体阴阳气血失衡，疾病丛生。调气活血化瘀法能够疏通气血，调整阴阳，平衡气血，其作用已远远超过"通行血脉，消除瘀血"的含义，既不是"攻法"，又有异于"补法""和法"等，所以称其为"衡法"。所谓衡者，具有平衡和权衡之义，能较全面达到疏通气血、平衡阴阳的作用。衡法的具体实施，以多种调气和血药物组合而成，形成一个治法全面丰富的系统，能够调畅气血，平衡阴阳，发挥扶正祛邪、固本清源的作用，适用于阴、阳、表、里、虚、实、寒、热等多种疾病。

（2）重视脾胃阴阳

①温胃阳当釜底加薪：胃为阳土，多气多血，故有阳明阳脏之称。胃为水谷之海，日以纳食消谷为职，故凡饮食生冷，水湿内停，多伤胃阳。诸多医家常常注重胃阴而忽视胃阳，《素问·生气通天论》有"阳气者，若天与日，失其所则折寿而不彰"之论，颜老宗《内经》之旨，尝谓："五脏六腑皆分阴阳，独胃腑无阳乎？"临床十分重视胃阳之作用，凡见水谷积滞胃腑，阻遏不通所致的反胃、恶心呕吐、泛酸诸症，多责之于胃阳不振、浊阴潜踞。用药非温而通者，不得复其阳，非通而走者不能祛其寒，法当釜底加薪，温通胃阳，喜用附子、荜澄茄、荜茇、吴茱萸、公丁香、半夏、茯苓、枳壳、川朴等品。

②养胃阴宜酸甘滋润：叶天士《临证指南医案·卷三·脾胃》谓："太阴湿土，得阳始运。阳明阳土，得阴自安。以脾喜刚燥，胃喜柔润也。"张仲景急下存阴，治在胃；东垣大升阳气，治在脾。清代名医叶天士阐发先贤之论，认为胃主承纳下降，以通为用，故凡辛香刚燥之品，非胃所宜，即理中、平胃之属，四君、异功等方，

竟为治脾之药，辛香伤胃，呆钝守中，非胃腑宜通之法。故创立治胃"宜凉、宜润、宜降、宜通"之大法，使脾胃学说更趋完备。颜老对叶氏"养胃阴"之说颇为赞同。临证见禀质木火之体，胃津耗伤，以致嘈杂灼热、胃脘疼痛、口干舌红等症，常用清养胃阴之法，药以酸甘滋润之品，如木瓜、白芍、乌梅、麦冬、石斛、沙参等。口苦加蒲公英、山栀；脘胀加八月札、娑罗子、檀香、麦芽等，清胃而不伤津，理气而不伤阴。即叶天士《临证指南医案·卷三·脾胃》所谓："胃宜降则和者，非用辛开苦降，亦非苦寒下夺，以损胃气。不过甘平，或甘凉濡润，以养胃阴，则津液来复，使之通降而已矣。"

③温脾阳应重升清：脾为太阴阴脏，职司运化，喜燥恶湿。故凡寒湿外受或阳衰寒湿内生，每致太阴之阳受伤，不能运布中阳，俾阴寒窃踞、中焦滞钝，而见湿邪壅塞、阳失斡旋之证，常见腹胀纳减，便溏形寒，肢冷面㿠，舌淡脉细等症，甚则脾不统血而为黑便。颜老认为治脾之药宜动、宜刚则运，大忌阴腻静药。喜用附子理中、建中、黄土等方。同时认为，脾胃同居中州，是升降运动之枢纽，脾虚则清气不得升发，浊气凝滞下降。临床当遵李东垣"升阳"之法，喜以升麻、苍术同用，以升麻之轻而味之薄者，引脾胃之气上腾，复其本位，便能升浮行生长之令。常配半夏、白术、茯苓、陈皮等品，胀甚则加檀香、砂仁、麦芽、枳壳等。

④滋脾阴须助生化：脾阴之说，历代医家较少论及。颜德馨先生认为脾为太阴之脏，藏精气而不泻，多脂多液。脾主运化，为胃行其津液，重在生化。故凡脾体本虚，胃强脾弱，胃火灼盛，耗伤

脾阴，或老年肠燥，产后体虚，皆使脾气不得敷津，失其转输之能，而致脾失滋润之性，即为脾阴亏损。脾阴一亏，则见消渴、中脘嘈杂、大便秘结、舌红脉细等症，如《周慎斋遗书·卷九·渴》云："盖食多不饱，饮多不止渴，脾阴不足也。"由于脾阴、胃阴彼此渗透，多难分别，然脾阴亏损多由内伤所致，胃阴不足多系热伤津液，故治胃偏于清热生津，治脾则当养阴和营。颜德馨先生喜用富含脂液之品，如苁蓉、首乌、白芍、当归、杞子、麻仁等，且认为滋阴诸药虽可补其阴液，但不能助其生化，唯有加入白术一味，以滋其化源，才是治本之法，此即颜老常谓"补脾不如健脾，健脾不如运脾"之意，《周慎斋遗书·卷九·渴》"专补脾阴之不足，用参苓白术散米糊丸服"之法亦是此意。

（3）脾统四脏

颜德馨先生临床善于运用"脾统四脏"学说，疗效卓著。

①脾统四脏，以滋化源：脾胃为水谷之海，气血生化之源，人体脏腑组织功能活动皆依赖脾胃。《灵枢·五味》云："胃者，五脏六腑之海，水谷皆入于胃，五脏六腑皆禀气于胃。"沈金鳌在《杂病源流犀烛·脾病源流》中关于"脾统四脏，脾有病，必波及之，四脏有病，亦必有待养脾，故脾气充，四脏皆赖煦育，脾气绝，四脏安能不病……凡治四脏者，安可不养脾哉"的论述，总结了脾与其他脏腑之间的密切关系，强调了调治脾胃的重要性。脾胃是机体之枢纽，脾健则四脏皆健，脾衰则四脏亦衰。因此，他脏病变，可从脾论治，寓有治本之义。

②痰湿水饮，责之于脾：痰饮水湿为患，随其侵犯部位不一，

有多种多样的临床表现，凡咳、喘、呕、恶、悸、眩、胀、痛、满、癫、瘿、麻木、偏瘫、痹痛、腹泻、不孕、不育等五脏六腑之病，皆可因痰饮水湿而引起。近人何廉臣氏将痰湿分为痰晕、痰厥、痰胀、痰结、痰喘、痰哮、痰燥、痰串、痰泣、痰膈等十类，亦提示其发病之广泛性。《素问·至真要大论》云："诸湿肿满，皆属于脾。"明代医家李中梓《医宗必读·痰饮》谓："脾为生痰之源。"因而，通过调运脾胃，祛除痰饮水湿，从而达到治疗他脏的疾病，是"脾统四脏"理论在临床应用上的一个重要方面。

③从脾论治，灵活化裁：脾统四脏，说明了脏腑之间的密切关系。脾病波及四脏，四脏有病，亦波及脾，故临床有心脾、肺脾、肝脾、脾肾同病等病证。从脾论治，灵活化裁，确具疗效。

健脾益气法：适用于脾虚气弱所致病证，如胃肠功能减退，消化不良及各种慢性消耗性疾病，宜用香砂六君汤、四君子汤等。

升提中气法：适用于脾虚气陷所致病证，如内脏下垂、子宫脱垂、脱肛、重症肌无力等，宜用补中益气汤等。

温中健脾法：适用于阳气虚损，脾失健运所致病证，如慢性肾炎、小儿单纯性泄泻、疳积等，宜用实脾饮、附子理中汤等。

补益心脾法：适用于心脾两虚，气血不足所致病证，如神经衰弱、贫血、月经过多、便血及血小板减少性紫癜等，宜用归脾汤等。

温补脾肾法：适用于脾肾两虚所致病证，如五更泻、慢性肠炎、溃疡性结肠炎等，宜用右归丸、四神丸等。

燥湿健脾法：适用于脾虚湿阻所致病证，如慢性胃炎、妇人带下及慢性湿疹等，宜用平胃散加味。

健脾化痰法：适用于脾虚有痰所致病证，如慢性支气管炎、迁延性肝炎、小儿癫痫等，宜用二陈合四君子汤等。

清热和胃法：适用于肝郁化火所致病证，如胃炎、肝炎、牙痛、糖尿病、小儿暑热症等，宜用左金丸、竹叶石膏汤等。

消食导滞法：适用于食积内停所致病证，如慢性胃炎、消化不良、泄泻等，宜用保和丸等。

益气开窍法：适用于脾气不足，空窍不通所致病证，如耳聋耳鸣、鼻塞、眩晕、呃逆等，宜用益气聪明汤、通气散。

升阳化瘀法：适用于气虚血瘀，脾阳不升所致病证，如头痛、腹泻、冠心病、肾结石等，宜用通窍活血汤、桃红四物汤。

升清降浊法：适用于脾胃失常，清浊不分所致病证，如呕吐、胸闷、脘痞、肠鸣、下利等，宜用半夏泻心汤。

附：湿论

一、湿之本质

余观今之医家处方，动辄以"湿"为一时普通疾患之病源，或有人疑而问之曰："此湿也，抑有形之物质乎？抑无形之气体乎？其究为何物也？"医者总鲜有使人满意之答复，余因之穷究各书，叩诸师长，得少有端倪，文而论之，不敢云为心得，不过纳古今之说而已！

夫湿也，《素问·阴阳应象大论》曰"中央生湿"，《素问·气交变大论》曰"岁土太过，雨湿流行"。细味此经文句，则湿之由来，与湿之何物可以明矣。盖天际所下者，雨、露、雾为最多，地面所容积者，水土之部分最大，必以地气上而为云，始斯天气降而为雨，空气中含多量之水分弥漫于两者之间，即今之医家难释之湿也。考湿之主令时期，始于夏至之前，至交大暑之日，前人有谓夏天乃四时中最热之候，即为一年中多湿之时，故创说为"暑必夹湿"云云。近医为辨，谓"中央属土"者，乃以五行配五方，必赖土居间，以贯通四行，循环时序，似不能泥守"中央生湿"之义，而认定溽暑之时，即为盛湿之际，当暑天河海受烈日直射，蒸腾之水分固多，而气中之湿，必不胜其烈焰变换之消耗，其理殊是，唯暑之与湿，形质上易于联系，有暑者不难感湿，有湿者甚易受暑，外暑蒸动内湿，二气交通，因而致发暑湿，亦属至情确理，似不能拘守一说也，再待文暑湿条论之。

雨水露雾，乃为生湿之源，湿气之轻重，系于雨水露雾之多少，以黄梅时节为盛湿之际，确为此论，观该时病症之偏，即足证此论不诬。尤以居处乡村之土屋茅庐者，最易闹湿，有宿疾者则引而作发，健康者倦怠惧劳，固亦不仅乡村，任何地段任何人士，其感觉不相异同，不过轻重而异矣。

二、湿之致病

前言之矣，在天之湿，雨露雾是也，在天者本乎气，故见中表之营卫。在地之湿，泥水是也，在地者本乎形，故先伤肌肉筋骨血脉。又有饮食之湿者，胃为水谷之海，故伤于脾胃。汗液之湿，由腠理皮毛而伤及太阳经。阳盛则火胜，化为湿热，阴盛则水胜，化为寒湿，湿之感人恒由口、鼻、皮毛而入，其致病之故，每因空腹过饥，而受雾露之侵淫，雨露之洒沾，或居洼地，或处海滨，或行远涉川，或汗出而浴，此类之湿，均由外感；如好饮酒茶，及多嗜瓜果者，其湿则自内生。湿由外感者，其病多在躯表；湿自内生者，其病多在中焦；病者以躯表为轻，而以中焦较重。经云，伤于湿者，下先受之。言地湿之中人，先中于履地之足然后渐及于上者也。曰湿流关节，言地湿之中人，流入四肢百节，犹未入脏腑者也。曰阴受湿气，言地湿之中人，已入于太阴脾土，未入于阳明胃土者也。曰湿上甚为热，此则下受之湿，袭入三阳背胸头面之间，从上焦之阳而变为湿热者也。

三、湿之见症

湿为阴浊之邪，又系黏腻之质，其袭人也，不一而足，可称最烦。感受之始，并不多觉，及其病发，症多蔓延，如外来之湿不除，势必渐入脏腑，内生之湿未去，亦必波及经络之间。经曰：因于湿，首如裹。湿气蒸于上，故头重。又云：湿在筋，故大筋软短，小筋弛长，软短为拘，弛长为痿。又曰：湿胜则濡泄，故大便泄，大便泄故小便涩。又曰：湿从下受之，故跗肿。又曰：诸湿肿满，皆属脾土，故腹胀、肉如泥；湿气入肾，肾主水，水流湿各从其类，故腰肾痛。考丹溪曰：湿者，土之浊气。首为诸阳之会，其位高，其气清，其体虚，故聪明系焉；浊气熏蒸，清道不通，沉重不利，似乎有物蒙之。失而不治，湿郁为热，热留不去，大筋软短者，热伤血不能养筋，故为拘挛；小筋弛长者，湿伤筋不能束骨，故为痿弱。与经旨相同，解释亦多有可取。

《素问玄机原病式》曰：诸痉强直，积饮痞膈中满，霍乱吐下，体重，胕肿肉如泥，按之不起，皆属于湿。《脉经》曰：脉来滑疾，身热烦喘，胸满口燥发黄者，湿热脉洪而缓，阴阳两虚，湿热自甚，脉洪而动，湿热为痛也。

《医门法律》曰：素常气疾，湿热加之，气湿力争，故为肿也。邪气渐盛，正气渐微，阳气衰少，致邪代正，气不宣通，故四维发肿，诸阳受气于四肢也，然则今日见膝间关节肿疼全以为风治者，岂不误耶。又曰：湿至上焦而变热，其证夏月为最多，盖夏月地之湿气于上合天之热气、日之暑气结为炎蒸，人身应之，头面赤肿疮疖，业生痎邪，窃据其緐来自非一日矣。

湿之病人，能窜入人身之每一组织与细胞，诚所谓无孔不入，无处不侵。如湿伤于中，则现痞闷不舒；在经络则日晡潮热，筋骨疼痛，腰痛不能转侧，四肢痿弱酸痛；在肌肉则肿满，按肉如泥；在肢节则屈伸强硬；在隧道则重着不移；在皮肤则顽麻；在气血则倦怠；在肺为喘满咳嗽；在脾为痰涎肿胀；在肝为胁满；在肾为腰疼、阴汗；入腑则肠鸣、呕吐、淋浊，大便泄泻后重，小便秘涩黄赤；入脏则昏迷不醒，直视无声，斯皆湿之见症。概述略举，多有不能包括，兹为更就明了起见，特制就湿病湿因表，以便易参研者。

湿病湿因表

湿之病	湿之因
头重	湿气蒸于上
大筋㬃短，小筋弛长	湿伤筋也。湿热伤血不能养筋，故大筋拘挛；湿在筋不能束骨，故小筋痿弱
大便泄，小便涩	经云湿胜则濡泄也
足跗肿	湿从下受之
腹胀肉如泥	经云诸湿肿满皆属脾土
腰肾痛	湿气入肾，肾主水，水流湿各从其类。故腰肾痛，乃由坐卧湿地或伤雨露而致湿伤于中也
痞闷不舒	湿伤于中也
日晡潮热，腰痛，筋骨痛，四肢痿弱酸痛	湿伤经络
屈伸强硬欠利	湿伤肢节
重着不移	湿在隧道
顽麻	湿在皮肤
倦怠	湿在气血
喘满咳嗽	湿浊入肺，肺失清肃
痰涎肿胀	湿浊入脾
胁满	湿浊入肝，肝失调达
肠鸣呕吐，大便泄泻后重，小便秘涩黄赤	湿浊入腑
昏迷不醒，直视无声	湿浊入脏

（续表）

湿之病	湿之因
关节疼痛	关节病也。关者为机关之室，真气之所过上节者，骨节之交，神气之所游行出入者也。今中阴邪之湿，神真气伤故疼痛
湿痹	湿痹之症状，关节疼痛而烦，脉沉而细，此湿不在外而在内，故症又见小便不利，闭气不化之候也
发热身疼	湿胜于外者，阳必郁于内。湿盛于外，则身疼；阳郁于内则发热也
身色熏黄带黑	湿热郁于肌肉之间也
气不顺而微喘	肺司气而主皮毛，湿袭于皮毛，故气不顺而喘
鼻塞	湿袭皮毛，内壅肺气
发烦	湿气弥漫，扰乱心主
毒疮肿瘤	暑热湿毒为患
阳癣阴疽	湿浊窜络致发癣疽，故外科多由湿也
遗精	醇酒厚味酿成湿热，下注于肾，阴虚不摄所致
肛头生虫痒痛	湿毒由大肠而入肛门，生虫痛痒
淋浊	胃中湿热下流或湿痰流注，湿之为患大矣
白带白崩	湿热入于任带，带下各色，轻为白带重则白崩

四、湿之夹证

湿之为物，黏着而腻，每与其他病菌易相混合，故其夹证，甚为繁多，兹提纲剖述如下。

（一）湿温

湿温之足包括一切湿症，信而有征，其影响在人者较一般疾病为深，四时皆有，夏秋独多，乃因夏秋气候温燔湿重，感而成病或有伏温新感触发而致。但有兼寒兼热之别，其病延绵床褥，殊非易治之症，且本症极易与秋燥及伏暑等病相混，故诊断判别，尤宜详慎。各书载本症之原因病理，繁而无绪，大有使学者无所适从之慨，读近贤雷氏之解释，颇可为后学津梁。雷氏云："湿温病理，大都由大江以南土薄水多，湿浊弥漫，天多溽暑，地则郁蒸，人在气交之中，长受秽浊之侵袭，脾胃清阳遏抑不得展布，是以病者无不胸脘痞闷，舌苔垢腻，若西北高燥区域，则无此病。"虽短短数十字，意义颇为可取，唯现今水陆交通之发达远非昔比，疾病传染之速亦胜过他年，故疟温等症，向日为南方独见者，今抑或现于北方。湿温之症候，恶寒无汗，头痛身重，四肢倦怠，蕴热不退，状若阴虚，头目昏胀，胸腹满膨，饥渴不欲良饮，大便溏泄，口中黏腻，小便短赤黄热，又有兼寒兼热，是为湿温之兼证。本证极为久缠，治法大都以藿香正气汤加味。表证恶寒未罢，用橘皮汤加味；里重而不恶寒者，枳实导滞汤可以酌用；蕴热不退，胸痞腹满，恶寒已罢者，用黄连泻心汤加减。又有兼寒者宜温化湿浊，兼解表里；兼热者以加味银翘汤芳淡化湿，双解表里。叶香岩云"湿热治肺，寒湿治脾"，洵为治湿证之准绳也。但湿邪黏腻，祛之非易，有湿蕴热中，热包湿外者，治疗每感棘手。湿非燥不克臻功，热非凉不足退清，处方之困难，症状之延绵，医治之难无甚乎此，偶一失手，即致热极化燥，凉极燥伏等变症，可不慎乎。故每遇此症，病家固不宜心急，医者更不应速求。但每有不明之病家，动辄责医家之无能，诚属冤哉枉也，故善医者宜兼善辞，预为病家剖述详为陈说，能得病家之一贯信仰心，足可助药疗之不及耳。

《医门法律》云："湿温之症，因伤湿而复伤暑也，治在太阴，不可发汗，汗出必不能言，耳聋不知痛所在，名曰重浊，如此死者，医杀之也。"录之备参。

（二）湿热

此由热盛引饮过多，或湿郁久而化热，为发皮肤则生疥疮，在经络则伸屈不利，停腠理则寒热如疟，蕴肠胃则身热、易汗、便秘，而或酿成黄疸之症。

（三）湿火

迩来人多沉溺烟酒，故患湿火之症颇多，其现症在上则面生红粒，在下则腿肚红肿，外发皮肤则生黄水之溃疡，内注肝经则为遗精与淋浊。凡属此类之证，多由湿火酿成。

（四）湿寒

喻嘉言云，湿乃气也，无定气而随时变易者也，湿在冬为寒湿，在春为风湿，在夏为热湿，在秋为燥湿，湿土寄于四季之末，而其气每随四时之气而变迁，在冬之寒湿，寒湿伤阳，形寒脉缓、舌淡白滑、不渴，伤表则经络拘束，伤里多酿成阴黄，至于唇白肢冷、洞泄腹痛，亦为寒湿常有之症。

（五）风湿

在春之为风湿，喻昌曰：风也、湿也，二气之无定体而随时变易者也。湿土寄主于四季之末，其气每随四时之气而变迁，发于寒风，在春为畅调之温风，在夏南熏之热风，在秋为凄凄之凉风。《内经》谓风为百病之长，其变无常者是也。其中于人者，风则上先受之，湿则下先受之，俱从太阳膀胱经而入，风伤其卫，湿流关节，风邪从阳而亲上，湿邪从阴而亲下，风邪无形而居外，湿邪有形而居内，上下内外之间邪相搏击，故显汗出恶寒、短气发热、头痛骨节烦疼、身重微肿等症。此固宜从汗解，盖汗法不与常法相同，用麻黄汤必加白术，或加薏苡仁以去其湿；用桂枝汤必去芍药加白术，甚者加附子以温其经，其取汗又贵徐不贵骤，骤则风去湿存，徐则风湿俱去也。其有不可发汗者，缘风湿相搏多夹阳虚，阳虚即不可汗，但可用辛热气壮之药扶阳以逐湿而已。凡见短气，唯为邪阻其正当虚，胸中阳虚；凡见汗出微喘，唯为肺气感邪，当虑真阳欲脱，明眼辨之必早也。《金匮》主可汗不可下，若下之则虚其胃气，而风邪下陷，湿邪上涌，其变不可胜言矣。其湿流关节之痛，脉见沉细者则非有外风之与相搏，只名湿痹。湿痹者，湿邪痹其身中之阳气也，利其小便则关节之痹并解矣。设小便已利而关节之痹不解，必其人阳气为湿所持，而不得以外泄，或但头间有汗，而身中无汗反欲得盖被向火者，又当缴汗以通其阳也。风湿相搏之问题，古来意见交错不一，特并及之，以便研考。夫风中夹湿，为病最多，其证在表则肌肉麻痹，在里则骨节疼痛，初感时多现恶风发热、短气头痛、身重诸症是也。

（六）湿暑

人只知风寒之威严，不知暑湿之炎暄，感人于冥冥之中，体中多湿之人，最易中暑，两相感召故也。故肥人湿多，夏月百计避暑，反为暑所中者，不能避身之湿，即不能避天之暑也。暑令湿盛，外暑蒸动内湿，二气交通，因而发病。症现身热易汗，唯汗热仍不退，外则头目昏晕、遍体酸痹，内则胸腹闷胀、不时呕哕、饥不思食、渴不欲饮、大便溏泄、频而不爽、小便黄赤、短而不利，均为暑湿牵缠，病难速愈。益元散驱湿从小便，夏月投之解暑，有自来矣，然体盛湿多则宜之。清癯无湿之人，津液为时令所耗，当以生脉散充其津液，若用益元妄利小便，竭其下泉，枯槁立至，况暑热蒸动之湿，即肥人多有。内夹虚寒因致霍乱吐泻、冷汗四逆、动关性命者纵恃益元解暑驱湿，反促其脏腑气绝者，此可不辨而轻用之欤。不特此也，凡见汗多之体即不可利其小便，盖胃中即此津液，夫既外泄又复下行，所谓《金匮》之术也。仲景名曰无阳，其脉见短促结代，则去生远矣。

（七）温燥

喻嘉言曰：燥之与湿，有霄壤之殊。燥者，天之气也；湿者，地之气也。水流湿，火就燥，各从其类，此胜彼负，两不相谋。春月地气动而湿胜，斯草木畅茂；秋月天气肃而燥胜，斯草木黄落。故春分以后之湿，秋分以后之燥各司其政，是以湿与燥，处反立之地位，而不互相夹杂，其证由脾阳素虚，湿气内滞，兼感燥令之邪。证现外则头痛畏寒，鼻塞无汗，呛咳气急；内则腹胀胸满，神倦肢酸，舌苔白滑，口淡不渴，溺涩便溏者，均属外燥内湿之现症。

（八）风寒

风寒湿之气杂至，感于人身，多为于痛。盖风胜则引注而为行痹，寒胜则挛痛而为痛痹，湿胜则重着而为着痹。更有风寒暑湿原由夏月内蕴暑湿，至秋外感风寒，客腠理则寒热往来而为疟，犯胃则滞下而成痢矣。

（九）湿痰

痰与湿，均为黏腻之邪，混合极易，有痰者多必有湿，有湿者鲜难无痰，尤在肥胖之人，喜烟酒食肉者，去之不易，非大量燥剂不为功耳。

五、湿之治法

今之医家，其治湿症也，均出自叶香岩氏，藿香正气散一方尤为繁用。兼寒者佐以桂苓，或佐以姜术；兼热者佐以竹叶、芦根，或佐山栀、连翘除湿之品；以轻清走气为主如杏仁、滑石、通草、象贝、川贝、蒌皮等类最为合法。其湿热上升清窍，头胀、耳聋、鼻衄，用桔梗、连翘、牛蒡、银花、马勃、射干、金汁，以清芳达郁；湿热夹浊，分布营卫，充斥三焦，头胀身痛，小便不利，舌苔白腻用苡仁、茯苓皮、腹皮、猪苓、竹叶、郁金、川朴、菊花、滑石，以淡渗泄浊；湿热阻中，气滞脘闷，大便不爽，用豆豉、枳实、川连、半夏、川朴、砂仁、赤苓、泽泻，以宣中导滞。此外，若用郁金、橘红、苡仁、杏仁、枳实、茯苓、半夏治湿阻气滞，用川连、茅术、川朴、大黄、生姜、橘皮为湿阻便秘之治法，用桂枝、茯苓皮、滑石、泽泻、生茅术、茵陈，此从桂苓甘露饮加减，以宣通三焦，此皆治湿热传变之方法也。至用方选药，总以苦辛温治寒湿，苦辛寒治热湿，概以甘淡佐之，若甘酸滋腻，在所不用。治湿诸法，大端不外是矣，兹更纳诸贤哲明训，以资参研。

东垣曰，治湿不利小便，非其治也。又曰，在下者引而竭之，此先圣所布之方策。夫湿淫从外而入里，若用淡渗之剂以除之，是降之又降，又复益其阴，重竭其阳，则阳气愈消而精神愈短矣，是阴重强而阳重衰，反助其邪之谓也，用升阳风药即瘥，以羌独活、柴胡、升麻、防风、炙甘草水煎热服。大法曰湿淫所胜，助风以平之。又曰下者举之，得阳气升腾而愈矣。又曰客者除之，是因曲而为之直也。也有湿热发黄者，应从郁治。凡湿热之物，不郁则不黄，禁用茵陈五苓散，当以逍遥散治之。凡此皆先哲之精炼谈也。

赵氏《医贯》云，有脚气类伤寒者，发热恶寒，必脚趾间肿痛，俱从湿治。《千金方》有阴阳之分，阴脚气胫肿而不红，阳脚气肿而红者也。又曰，凡伤寒必恶寒，伤风必恶风，伤湿必恶雨，如伤湿而兼恶寒无汗，骨节疼痛者，仲景有甘草附子汤，又有金匮防己汤，治湿胜身重阳微中风，则汗出恶风，故用黄芪、炙甘草以实表，防己、白术以胜湿。又有统治湿症之羌活胜湿汤，能治一切湿症，如身重腰痛沉沉然，经中有寒也，加酒防己、附子，可操左券。又云有湿热发黄者，当从郁治，凡湿热之物，不郁则不黄，禁用茵陈五苓散，当以逍遥散治之。

《医门法律》云，大抵治法，宜理脾、清热、利小便为上，故治湿不利小便，非其治也，宜桂枝甘露、木香、葶苈、木通治之。守真曰，葶苈木香散下神芎丸，此药下水湿，消肿胀，利小便，理脾胃，无出乎此也。腹胀脚肿，甚者舟车丸下之；湿热内深发黄，茵陈汤下之，或佐以防己黄芪，当以脉症辨之。若脉滑数，小便赤涩，引饮者，皆不宜下之也。又曰，湿上甚为热，即所谓地气上为云也；汗出如故，即所谓天气下为雨也（皆《内经》句）。天气下为雨，而地气之上升者，已解散不存矣。治病之机，岂可不深会哉。夫湿上甚为热，其人之膀胱气化为湿气塞而不行，小便必不利，是则既上之，湿难于下趋。"治湿不利小便，非其治也"，经有明训。可见治上盛之湿热，不利小便不足称治也。但有阳实阳虚二候，阳实者小便色赤而痛，利其小便，则上焦遏郁之阳气，通其湿热，则从膀胱下注而出矣。阳虚者，小便色白，不时淋滴而多汗，一切利小水之药即不得施，若误施，即犯虚虚之戒，为不可不辨也。

《金匮》论湿，云为六气之一，但一气中，犹有分别。雾露之气，为湿中之清，伤人皆中于上；雨水之湿，为湿中之浊者，皆中于下，亦称太阳者，病由营卫而入，营卫皆属太阳也；地气之湿浊在下，但当利其小便，雾露之邪在上，当以微汗解之，不可误下，否则伤肾，小便自利气喘而死，伤脾则大便下利不止而死，观仲景方皆补土治湿，断无下法可言也。

此外，余有附录者，即苡仁治酒湿着有特效，笔者历试不爽。犹忆去冬避难居乡，因该地民性嗜酒，一小镇市上，酒店竟占该镇全有商店三分之一。蛰居乡村，痛环境之压榨，戚世事之依然，无聊亦复苦闷，日辄借酒消愁，必以一醉而后已。但余素属火燥之体，与酒多有不合，酒湿积伏，促致足生大疔，足部红肿两处，势暴而骤，稳其有不合，为酒湿之纯因。余即以平素之经验所得，以深信治酒湿特效之苡仁为之治疗，煎汤代茶，频频饮之，杜酒不饮，翌夜效果，竟见大著，患处之肿痛，不刺而溃，流出黄水颇多，隔宿之无上痛苦，顿若所失，如无所苦。缘是余对苡仁擅治酒湿之信仰益坚，不敢引为发明，只以阐扬而已。

六、湿之预防

致湿之因既明，其预防之法可以想象，湿之成不外乎水的成分，不亲近制造湿之水分，湿浊自无以侵袭。然此种预防，往往为环境所办不到，故欲实行绝对的预防绝难。如酒之于人，在应酬场中为不可避免之交际品，则酒湿之预防即属徒然。又如雨露之湿，正如世俗所云"天有不测之风云"，半途遭雨，为常见之事，其预防更无从着手，故湿之预防不过消极讲求，欲谋彻底的避免，多有困难而不克实现。于感湿之后，病未发之先投以未雨绸缪先事治疗，预防湿病之收发，若此之第二步预防法，可收宏效而胜于先。

湿之由外感者，其症轻，预防亦易；由内生者，为在中焦，预防甚难。欲根本上谋于湿，非燥莫属，预防亦然。如饮酒固渗生湿，但少饮亦能燥湿。少益多害，岂酒之一物为然哉。汗衣不能穿，汗亦为生湿之源，百一老翁杨草仙竭力主张此说，谓阻碍健康至钜。其言殊是，因汗衣生湿，由皮毛之收缩，间袭人湿邪，易罹疾患。又如住屋方面，潮湿之地不可留，应多烧艾药燥湿；行的方面，可绝对避雨免雾，及步履湿泥黏污之地。此不过在衣食住行上各举其一，其他者正多，唯总以避免水分之亲近为得耳。

一九三九年六月一日德馨斋

附记：

这是颜德馨教授的大学毕业论文，共分六大部分，有纲有纪，有论有据，采用文献约而不繁，说理严密可征，从构思到敷文，已能看出颜德馨教授青年时代治学的功力。颜德馨教授在 20 世纪 50 年代提出"脾统四脏"说，临证以擅用苍白二术著称，都是发端于早年对"湿"的研究。选刊此文对全面掌握颜德馨教授的学术脉络应该是有所帮助的。

五、孟河医派脾胃证治方药选析

（一）脾胃病常用方

1. 古方

此部分内容选自费伯雄所著《医方论》及颜德馨教授编著《医方囊秘》，方剂名称后注明原方出处。

（1）四君子汤（《太平惠民和剂局方》）

组成： 人参、白术（土炒）、茯苓各二钱，甘草一钱。姜三片，枣二枚煎。

加减： 本方加陈皮名异功散，再加半夏名橘半六君子汤；本方加木香、藿香、干葛名七味白术散；本方去人参加白芍名三白汤；本方合四物名八珍汤，又加黄芪、肉桂名十全大补汤。

按： 四君子汤中正和平，为补方中之金科玉律。至加减有法者，如异功散之理气，橘半六君之去痰，香砂六君之温胃，加竹沥、姜汁之治半身不遂，七味白术散之去热治泻，均极妥善。三白汤治内伤尚可，若谓治外感亦为奇方，则吾不信也。至于合四物为八珍，增黄芪、肉桂为十全大补，用各有当，皆不可磨灭之良方也。

（2）升阳益胃汤（《内外伤辨惑论》）

组成：黄芪二两，人参、甘草（炙）、半夏各一两（脉涩者用）、白芍（炒）、羌活、独活、防风各五钱，陈皮四钱，白术（土炒）、茯苓、泽泻、柴胡各三钱，黄连二钱，姜、枣煎。

按：东垣论饥饱劳役，阳陷入阴，面黄气弱，发热者，当升举阳气，以甘温治之。此真卓识确论，为治阳虚发热者开一大法门。唯方中辄用升、柴，恐上实下虚者更加喘满。在东垣必能明辨，当病而投。后人若执定此法，一概施之，则误人不浅矣。

（3）补脾胃泻阴火升阳汤（《脾胃论》）

组成：黄芪、苍术（泔浸，炒）、甘草（炙）、羌活各一两，升麻八钱，柴胡一两五钱，黄连（酒炒）五钱，黄芩（炒）、人参各七钱，石膏少许，每服三钱或五钱。

按：《东垣十书》，予最为服膺，以其重脾胃为正法眼藏也。如此方中升、柴、黄连、黄芩、石膏等，皆非可轻投，后人但师其意，不泥其方可耳。

（4）益气聪明汤（《东垣试效方》）

组成：黄芪、人参各五钱，葛根、蔓荆子各三钱，白芍、黄柏各二钱（如有热烦乱，春月渐加，交夏倍之。如脾虚去之，热淋少用），升麻钱半，炙甘草一钱，临卧服。

按：此方重脾胃而兼治肝肾，立意最精，但升麻似乎过重，酌减其半亦可以升清开窍矣。

（5）再造散（《伤寒六书》）

组成： 人参、黄芪、桂枝、甘草各一钱，附子（炮）、细辛各五分，羌活、防风、川芎各八分，煨姜五片，大枣二枚。

按： 此方但可施于常时之不能作汗者。若在冬月，而脉见浮紧，便是太阳之寒伤营，此方断不可用。注中又引东垣、丹溪治虚人感冒，多用补中益气加表药，予不以为然。盖亲见喜用升、柴者杀人无数，故不得不加意慎重。非偏执己见，不喜升柴，实不敢泥纸上之成方，误目前之人命也。

（6）补中益气汤（《脾胃论》）

组成： 黄芪（蜜炙）一钱五分，人参、甘草（炙）各一钱，白术（土炒）、陈皮（留白）、当归各五分，升麻二分，柴胡三分，姜三片，枣二枚煎。

按： 气也者，人之所赖以生者也。大气积于胸中，归于丹田，呼出则由心达肺，吸入则由肝纳肾，无一处不到，无一息或停。故宗气为一身之主，外护肌表，则为卫气；内统血脉，则为营气；散布于各脏腑，则为各脏腑之气。人能顺而养之，则气平而血亦和，尚何疾病之有？无如七情扰于中，六淫侵于外，斯百变丛生，而郁气、逆气、动气、滞气、痞气、燥气、寒气、痰气、湿气、水气种种气病，指不胜屈矣。医者当细心剖析，对症施治，方免贻误。汪切庵于理气门中，首选补中益气汤，诚以东垣辨内伤、外感剀切详明，使人于阳虚发热之症不误作伤寒妄汗妄下，保全无限民命，实为功于千古。即如此方，于主治注中，治一切清阳下陷，中气不足之症。临后二语，明白了当，本无谬讹。若使东垣，遇阴虚发热及上实下虚之症，亦断不用此方。乃不善学人，每有先入之见，胶执于中，一遇发热，不论阳虚阴虚，不论上实下实，遂谓甘温能除大热，动辄参、芪、升、柴，为害非小。《医贯》曰："读伤寒书而不读东垣书，则内伤不明而杀人多矣；读东垣而不读丹溪书，则阴虚不明而杀人多矣。"此诚持平之论也。夫学医而知宗仰东垣，不可谓非有志之士，然尚不可预有成心，又况峻烈之品，险怪之法，岂可轻试乎哉？

（7）清暑益气汤（《脾胃论》）

组成： 黄芪一钱，人参一钱，白术（炒）五分，苍术一钱，神曲五分（炒），陈皮、青皮（麸炒）、甘草（炙）、麦冬、五味子、当归（酒洗）、黄柏（酒炒）、泽泻各二分，升麻一钱，葛根三分，姜、枣煎。

按： 清暑益气汤，药味庞杂，补者补而消者消，升者升而泻者泻，将何所适从乎？且主治下，有胸满气促一条，则黄芪、升麻在所当禁。予谓此等症，但须清心养胃，健脾利湿足矣，何必如此小题大做。东垣先生，予最为服膺，唯此等方不敢阿好。

（8）平胃散（《太平惠民和剂局方》）

组成： 苍术（泔浸）二钱，厚朴（姜炒）、陈皮（去白）、甘草（炙）各一钱，加姜、枣煎。

按： 人非脾胃无以养生。饮食不节，病即随之。多食辛辣则火生，多食生冷则寒生，多食浓厚则痰湿俱生。于是为积聚，为胀满，为泻利，种种俱见。平胃散乃治脾胃之圣剂，利湿化痞，消胀和中，兼治时疫瘴气，燥而不烈，故为消导之首方。

（9）越鞠丸（《丹溪心法》）

组成：香附（醋炒）、苍术（泔浸炒）、抚芎、神曲（炒）、栀子（炒黑）等分，曲糊为丸。

按：凡郁病必先气病。气得流通，郁于何有？此方注云：统治六郁。岂有一时而六郁并集者乎？须知古人立方不过昭示大法。气郁者，香附为君；湿郁者，苍术为君；血郁者，川芎为君；食郁者，神曲为君；火郁者，栀子为君。相其病在何处，酌量加减，方能得古人之意，而不泥古人之方。读一切方书，皆当作如是观。

（10）归脾丸（《正体类要》）

组成：人参、白术（土炒）、茯神、枣仁（炒）、龙眼肉各二钱，黄芪（炙）一钱五分，当归（酒洗）一钱，木香、甘草（炙）各五分，远志一钱，姜、枣煎。

按：归脾汤专治心脾，阴中之阳药。故不用地黄、白芍。后人加作黑归脾，殊失立方之旨矣。

（11）人参养荣汤（《太平惠民和剂局方》）

组成：人参、白术、黄芪（蜜炙）、甘草（炙）、陈皮、桂心、当归（酒拌）各一钱，熟地、五味子（炒）、茯苓各七分，远志五分，白芍一钱五分，加姜、枣煎。

按：此实三阴并补，气血交养之剂。注中但言治脾肺两经，未免挂漏。论者但议其及肺与不及肺，抑末也。

（12）小建中汤（《伤寒论》）

组成：桂枝、生姜各三两，芍药六两，甘草（炙）一两，大枣十二枚，入饴糖一升，微火溶服。

按：肝木太强，则脾土受制。脾阳不运，虚则寒生，阴气日凝，阳气日削，故见肠鸣、泄泻、腹痛等症。小建中汤之义，全在抑木扶土。当从吴氏之说，用肉桂而不用桂枝。肉桂温里，桂枝解表，用各有当也。且肉桂性能杀木，合芍药以制肝，又用姜、枣、甘草、饴糖之甘温以补脾，斯中州之阳气发舒，而阴寒尽退矣。

（13）**甘露饮**（《太平惠民和剂局方》）

组成：生地、熟地、天冬、麦冬、石斛、茵陈、黄芩、枳壳、枇杷叶、甘草等分，每服五钱。

按：治胃虚发热，兼有血症者则可。若积湿化热，又无血症者，当去地黄，加花粉、茯苓等为佳。

（14）**小柴胡汤**（《伤寒论》）

组成：柴胡八两，半夏半升，人参、甘草、黄芩、生姜各三两，大枣十二枚。

按：少阳为半表半里之经。邪在表者可汗，邪在里者不可汗也；邪在表者可吐，邪在里者不可吐也；邪在里者可下，邪在表者不可下也。须知此之所谓半表半里者，乃在阴阳交界之所，阳经将尽，骎骎乎欲入太阴，营卫不和，阴阳交战，并非谓表里受邪，若大柴胡可表可下例也。仲景嘉惠后世，独开和解一门，俾后人有所持循，不犯禁忌。盖和者，和其里也，解者，解其表也。和其里，则邪不得内犯阴经；解其表，则邪仍从阳出。故不必用汗吐下之法，而阴阳不争，表里并解矣。小柴胡汤乃变大柴胡之法，而别出心裁，用人参以固本，又用甘草、姜、枣以助脾胃，又用黄芩以清里热，使内地奠安，无复返顾之虑。我既深沟高垒，有不战而屈人之势，而又用柴胡以专散少阳之邪，用半夏消痰行气以化逆，譬之自守已固，而又时出游骑，以蹴踏之，使之进无所得，退无所据，有不冰消瓦解者乎？此则仲景立方之微意，非通于神明者不能也。注中凡仲景所加减之方，皆精当不磨，有专治而无通治，此其所以可贵也，学人须细细参之，则于和解一门，思过半也。

（15）枳术丸（《内外伤辨惑论》引张洁古方）

组成：白术（土蒸）三两，枳实（麸炒）一两，为末，荷叶包陈米饭煨干为丸。

按：一补脾，一去实，简当有法，勿以其平易而忽之。

（16）桂枝汤（《伤寒论》）

组成：桂枝、芍药、生姜各三两，甘草（炙）二两，大枣十二枚。

按：此治风伤卫，解表之轻剂也，加减之法最多。细看注中之方，凡仲景所加减者，无不丝丝入扣，至后人之法，亦尽有可用，但须细心参酌，因症而施，始为得之。

（17）大承气汤（《伤寒论》）

组成：大黄（酒洗）四两，芒硝三合，枳实五枚，厚朴半斤。先煎朴、实，将熟内大黄，煮二三沸，倾碗内和芒硝服。

按：攻下之法，原因实症俱备，危在旦夕，失此不下，不可复救。故用斩关夺门之法，定难于俄顷之间，仲景所以有急下存阴之训也。乃后人不明此义，有谓于攻下药中，兼行生津润导之法，则存阴之力更强，殊不知一用生津滋润之药，则互相牵制，而荡涤之力轻矣！此譬如寇盗当前，恣其焚掠，所过为墟，一旦聚而歼之，然后人得安居，而元气可以渐复。是去实可以保阴，乃相因之理，方得"存"字真解。并非谓攻实即是补阴，并可于攻下中寓养阴法也。仲景制大承气汤，用枳实开上焦，用厚朴通中焦，芒硝理下焦，而以大黄之善走者统率之，以荡涤三焦之坚实，正聚寇尽歼之大法。而又恐药力太猛，非可轻投，故又有欲用大承气，先与小承气之训。夫以仲景之神灵，岂尚待于先试，实恐后人审症未确，借口成法，孟浪轻投，不得不谆谆告诫，此实慎重民命之婆心也。至于三阴多可下之症，三阳唯正阳明可下，少阳必不可下，而阳明中夹有太阳、少阳症者，亦断不可下。唯太阳症脉紧、恶寒、无汗、腹痛者，乃阴气凝结营分，亦可用温、用下。细看方书，宜下忌下之条，慎重斟酌，始为得之。

（18）**小承气汤**（《**伤寒论**》）

组成：大黄四两，厚朴二两，枳实（麸炒）三枚。

加减：此治邪在中、上两焦之正法也。注中但有谵语潮热、喘满等症，而无腹胀坚满之象，故减去芒硝，不使伐无病之地以劫阴。略一加减，必有精义，规矩方圆之至也。

（19）**调胃承气汤**（《**伤寒论**》）

组成：大黄（酒浸）、芒硝各一两，甘草（炙）五钱，少少温服。

按：此治邪在中下焦之正法也。注中"恶热口渴、腹满，中焦燥实"数语，最宜着眼。可见病在脾胃，全与上焦无涉，若杂入枳、朴以犯上焦，则下焦之浊气必随感而上，反致喘逆者有之矣！去枳、朴，加甘草，使之专入脾胃，而又缓芒、黄善走之烈，谨慎周详，毫发无憾。

（20）五苓散（《伤寒论》）

组成：猪苓、茯苓、白术（炒）各十八铢，泽泻一两六铢半，桂五钱。

按：湿为地之气，其中人也缓，其入人也深，其为病也不可以疾而已。坐卧卑湿，汗渍雨淋，此湿之自外来者也；多食浓腻，过嗜茶酒，此湿之自内生者也。治湿必先理脾，脾土健运，始能渗湿，此定法也。又须分利，使浊阴从下而出，亦定法也。五苓散，仲景本为脉浮、小便不利、微热、消渴、表里有病者而设。方中宜用桂枝，不可用肉桂。后人遂通治诸湿、腹满、水饮、水肿、呕逆、泄泻、水寒射肺或喘或咳、中暑烦渴、身热头痛、膀胱热、便秘而渴、霍乱吐泻、痰饮湿症、身痛身重等症。总之治寒湿则宜用肉桂，不宜用桂枝。若重阴生阳，积湿化热，便当加清利之药，并桂枝亦不可用矣。至加减之附方，各有宜称，亦当细细参之。

（21）芍药甘草汤（《伤寒论》）

组成：白芍药、甘草（炙）各四两。

按：不通则痛。腹中不和，气逆而有浊阴，此但用甘酸化阴之法，而逆气自消，亦高明柔克之义。

（22）温胆汤（《三因极一病证方论》）

组成：陈皮（去白）、半夏（姜制）、茯苓、甘草、枳实（麸炒）、竹茹，加姜煎。

按：胆为清静之腑，又气血皆少之经。痰火扰之，则胆热而诸病丛生矣。温胆者，非因胆寒而与为温之也，正欲其温而不热，守其清静之故常。方中用二陈、竹茹即是此意。

（23）逍遥散（《太平惠民和剂局方》）

组成：柴胡、当归（酒拌）、白芍（酒炒）、白术（土炒）、茯苓各一钱，甘草（炙）五分，加煨姜、薄荷煎。

加减：加丹参、香附二味，以调经更妙，盖妇人多郁故也。

按：逍遥散，于调营扶土之中，用条达肝木，宣通胆气之法，最为解郁之善剂。五脏唯肝为最刚，而又于令为春，于行为木，具发生长养之机。一有怫郁，则其性怒张，不可复制；且火旺则克金，木旺则克土，波及他脏，理固宜然。此于调养之中，寓疏通条达之法，使之得遂其性而诸病自安。

（24）理中汤（《伤寒论》）

组成：白术（陈壁土炒）二两，人参、干姜（炮）、甘草（炙）各一两，每服四钱。

加减：自利腹痛者加木香，不痛利多者倍加白术，渴者倍白术，蜷卧沉重利不止加附子，腹满去甘草，呕吐去白术加半夏、姜汁，脐下动气则去术加桂，悸加茯苓，阴黄加茵陈，寒结胸加枳实。本方等分蜜丸，名理中丸。

按：寒有外感、有传经、有直中、有痼冷。外感之寒先病在表，后传入里，必发热而恶寒，此伤寒之寒病也；直中之寒，手足厥冷，并不发热；痼冷在内，遇寒而发，暴猝厥逆，其势尤重，此中寒门之寒病也。施治之法，伤寒一门，在表者宜辛散，传里者宜辛温。

中寒一门，则每用辛热回阳急救之法。此伤寒、中寒治法之分也。理中汤，治伤寒太阴病，腹痛、便溏等症，亦通治中脘虚寒。唯云治结胸吐蛔，感寒霍乱，此两条则宜去人参、甘草，量加厚朴、砂仁等味为妥。

（25）清胃散（《脾胃论》）

组成： 生地四分，丹皮、黄连各三分，当归四分，升麻五分。

按： 凉血解热，升阳散火。胃气清，则诸病自除矣。

注： 以上方剂摘自《孟河四家医集·医方论》，以下方剂摘自颜德馨教授所编《医方囊秘》。

（26）加味补中益气汤（《辨证录》）

组成： 黄芪9克，麦冬9克，白术9克，当归9克，党参6克，柴胡3克，天花粉3克，陈皮3克，茯苓12克，升麻3克。水煎服。

按： 本方系金·李东垣的著名方剂补中益气汤加麦冬、花粉、茯苓而成。东垣原方本为治疗饮食劳倦所伤的气虚身热而设，方以黄芪补气固表，参、术、甘草补中健脾，当归养血补血，陈皮理气化湿，升麻、柴胡以升腾阳气。陈氏更加茯苓以运脾化湿，盖中虚之人，未有不停湿者，湿停则脾愈不健而中更虚，重用茯苓，从本图治；加麦冬、花粉以养肺阴而清虚热，盖肺主皮毛，以其肺虚，故易罹感冒，反复感冒，其阴必伤，今用此二味养之，则寓"扶正则邪自去"之意。主治虚人感冒，持续不愈，或易于感冒，时作时辍，头痛鼻塞，畏寒困倦，午后低热，咳嗽胸满，或动则气促，纳少懒言，脉浮无力。

阐秘： 东垣《脾胃论》云："内伤脾胃，乃伤其气，外感风寒，乃伤其形。内伤不足之病，苟误认作外感有余之病而反泻之，则虚其虚也。"这个论点，对后世启发颇大，临床运用参苏饮、人参败毒散等治疗虚人感冒，即是其例。然而上述两方偏于温燥，对反复感冒而肺阴又虚者，多不适宜，远如此方之稳妥可靠。若表邪较重，亦可适当加入荆芥、防风、苏叶之类，唯辛燥之品如姜、独活等，非有湿者不可妄用。本方中之升麻、柴胡不可仅仅看作是升阳药，其退热之效果万勿忽视。

（27）滋培汤（《医学衷中参西录》）

组成：生山药30克，炒於术9克，陈皮6克，炒牛蒡子6克，生白芍9克，玄参9克，生赭石9克，炙甘草6克，水煎服。

按：本方以山药滋脾之阴，佐於术理脾之阴；陈皮、赭石降胃气、化痰涎；玄参、牛蒡养阴止嗽；芍药、甘草酸甘化阴。诸药合用，具有健脾和胃、化痰止咳功效。主治咳嗽喘逆，饮食减少，以及阴虚羸弱诸证。

阐秘：张氏谓痰郁肺窍则作喘，肾虚不能纳气亦作喘，是以论喘恒责之肺肾两脏，而未有责之脾胃者。然而临床上亦有脾失健运而生痰，胃失和降而气逆，以致喘促不宁之症，则本方最为合适。盖脾为生痰之源，必健运始能杜绝；胃为六腑之海，其气以下行为顺，逆则作喘，必令其和降，始能安贴。本方用药侧重脾胃，不斤斤于止咳平喘而喘咳自止，其微旨即在于此。

（28）资生汤（《医学衷中参西录》）

组成：生山药30克，玄参15克，白术9克，牛蒡子（炒，捣）9克，生鸡内金（捣碎）6克，水煎服。

热甚者，加生地黄 15~18 克。

按：本方以生山药平补肺胃脾肾为君，配白术以运脾胃之阳，玄参以润肺肾之阴；鸡内金消化水谷，能助山药、白术健脾壮胃进食；牛蒡子体滑气香，能佐山药、玄参润肺止咳平喘。诸药同用，共奏益气养阴、润肺保金之功。

主治劳瘵羸弱已甚，饮食减少，喘促咳嗽，身热，脉虚而数，亦治女子血枯不月。

阐秘：明·汪绮石著《理虚元鉴》谓："治虚二统，统之于肺、脾而已。"又谓："治虚有三本，肺、脾、肾是也。"故本方肺、脾、肾同治，而以脾为主，盖脾为后天之本，气血生化之源，脾胃健旺，则足以养肾而荫肺，生机勃发，端在于是，方名"资生"，即取斯义。方中山药一味，实为治疗本病之无上妙品，盖其"色白入肺，味甘归脾，液浓益肾"，"能滋阴又能利湿，能滑润又能收涩"（均张氏语），滋而不腻，运而不燥，唯性极和平，故必重用始克奏功。

（29）人参圆（《普济本事方》）

组成：人参 30 克，山萸肉 30 克，白茯苓 30 克，金石斛 30 克，黄芪 30 克，五味子 30 克，白术 30 克。共为细末，炼蜜为丸，如梧子大，每服 30 丸，食前服下。

按：本方以人参甘温益气，配黄芪以增强大补元气之力，白术苦温燥湿，茯苓甘淡渗湿，两味相伍，化湿健脾，更增补气之力；萸肉甘润滋腻，填补真阴；石斛甘凉濡润，清养肺胃；五味酸温益精，滋肾敛肺。四味阳药，三味阴药，阴阳相配，水火既济，不腻不燥，补虚益损，有平和之美。

主治五脏虚羸，六腑怯弱，能充肌肤，进饮食，久服不热，青年尤宜。

阐秘：凡虚损者，治唯脾、肾两途着手，盖肾为先天之本，脾为后天之本，互相资生，维持生命。本方以参、芪、术、苓补脾益气，以石斛、萸肉、五味补肾益精，二天平调，而补脾略多于补肾，以"精生于谷"之故。本方虽以培补脾肾为主，但亦照顾心肺肝胃。兼能补心者，茯苓、五味；兼能补肺者，人参、黄芪；兼能补肝者，萸肉、五味；兼能补胃者，石斛、白术。药味不多而组织严密，功专脾肺而兼顾他脏，允为平补之佳方。

（30）养胃方（《临证指南医案》）

组成：北沙参 15 克，麦冬 9 克，鲜石斛 9 克，生玉竹 12 克，白扁豆 12 克，白粳米 15 克。水煎服。

加减：咳嗽痰稠者，去麦冬，加茯苓、杏仁；吐血者，去粳米、玉竹，加生地、阿胶；盗汗者，去粳米、扁豆，加牡蛎、五味子；热病伤津太甚者，加天花粉、乌梅、鲜生地、梨汁或蔗浆。

按：本方系从金匮麦门冬汤变化而来。麦门冬汤原为益胃生津，降逆下气之剂，主治胃津干枯，虚火上炎之肺痿证。兹去其半夏之辛燥，加石斛之甘寒滋润，去其甘草之滞腻，加玉竹之通补阳明，去其大枣之甘守，加扁豆之健运中宫，沙参以易人参，则养阴更胜。一经变化，活泼泼地，举凡肺胃之阴不足引起之病，概可通用，盖土为金母，养胃乃虚则补母之义。

主治胃阴不足，胃脘灼痛，心嘈易饥，或不思饮食，稍食即胀，干呕恶心，口干咽燥，大便干结，舌淡红少苔，脉象虚数。

阐秘：叶氏云：脾宜升则健，胃宜降则和。盖太阴阴土，得阳始运；阳明阳土，得阴自安。以脾喜刚燥，胃喜柔润。仲景急下存津，治在胃也；东垣大升阳气，治在脾也。发明脾胃之生理功能不同，在东垣治脾阳的基础上发展养胃阴，使脾胃学说更臻完备，其功甚巨。叶氏养胃阴之法，不过甘平或甘凉濡润，常用药物即如本方，俾津液来复，自得通降，诸证随解，乃叶氏神来之笔。

（31）生胃进食汤（《辨证录》）

组成：人参9克，白术9克，炒枣仁9克，远志9克，淮山药9克，茯苓9克，神曲9克，高良姜9克，莱菔子3克，枳壳6克，炒干姜3克。水煎服。

按：本方以人参、白术、茯苓、山药补中益气，健脾养胃；神曲、枳壳、莱菔子消积化滞，宽中和胃；干姜、良姜温中理气，以助健运；枣仁、远志养心安神，补火生土。诸药合用，共奏健脾开胃，理气消食之功。方名生胃进食，意为开胃醒脾，以增进饮食，"胃"字须活看，即包括脾在内，不能仅作单纯的胃看。主治脾胃气虚，不思饮食，或食后饱塞胀闷。

阐秘：枣仁、远志为心家之专药，有养心宁神之功，应用于胃纳不馨之症，临床并不多见。陈氏从五行生克着眼，用此二味以补心，取心为火，脾胃为土，火能生土之意。脾胃之正常健运，有赖于阳气的温煦推动，故《内经》有"壮火食气，少火生气"之说，但此"火"实指肾中真阳而言，与心火之"火"有别。陈氏混为一谈，似属机械。据清·杨时泰《本草述钩元》载，炒熟枣仁酸温而香，能醒脾困；梁·陶弘景《名医别录》载，远志能"去心下膈气"，利胃可知，则用之亦不无益处，录之以资临床参考。

（32）甘露消毒丹（《温热经纬》）

组成：飞滑石 450 克，绵茵陈 330 克，淡黄芩 300 克，石菖蒲 180 克，川贝 150 克，木通 150 克，藿香 120 克，射干 120 克，连翘 120 克，薄荷 120 克，白豆蔻 120 克。上药生晒研细末，每用 9 克，开水调服。

按：本方用滑石清热利湿为主，而以茵陈、木通佐之，俾湿热之邪从小便而出，黄芩、连翘清热解毒，贝母、射干清咽散结，菖蒲、蔻仁、藿香、薄荷芳香化浊，行气悦脾。诸药合用，使壅遏之湿热毒邪在上者得以清利，在下者得以降泄，在中者得以芳化，湿祛热清，气机调和，诸证自解。

主治湿温初起，邪在气分，身热肢楚，胸闷腹胀，以及湿热中阻，身黄尿赤，脘闷纳呆，口苦黏腻等症。

阐秘：本方清热而不过寒，化湿而不偏燥，举凡湿热并重之证，均可应用，夏令暑湿季节，应用更为广泛，故王孟英推崇本方为"治湿温时疫之主方"。现代应用于肠伤寒、黄疸型传染性肝炎、胆囊炎、急性胃肠炎、钩端螺旋体病等。凡见倦怠纳呆，脘闷腹胀，小便黄赤，舌苔黄腻，脉象濡数等湿热兼证，皆可收效。

（33）藿朴夏苓汤（《医原》）

组成：藿香 6 克，半夏 4.5 克，赤苓 9 克，杏仁 9 克，生薏苡仁 12 克，白蔻仁 1.8 克，猪苓 4.5 克，淡豆豉 9 克，泽泻 4.5 克，厚朴 3 克。水煎服。

按：本方用藿香、豆豉芳香宣透，以化肌表之湿，杏仁开肺利气，气化则湿亦易化；厚朴、半夏、蔻仁苦温燥湿，芳香化浊；二苓、泽泻、薏苡仁淡渗利湿，俾湿邪从小便而出。诸药配合，集芳香化湿、苦温燥湿、淡渗利湿于一方，以使表里之湿内外分解。

主治湿温初起，身热不渴，胸闷口腻，舌苔白滑，脉象濡缓，凡见上述湿热诸证者，均可用此加减。

阐秘：本方系三仁汤（杏仁、蔻仁、薏苡仁、厚朴、通草、滑石、竹叶、制半夏）减去滑石、通草、竹叶，加入藿香、豆豉、二苓、泽泻而成。两方同属芳香淡渗宣化之剂，同治湿热邪在气分而湿邪偏重之证。但三仁汤清利之功较胜，用于湿中蕴热者较宜；本方芳化淡渗之力较优，用于表湿里湿俱盛者最为合拍。近代医学家何廉臣先生治湿热诸证常用本方。随证加减，莫不应手而效。

（34）散火汤（《万病回春》）

组成：炒黄连6克，炒白芍6克，炒山栀6克，枳壳6克，陈皮6克，香附6克，厚朴6克，川芎6克，木香1.5克，砂仁1.5克，茴香1.5克，甘草0.9克。水煎服。

加减：痛甚不止者，加延胡索、乳香。

按：本方以黄连、山栀清热止痛；枳壳、陈皮、香附、厚朴、木香、砂仁、茴香理气止痛；川芎活血止痛；白芍、甘草缓中止痛。集诸清热、理气、活血、缓中止痛之药于一方，功专力宏，对于热郁所致之腹痛，最为合拍。

阐秘：黄连、栀子为治热郁腹痛之良药，芍药、甘草为缓中止痛之圣方，合而用之，其效更捷。唯方中香燥之品太多，名实不符。如能酌加蒲公英、金铃子、粉丹皮之类，散火清热，而制香燥，可矫组方之不足。

（35）枳壳汤（《苏沈良方》）

组成： 桔梗 30 克，枳壳（炙，去穰）30 克。到如米豆大，水煎服。

按： 本方以辛苦微温之桔梗开提气结，使当升者自升；以苦酸微寒之枳壳理气宽胸，俾当降者得降。两药合用，则清气得以上升，浊气自然下降，气机通利，即无窒塞之患，其病自愈。

主治伤寒痞气，胸满欲死。

阐秘： 无论结胸或痞气，皆缘胸中气窒不行所致，故调理气机为第一要着。调理气机之法，不出升降两字。盖桔梗善利胸中之气，能开提气血，中焦为气所从出之处，如有痰水饮食压在气上，用本品开通壅塞之道，升提其气上行，则痰水饮食自然下降（刘若金语）。枳壳善于下气宽胸，功专降泄，人身之正气本不能降泄，其宜于降泄者，正气为邪所伤，有壅塞处而不能降也。一升提，一降泄，恢复其升降之机，则痞气焉能不愈？《苏沈良方》自注云："凡伤寒胸腹，勿问结胸、痞气，但先投此药，若不瘥，然后别下药，缘此汤但行气下膈耳，无他损。"《类证活人书》中亦有胸中痞满不痛，用桔梗、枳壳通肺利膈下气的记载。后世应用亦甚广泛，功效可信。

（36）补正养脾丸（《幼科发挥》）

组成： 党参 30 克，白术 30 克，炙黄芪 30 克，炙甘草 30 克，淮山药 30 克，茯苓 30 克，陈皮 30 克，炒白芍 30 克，当归身 30 克，莲肉 30 克，神曲 15 克，肉桂 7.5 克。共为细末，鲜荷叶煮米汤为丸，如麻子大。每服 1~3 克，米饮汤下。

按：本方以党参、白术、黄芪、甘草、茯苓、山药、莲肉益气健脾为主；加陈皮、神曲以消导和中，用白芍、归身养血和营；配肉桂鼓舞气血之生长。诸药合用，共奏益气健脾、养血和营之功。

主治小儿脾虚疳积。

阐秘：本方为万氏家传之补脾圣药。小儿疳证之生，根本原因在于脾胃。故钱仲阳谓"疳皆脾胃病，亡津液之所作也"。张山雷认为此言"最是真谛"。指出五疳形证，虽似分途，而其致病之源，止有两道：一为食物太杂，不能消化，积滞多而生内热，则形日癯而腹日胀；一为攻伐太过，脾阴日伤，津液耗而生内热，则气不运而腹自膨。虽一虚一实，其源不同，而至腹胀肉脱之时，则实者亦虚，其证乃同归于一致，岂非皆由脾胃而来？本方功专补脾健胃，不仅治疳佳效，举凡脾胃不足之证，均可用之，亦能敏收默验。

（37）加减补中益气汤（《傅青主女科》）

组成：人参15克，柴胡3克，甘草3克，黄芪9克，茯苓30克，升麻3克，陈皮3克，白术15克，当归9克。水煎服。

按：本方以参、术、苓、甘四君子益气健脾，培土制水，重用茯苓，旨在增强利湿退肿之功；用黄芪、当归取"当归补血汤"意，以养血安胎，且黄芪又具益气利水之功，加陈皮以理气和中，辅助四君子以健运；再配升麻、柴胡，升提脾气，以助脾制水之力。诸药合用，共奏益气养血，利水退肿之功。

主治妊娠两足浮肿，渐至遍身头面俱肿，肢倦体乏，饮食无味。

阐秘：妊娠浮肿古称"子肿"，或"子气""子满"等，名虽有异，证实相同，主要由于脾气虚弱，不能制水。如清·倪枝维《产宝》云："妊娠肿满，脏气本弱，因妊重虚，土不克水。"本方以益气健脾为主，崇土制水，不专治水而肿自消。倘一味利水消肿，滥用泽泻、猪苓、防己、赤豆之类，则脾经受伤，影响胎元，水去亦将复燃，终非善策。

（38）苓桂逐阴汤（《医门奇验》）

组成：茯苓9克，桂枝3克，附片6克，苍术9克，藿梗3克，甘草3克，胡芦巴3克，白芍3克。水煎服。

按：本方以辛温之附片、桂枝、胡芦巴益阳逐阴散寒；芳淡之茯苓、藿梗、苍术化湿健脾安中；白芍配甘草，缓急以止痛。合而用之，阴寒可逐，脾阳可复，腹痛可除，囊缩可舒。

主治夏月贪凉，过食生冷，或入房致寒中少阴，囊缩腹痛。

阐秘：贪凉饮冷伤脾阳，入房致寒伤肾阳。治宜脾肾同调，然火能生土，温肾阳可健脾土；土为后天，温脾阳益火之源，同气相求，一举两得。本方桂、附、芦巴具有兼温脾肾之功，无论少阴、太阴均极合拍，又恐其刚燥伤阴，则以白芍、甘草制之，取其利而去其弊。组织颇费匠心，良可玩味。

（39）润肠丸（《沈氏尊生书》）

组成：当归90克，生地90克，火麻仁90克，桃仁90克。共为细末，炼蜜为丸，如梧子大，每服10克，日2~3次。

按：本方以当归养血润燥；生地养阴清热；桃仁、麻仁润肠通便。诸药合用，具有养血润肠通便之功。对于体质虚弱，津血枯少，肠燥便秘有较好疗效。主治血燥便秘。

阐秘：血燥便秘，非养血润肠不可，本方所用四药皆含油脂之品，养血润肠，具缓下之功。微嫌不足者，无气药以推动之。当归虽为血中气药，力量薄弱，倘能加枳壳或陈皮之类，则奏效尤捷。

（40）回阳夺命汤（《医门奇验》）

组成：人参12克（或党参24克），焦白术18克，茯苓15克，炮姜6克，淡附片12克，破故纸9克，官桂3克，薏苡仁24克。水煎服。

按：本方以人参、白术、附片、炮姜温补脾胃，救其衰微之阳；破故纸、官桂温补命门真火，火能生土，补火即所以补土，所谓"虚则补其母"是也；茯苓、薏苡仁平补脾胃，淡渗利湿，利小便以实大便。诸药合用，共奏温补脾阳之功。主治小儿腹泻，慢脾惊风。

（41）木香调气散（《太平惠民和剂局方》）

组成：木香60克，丁香60克，檀香60克，藿香240克，炙甘草240克，白蔻仁60克，春砂仁120克。共为细末，每服6克，入盐少许，沸汤点服。

按：本方以木香顺气和胃，丁香降气散寒，檀香理气运脾，藿香芳香化浊，砂、蔻二仁温中降逆，炙甘草调和诸药，既制诸药之温燥，又护中宫之胃气，使以少许食盐，取其味咸能润能下之义。诸药同用，具有温中和胃、降气止呃之功。

主治胃寒呃逆。

阐秘：呃逆一证古谓之"哕"，由胃气上逆所致。病因虽有寒热虚实之别，而尤以胃寒气逆者为多。寒性凝滞，气窒不通，胃气不得下行，遂上逆而为呃逆。本方集诸芳香辛温理气之品，功专散寒行气，寒散气行，胃气得以下行，则呃逆自止。然而芳香辛温之品最易耗津劫液，中病即止，不宜多用。对于胃火上冲与胃阴亏损所致之呃逆，本方禁用。《丹溪心法》谓："偶然致呃，此缘气逆而生，宜小半夏茯苓汤加枳实、半夏，又或煎汤泡萝卜子，研取汁，调木香调气散热服之，逆气用之最佳。"此系明代医家戴元礼之经验，可供临床借鉴。

（42）苓桂左金丸（《医门奇验》）

组成：桂枝3克，白芍3克，炮姜2.4克，茯苓9克，法半夏6克，陈皮3克，香附3克，龙眼核3克，吴茱萸水炒黄连2.4克。水煎服。

按：本方用桂枝温中止痛，白芍柔肝止痛，两者相配，既寓桂枝汤之意，调和营卫以散外寒，又涵建中汤之意，扶养中脏以祛中寒，寒除则其痛可止；更加炮姜温中止痛，黄连清泄里热，且黄连用吴萸水炒，取法于"左金丸"，清肝和胃，泄热止痛；半夏配伍陈皮，和中安胃；香附配龙眼核，疏肝理气。寒热并用，肝胃同治，颇具组方之妙。

主治寒热错杂之胃脘痛。

阐秘：胡氏治疗胃脘痛，十分重视胃气，每取白芍、桂枝、炮姜相配，既可护持胃气，又能温中止痛，且有外感相干之证，亦能同时予以解散。方中龙眼核一味，世不多用，《纲目拾遗》引《经验广集》治疝气偏坠、小肠气痛神效方，即用本品配荔核、茴香；引张觐斋云：遇面上或磕伤及金刃伤，以本品研敷，定疼止血生肌，愈后无瘢，足证其止痛效验。

2.孟河医家自制方

（1）费伯雄自制方（费伯雄《医醇賸义》）

①黄芪九物汤：中风气虚者，手足弛纵，食少神疲，不能步履，黄芪九物汤主之。

黄芪二钱，防风一钱，党参五钱，茯苓二钱，白术一钱，鹿胶（角霜炒）一钱五分，牛膝二钱，独活（酒炒）一钱，甘草五分，大枣二枚，姜三片。

②和中养胃汤：虚火者，饥饱劳役，正气受伤，阳陷入阴，发热神疲，饮食减少。东垣于此等证，用补中益气汤，以升、柴升举阳气，又为之补脾和胃，此正有得于《内经》虚者温其气之旨，故甘温能除大热，开治阳虚一大法门。无如世之学东垣者，不辨阴阳虚实，虽阴虚发热及上实下虚者，动辄升、柴，祸不旋踵矣。因自制和中养胃汤，以明宗东垣者当师其意云。

黄芪二钱，人参一钱，茯苓二钱，白术一钱，甘草四分，当归二钱，料豆四钱，柴胡一钱，薄荷一钱，广陈皮一钱，砂仁一钱，苡仁四钱，枣二枚，姜三片。

此方即补中益气汤，去升麻加薄荷以代之，有逍遥散之意。再加茯苓以和脾，料豆以安肾，砂仁、苡仁以和中化湿，升中有降，不犯下焦，用东垣意而不执其法，制方煞费苦心。

③行健汤：脾劳者，或饮食不调，或行役劳倦，积久脾败，四肢倦怠，食少身热，行健汤主之。

黄芪二钱，人参二钱，茯苓二钱，白术一钱，甘草五分，当归二钱，白芍（酒炒）一钱，青蒿梗一钱五分，广皮一钱，砂仁一钱，料豆三钱，木香五分，大枣二枚，姜三片。

此方根据《难经》损其脾者调其饮食，适其寒温。从本来无方中，自出手眼立一方。用四君加黄芪，四物去芎、地，加料豆、蒿梗以佐归、芍，加香砂、陈皮以佐参、芪、术、苓、草、姜、枣，调其营卫，亦所以调其饮食，适其寒温也。

④新定拯阴理劳汤：阴虚火动，皮寒骨蒸，食少痰多，咳嗽短气，倦怠焦烦，新定拯阴理劳汤主之。

人参一钱，甘草五分，麦冬二钱，五味三分，当归二钱，白芍一钱，生地二钱，丹皮二钱，苡仁三钱，橘红一钱，莲子十粒。

⑤新定拯阳理劳汤：阳虚气耗，倦怠懒言，行动喘急，表热自汗，心中烦躁，偏身作痛，新定拯阳理劳汤主之。

人参一钱，黄芪二钱，白术二钱，甘草一钱，肉桂七分，当归一钱五分，五味四分，陈皮一钱，生姜二片，红枣二枚。

⑥一志汤：思虑太过，心烦意乱，食少神疲，四肢倦怠，一志汤主之。

人参二钱，茯神二钱，白术一钱五分，甘草五分，黄芪二钱，益智一钱五分，远志五分，柏仁二钱，广皮一钱，木香五分，大枣二枚，姜三片。

《内经》不云乎，思则心有所存，神有所归，正气留而不行，故气结矣。本方见证，气分重于血分，故用归脾汤法，去当归、枣仁、龙眼，易以柏仁、益智、广皮，就是根据经文，不偏重心血少，而偏重于心气结。一经化裁，就另是一样精神，可为不执古方之法。

⑦人参半夏汤：关格痰气上逆，食入呕吐，人参半夏汤主之。

人参二钱，半夏三钱，广皮一钱，茯苓二钱，当归二钱，沉香五分，郁金二钱，砂仁一钱，佩兰一钱，苡仁四钱，牛膝二钱，佛手五分，白檀香五分。

此方亦所以治格。以人参、当归顾气血，以茯苓、苡仁、牛膝引之下行；以半夏、陈皮利痰，以佩兰、郁金、砂仁、佛手、沉香、檀香通气。前法轻而此方较重，彼重用肉桂，此重用人参，意同而法自异也。祖怡注。

胃为谷海，其实而痛者，当消当攻，于结胸症内已详言之。其胃气虚弱，脘中作痛者，养胃汤主之。

⑧养胃汤：白芍一钱，茯苓二钱，白术一钱，甘草四分，山药三钱，黄芪二钱，党参四钱，木香五分，砂仁一钱，广皮一钱，大枣二枚，姜三片。

本方以香砂六君去半夏，加黄芪、山药、白芍。黄芪益脾肺之气，山药补脾阴，白芍补脾血，只得一味酸寒，全方化为中和。脾胃为夫妻，养胃必当顾脾，是历代治胃虚之典型。

⑨姜术二仁汤：脾胀者，善哕，四肢烦悗，体重不能胜衣，卧不安。脾为湿土，而主四肢，寒气乘之，则土德衰而真阳不运，故善哕而肢体疲重，夜卧不安也。当扶土渗湿，兼解寒邪，姜术二仁汤主之。

炮姜五分，白术二钱，茯苓三钱，半夏一钱，当归二钱，苡仁（炒）八钱，砂仁一钱，厚朴一钱，木香五分，广皮一钱，生熟谷芽各四钱（煎汤代水）。

本方以姜术二仁命名，扶中阳即所以去伏寒。半夏、茯苓、厚朴、广皮、砂仁、木香、生熟谷芽，所以健脾胃而助消化者至矣。一派纯阳药中，加一味当归补血活血，不完全放弃血分，是制方之正法。本方与安贞汤姜、术、苓、归、夏、朴、砂七味相同，而不用桑皮、苏子、杏仁。

⑩温中平胃散：胃胀者，腹满，胃脘痛，鼻闻焦臭，妨于食，大便难。胃为水谷之腑，职司出纳。阴寒之气上逆，水谷不能营运，故腹满而胃痛。水谷之气腐于胃中，故鼻闻焦臭，而妨食便难也。当平胃祛寒，温中平胃散主之。

炮姜五分，砂仁一钱，木香五钱，谷芽（炒）三钱，神曲（炒）三钱，广皮一钱，茅术一钱，厚朴一钱，枳壳一钱，青皮一钱，陈香橼皮（八分）。

本方以平胃散去甘草加炮姜、香、砂，而以神曲、枳壳、谷芽助消化，青皮、香橼和肝胃。平胃散所以燥脾湿，此方所以温胃寒，胃寒乃胃病中最习见之一种。

⑪桂术二陈汤：痰饮者，水从胃出，下走肠间，辘辘有声，胸中微痞，头目作眩，桂术二陈汤主之。

桂枝八分，白术一钱五分，广皮一钱，半夏一钱五分，茯苓三钱，枳实一钱，泽泻一钱五分，牛膝一钱五分，车前二钱，姜三片。

此方以苓桂术甘、二陈去甘草，以桂枝开太阳，以白术健脾土，治痰饮之本也。去甘草者，欲其速，不欲其缓，欲其通，不欲其满也。姜所以佐桂，枳所以佐橘。车前、泽泻、牛膝所以导水气下行，不嫌其凉者，有姜、桂在焉。

⑫通理汤：久咳不已，则三焦受之。三焦咳状，咳而腹满，不欲饮食。此皆聚于胃，关于肺，使人多涕唾，而面浮肿气逆也。久咳则三焦俱病。聚于胃者，胃为五脏六腑之本也。关于肺者，咳必动肺，面浮气逆，皆肺病也。通理汤主之。

当归二钱，茯苓二钱，白术一钱，苡仁四钱，枳壳一钱，橘红一钱，半夏一钱，厚朴一钱，青皮一钱，桑皮二钱，砂仁一钱，苏子一钱五分，姜三片。

先生批《医学心悟》云："喘病甚多，而皆非善症。治喘之法，不过一降一纳尽之。上焦之有余者降之，使不得反逆，而清肃之令行矣。下焦之不足者纳之，使归其窟宅，而根本之园地固矣。"

⑬桂朴汤：胃寒作痛，胃气虚寒，不能纳谷，呕吐作痛，桂朴汤主之。

肉桂四分，厚朴一钱，当归二钱，茯苓二钱，白术一钱，丁香五分，砂仁一钱，白芍（酒炒）一钱，广皮一钱，郁金二钱，枣二枚，姜三片。

本方取胀门温中平胃散以白术易茅术，以肉桂易炮姜，以丁香易生姜，同样用厚朴、广皮、砂仁，而去神曲、枳壳、青皮、香橼、谷芽，加当归、红枣、白芍、茯苓。彼是消药多，此则温药多，而兼顾血分。

（2）马培之自制方（马培之《青囊秘传》）

①心脾气痛方：草果三钱，五灵脂三钱，延胡索三钱，没药三钱。研末，陈酒调服三钱，痛时服下。

②治胃气痛方：用荔枝核（煅炭）七分，木香三分，共末，烧

酒调服。

③专治膈气方：大黄（酒制九次）二两，沉香五钱，桃仁六钱，乌药（豆腐水洗炒）一两，硼砂二钱。为细末，每服三分，五更时津液润吞。

④治水泻方：车前子一钱，泽泻一钱，姜川朴一钱。为末，开水调，服一二次，自愈。

⑤下痢方：鲜藕汁四两，炮姜二钱，煎汤内服。

⑥六合定中丸：治暑月一切肠胃不和之症。

香薷四两，木瓜二两，厚朴二两，赤茯苓二两，枳壳二两，藿香二两，木香一两，檀香一两，甘草五钱，苏叶三两。

研末，水泛丸，每丸一钱。每服一丸，热汤下。

（3）巢崇山自制方（巢崇山《千金珍秘方选》）

①鸡肺散（家传秘方）：治小儿疳膨食积。

川黄连六分，尖槟榔三钱，桑白皮三钱，芦荟六分，粉甘草三钱。

用不落水雄鸡肝一个，大黑枣七枚，水二碗，用前药煎，将药汁全收在肝、枣内，然后将枣（去核）同肝于五更时食尽，忌油腻七日。

②三物散：专治肝胃气大发作呕。

冬天取小鳜鱼不拘多少，风干，以陈为佳。

烘脆为末，每服一钱，加真肉桂五分、荜澄茄五分，共为末冲服。

③治食蟹成痢方：食蟹后腹中作泻，或竟成痢疾。

藕不拘多少，煎热，可加红砂糖尽量饮汁，立愈。

④吐泻验方：专治呕吐泄泻。

上川连、沉香、辰砂、生黄柏、白术、木香、赤石脂、乳香、没药，共九味，各五钱。加净黄鸦片烟灰五钱，共研细末和匀。用藿香汤送下，或用开水吞服，每服孩童减半，孕妇忌服。

凤初原按：丙寅三月，余患痛泻颇剧，得此散一服即痊，因觅取原方，拟修合之以行方便。

⑤治小儿急慢惊风方：苏叶、薄荷、丹皮各五分，伏龙肝三钱，麝香一分五厘，大香菌一个。为末，用葱白七个捣烂，火酒和匀，罨于脐上，以膏药盖之，如无，以酒盅盖之，一二时即愈。

（4）丁甘仁自制方

①扶土和中方（丁甘仁《诊方辑要》）：脾胃不和，大便或结或溏。宜扶土和中。

生白术三钱，广陈皮一钱五分，诃子皮三钱，生苡仁三钱，炒白芍三钱，御米壳一钱五分，云茯苓三钱，炙甘草一钱，炒淮药三钱，炒扁豆衣三钱，红枣四枚，生姜三片。

②椒梅丸（丁甘仁《丁甘仁家传珍方选》）：和营理气、消散痃癖。

川椒四两，乌梅肉二两，茯苓四两，砂仁四两，木香四两，乌药八两，厚朴八两，茴香四两，广皮四两，当归四两。

共研细末，捣和为丸。

③九香如意丸（丁甘仁《丁甘仁家传珍方选》）：功能平肝和胃。

檀香二两，降香二两，沉香六钱，木香三两，丁香六钱，藿香五钱，砂仁二两，乌药三两，厚朴二两，广皮二两，苍术二两。

研末，水泛为丸，檀香末为衣。

④承气丸（丁甘仁《丁甘仁家传珍方选》）：专治一切伤食。

大黄半斤，粉甘草二两。

共研细，黑糖丸肥皂子大，每服一丸，灯心汤下，泻下四五次后，用陈米汤补正。如恐脾胃受伤，接服下橘饼扶脾丸。

⑤橘饼扶脾丸（丁甘仁《丁甘仁家传珍方选》）：陈皮、焦白术、淮山药、芡实各一两，焦山楂五钱。共研末，如饼样，陈米汤送下。

⑥胃气痛丸（丁甘仁《丁甘仁家传珍方选》）：黑沉香、金铃子、炒於术、九香虫各一钱，制香附、延胡索、法半夏各一钱五分，当归身、炒白芍、炙鸡金、吴茱萸、川郁金各二钱，炙甘草、广木香、陈佛手各五分，杜仲三钱，广陈皮、春砂仁各八分，上安桂四分，香橼皮三钱。研末，加三年陈米煎汤代水泛丸。作煎方亦可。

（5）程门雪自制方（《程门雪医案》）

①和胃安神汤：和胃化痰，疏肝和胃，化湿消痰。主治不寐。症见不寐胸闷，心悸不安，时噫，纳食不香，苔薄脉濡。

制半夏二钱，北秫米三钱（包煎），炙远志一钱，佛手柑一钱半，云茯苓三钱，白杏仁三钱，白蔻壳八分，煅瓦楞四钱，生薏苡仁四钱，广陈皮一钱半，紫苏梗一钱半，炒谷麦芽各三钱。

用法：水煎服，日1剂。证属肝胃不和，痰湿阻滞。故以半夏、秫米、陈皮、茯苓和胃化痰湿；杏仁、白蔻、薏苡仁宣畅化湿滞；佛手、远志、煅瓦楞平肝降逆气；苏梗、谷麦芽化滞助消化。共奏疏肝和胃、化湿祛痰之功效。

②和解宣化汤：主治湿热互阻、气机窒塞，寒热有汗不解，胸脘痞闷，小溲黄赤，口苦。苔腻，脉濡数。

银柴胡一钱至四钱，竹沥半夏钱半至二钱，酒炒黄芩一钱至钱半，块滑石四钱，赤茯苓三钱，广陈皮钱半，白蔻壳八分，生薏苡仁四钱，白杏仁三钱，干芦根八钱至一两，佛手花八分。

加减：恶心呕吐者加姜汁炒竹茹钱半，姜川黄连三分；胸脘闷痛者加广郁金钱半；胸中懊恼者加焦山栀钱半，清水豆卷四钱；兼形寒咳嗽者加冬桑叶三钱，杭菊花二钱，象贝母三钱，口苦苔黄湿热较盛者加甘露消毒丹四钱（包煎）。

（6）黄文东自制治胃痛经验方（《当代名医临证精华·胃脘痛专辑》）

①调气和胃，散寒消食：主治寒实型胃痛。外感寒邪或饮食不节，以致气血阻滞，胃失通降。症见胃脘暴痛，痛势较剧，得温则舒，泛吐清水，缠绵不已，苔白滑，脉弦或迟。

紫苏梗9克，姜半夏9克，青皮9克，陈皮9克，广木香9克，制香附9克，旋覆梗9克，炒白芍9克，焦神曲9克，生姜9克，炙甘草6克，桂枝4.5克。寒重加肉桂（后下）4.5克，荜茇9克。

②疏肝理气，和胃降逆：主治气滞型胃痛。气郁伤肝，横逆犯胃，常因情绪波动而复发。症见胃脘胀满，以痛连胁，按之较舒，

嗳气频繁，苔薄白，脉弦。

柴胡9克，炒白芍9克，延胡索9克，旋覆梗9克，广木香9克，青皮9克，陈皮9克，制香附9克，佛手干9克，煅瓦楞30克，炙甘草4.5克。

③温中调气散寒：主治虚寒型胃痛（偏寒者）。脾阳虚衰，运化无权，常因饮冷受寒而复发。症见胃中冷痛，形寒喜暖，喜热饮，泛吐清水，溲清利，或腹痛，舌质淡，苔白，脉细缓。

潞党参9克，炒白术9克，广木香9克，制香附9克，炒白芍9克，焦神曲9克，炮姜6克，炙甘草6克，丹参12克，煅瓦楞30克，肉桂（后下）3克。

④补中和胃止痛：主治虚寒型胃痛（偏虚者）。脾胃虚弱，升降失职，常因过劳而复发。症见胃脘绵绵作痛，或胀满不舒，纳少便溏，神疲乏力，舌质淡，苔薄，脉缓或濡细。

潞党参9克，炒白术9克，广木香9克，枳壳9克，陈皮9克，炙黄芪9克，茯苓12克，焦神曲12克，春砂仁（后下）3克。

⑤泄肝调气和胃：主治郁热型胃痛。肝气郁久化火。可因情绪波动，饮食不慎而复发。胃痛时轻时重，有烧灼感，嘈杂泛酸，口干口苦，心烦易怒，纳少，大便干结，舌质红，苔黄，脉弦细。

金铃子9克，延胡索9克，青皮9克，陈皮9克，瓜蒌皮9克，蒲公英15克，丹参15克，炒白芍12克，煅瓦楞30克，炙甘草6克，左金丸（分吞）3克。

上述各型胃痛，根据具体情况，可随症加减如下：食积加神曲、炙鸡内金、枳实等；湿重加厚朴、苍术等；湿热加黄芩、黄连等；

夹瘀加丹参、红花、失笑散等。

（7）章次公自制方（《章次公内科临床辨治经验举隅》，载于《中医文献杂志》2014年第5期）

①治胃溃疡经验方：护膜治疡，化瘀止血。主治胃溃疡，症见胃脘疼痛，甚或便血、吐血。

凤凰衣30克，玉蝴蝶30克，轻马勃20克，象贝母20克，血余炭15克，琥珀粉15克。

用法：共研细末，每日3次，每餐前服2克。方用凤凰衣、玉蝴蝶以护膜制酸；轻马勃、象贝母以消炎治疡；血余炭、琥珀粉以化瘀止血。全方共奏"护膜治疡"之效。

②治胃溃疡出血经验方：象牙屑6克，琥珀屑6克，柿饼霜12克，杏仁霜12克，煅瓦楞子24克，灶心土24克，血余炭9克。共研细末，每日3次，每餐后服2克。

方用灶心土以降逆止血；杏仁霜以肃肺和胃；瓦楞子善治"积年胃脘瘀血疼痛"（《本经逢源·介部》），且有制酸之功，协助血余炭、琥珀屑以化瘀止血；象牙屑、柿饼霜以止血疗疮。对于缓解疼痛、制止出血、保护溃疡面等甚为有利。

（8）颜亦鲁自制方（《海派中医颜氏内科》《餐芝轩医集》）

①健脾疏肝饮：健脾燥湿，疏肝理气。主治慢性肝炎，早期肝硬化。

苍术9克，白术9克，桂枝3克，茯苓9克，厚朴6克，郁金6克，木瓜6克，谷芽12克，麦芽12克，姜半夏9克，甘草3克，青皮6克，陈皮6克。

每日煎服 2 次，空腹温服。

加减应用：黄疸加茵陈 30 克，栀子 6 克；右胁痛加姜黄 6 克，白芍 9 克；尿少加猪苓 5 克，茯苓 5 克

②开上渗下方：芳香宣化，开上渗下。主治湿温之邪遏阻卫气之间，表里不透之证。症见恶寒发热、头痛如裹、身重体痛、胸闷恶心、渴不欲饮。

苍术 9 克，藿香 9 克，佩兰 9 克，神曲 9 克，半夏 9 克，厚朴 9 克，白豆蔻 3 克，杏仁 6 克，橘皮 6 克，薏苡仁 15 克，枳壳 6 克，大腹皮 9 克。

本方以藿香正气散、三仁汤为主方，芳香化浊兼以渗下，加以杏仁、厚朴、桔梗之类开通肺气，以肺主一身之气，气化则湿自化。

③调肝和胃方：健脾清肝，和胃止呕。主治肝木犯胃、湿热中阻之证。症见胃脘疼痛牵引右胁，可伴有呕吐、泛酸等，口中黏腻。

党参 9 克，白术 9 克，茯苓神各 9 克，陈皮 6 克，半夏 9 克，黄连 3 克，吴茱萸 2 克，香附 9 克，郁金 9 克

肝木克土之胃脘痛，《内经》所谓"木郁之发，民病胃脘当心而痛"，以六君子汤为主方，合左金丸疏肝和胃、泻火止痛，加郁金、香附疏达肝气。内含黄连、半夏亦有辛开苦降之意。

④疏肝和胃降逆方：疏肝和胃，降逆止呕。主治肝气犯胃之呕吐。症见胃部痉挛不舒、纳食即吐、泛酸食少。

黄连 3 克，吴茱萸 2 克，旋覆花 9 克，代赭石 9 克，姜半夏 9 克，橘皮 6 克，白豆蔻 3 克，沉香 6 克，白芍 9 克，代代花 6 克，玫瑰花 6 克，炒谷芽 9 克。

呕吐一症，固有寒热虚实之分，而肝气犯胃最为常见，以胃司纳食，主乎通降，若肝气冲逆，阻胃之降则呕吐，所谓木动必犯土也。本方取戊己丸泻木和土，辅以代代花、玫瑰花疏肝，半夏、陈皮、白豆蔻和胃，佐旋覆花、代赭石、沉香以降逆，标本同治。

⑤清润胃阴方：疏肝和胃，清润胃阴。主治胃阴不足，虚火上亢之证。症见咽部阻塞感、食入呕吐、口干厌食，舌红或绛，脉细。

西洋参9克，麦冬9克，玫瑰花6克，枇杷叶9克，郁金9克，山药9克，扁豆9克，玉竹9克，生地9克，白芍9克，石斛9克。

本方仿叶天士养胃汤而设，以西洋参、石斛、麦冬、生地、玉竹、白芍酸甘化阴，山药、扁豆健脾和中，郁金、玫瑰花、枇杷叶清肝降逆，共奏养胃降逆之功。

⑥疸久不愈方：健脾清热利湿。主治黄疸久治不愈兼见脾虚证者。症见身目发黄、神疲乏力、腹胀纳差、尿少而黄。

茵陈9克，苍白术各9克，丹参9克，赤芍9克，茯苓9克，金钱草12克，平地木15克，车前子9克，陈皮6克，党参9克，泽兰9克，仙人对坐草15克。

黄疸服攻伐之剂或迁延日久，伤及脾胃，当以健脾理气与渗湿退黄合用。方中异功散健脾理气；茵陈、平地木、金钱草、车前子渗湿退黄；"久病入络"，故参以丹参、赤芍活血化瘀之品，泽兰血水同治。仙人对坐草又名水蜈蚣，见于《本草纲目拾遗·果部下》，功能清湿热、解毒，主治黄疸。

⑦和胃安神方：和胃安神。主治不寐兼见脾胃不和证者。症见难以入睡、头昏且痛、胃脘胀痛牵及两胁、腹胀肠鸣、舌苔薄白而腻。

苍白术各9克，白芍9克，半夏9克，香附9克，青陈皮各9克，白蒺藜9克，广木香9克，夜交藤15克，柏子仁9克，云茯苓9克，合欢皮15克，谷麦芽各9克。

本方以苍白二术健运脾胃；茯苓健脾渗湿；青陈皮、广木香、谷麦芽理气和中；半夏温化痰饮；香附、白蒺藜疏肝平肝；合欢皮解郁安神，夜交藤、柏子仁养心安神。如此则脾胃安、肝气舒而心神宁。

⑧治鹅掌风方：健脾通络，清利湿热。主治湿热蕴结太阴之鹅掌风。症见两手心作痒，起小水疱，时隐时起，二便如常。脉数，舌苔黄腻。

炒苍术9克，苦参9克，薏苡仁15克，茯苓皮9克，忍冬藤9克，赤芍9克，丹皮9克，连翘9克，生甘草3克，丝瓜络9克，白鲜皮15克。

鹅掌风好发于手掌处，因脾主四肢，故治疗上清热疏风中总须配以化湿健脾之法。本方以苍术健脾；薏苡仁、茯苓皮渗湿；连翘清热透邪；赤芍、丹皮清血分之热；苦参清热解毒，为治皮肤病之常用药；再加丝瓜络通络，白鲜皮以皮治皮，有引药之用。

（9）颜德馨自制方

①消渴方：健脾活血，滋阴止渴。主治糖尿病见脾虚血瘀证。

苍术9克，知母9克，地锦草30克，生蒲黄9克。

加鬼箭羽以凉血清热、化瘀通络；加木瓜、知母以理脾泻肝、生津止渴；加山药、山茱萸以补脾敛阴、益肾固精。气虚湿阻，舌苔厚腻者则宗"二阳结，谓之消"之说，加白术运脾化湿；咽干舌燥、口渴引饮者，参入人参白虎汤义；气阴不足者，参入李东垣清暑益气汤义。

②理气化瘀清热养阴方：理气化瘀，清热养阴。主治气郁血瘀，化热伤阴。症见胃脘灼痛，痛有定处，按之不舒，食后为甚。舌紫苔黄腻，脉弦细。

丹参12克，檀香3克，砂仁3克，百合9克，乌药6克，生麦芽9克，川楝子9克，玄胡9克，蒲公英9克，姜山栀6克。

③健运中州升清降浊方：健运中州，升清降浊。主治肝郁气滞，气化失司。症见胃脘隐痛，便燥，头晕乏力，畏寒，不寐。舌暗红，苔薄腻，脉沉细。

升麻15克，黄芪15克，党参9克，砂、蔻仁各3克，生麦芽30克，檀香3克，枳壳9克，桔梗6克，甘松3克，甘草3克，白术15克，生紫菀9克，丹参15克。

④温通胃阳方：温通胃阳。主治胃中无火，难以腐熟水谷，胃失和降。症见胃脘疼痛，恶心频频，朝食暮吐，形寒畏冷，腑气多日未行，舌淡苔白腻，脉沉小弦。

附子9克，干姜6克，姜半夏10克，川朴6克，枳实9克，代赭石15克，莱菔子30克，茯苓12克，大黄9克。

⑤湿热肠澼方：主治湿热交阻肠道，久病入络为癖，升清降浊失司。症见肠澼，腑行不实，腹痛时作，泄之而后快，右少腹隐隐作痛，食后更甚，夜分少寐，口干、口苦喜饮，脉弦而数，舌红苔黄腻。

枳实9克，生蒲黄（包）9克，五灵脂（包）9克，乌药9克，香附9克，赤芍、白芍各9克，延胡索9克，煨葛根9克，荆芥炭9克，苦参9克，胡黄连3克，白术9克，炙甘草4.5克。

3. 食疗方（费伯雄《食鉴本草》）

①薏苡粥：去湿气肿胀，功胜诸药。用苡仁淘净，对配白米，煮粥食之。

②郁李仁粥：用郁李仁二两研汁，和薏苡五合，煮粥食之。治水肿，腹胀，喘急，二便不通，体重疼痛。

③赤小豆饮：治水气胀闷，手足浮肿，气急烦满。用赤小豆三升，樟柳枝一升，同煮，豆熟为度，空心去枝，取豆食之，渴则饮汁，勿食别物，大效。

④紫苏粥：治老人香港脚，用家苏研末，入水取汁，煮粥将熟，凉加苏子汁，搅匀食之。

⑤苍术酒：治诸般风湿疮，香港脚下重。用苍术三十斤洗净打碎，以东流水三担，浸二十日，去术，以汁浸面。如家酿酒法，酒熟，任意饮之。

⑥人参粥：治翻胃吐酸，及病后脾弱。用人参末、姜汁各五钱，粟米一合，煮粥，空心食。

⑦门冬粥：治肺经咳嗽，及翻胃。麦冬煎汁，和米煮粥食。

⑧粟米粥：治脾胃虚弱，呕吐不食，渐加羸瘦。用粟、白米、面等分，煮粥空心食之，极和养胃气。

⑨理脾糕：治老人脾弱水泻。用百合、莲肉、山药、苡仁、芡实、白蒺藜各末一升，粳米粉一斗二升，糯米粉三升，用砂糖一斤调匀蒸糕，火干，常食最妙。

⑩山药粥：甚补下元，治脾泻。淮山药末四五两，配米煮食。

⑪芡实粥：益精气，强智力，聪耳目。用芡实去壳三合，新者

研成膏，陈者作粉，和粳米三合煮食。

⑫莲子粥：功同芡实。建莲肉两余，入糯米三合煮食。

⑬茯苓粥：治虚泄脾弱，又治欲睡不睡。粳米三合，粥好下白茯苓末一两，再煮食之。

⑭扁豆粥：益精补脾，又治霍乱吐泻。用白扁豆半升，人参二钱作片，先煮熟豆去皮，人参下米煮粥。

⑮苏蜜煎：治噎病吐逆，饮食不通。用真苏叶茎二两，白蜜、姜汁各五合，和匀，微火煎沸。每服半匙，空心服。

⑯姜橘汤：治胸满闷结，饮食不下，用生姜二两，陈皮一两。空心煎汤服，极开脾胃。

⑰莲肉膏：治病后胃弱，不消水谷。莲肉、粳米各炒四两，茯苓二两，为末。砂糖调膏，每服五六匙，白滚汤下。

⑱豆麦粉：治饮食不佳，口仍易饥饿。用绿豆、糯米、小麦各一升，炒熟为末。每周一盅，滚水调食。

⑲茯苓膏：白茯苓末，拌米粉蒸糕食，最补脾胃。

⑳清米汤：治泄泻，用早米半升，以东壁土一两，吴茱萸三钱，同炒香熟，去萸，取米煎汤饮。

㉑人参猪肚：治虚羸乏气。人参五钱，干姜、胡桃各二钱，葱白七茎，糯米七合，为末，入猪肚内扎紧，勿泄气煮烂，空心食完。饮好酒一二杯大效。

㉒葱粥：治伤风鼻塞。用糯米煮粥，临熟入葱，连须数茎，再略沸食之。此方又治妊娠胎动，产后血晕。

㉓干姜粥：治一切寒冷、气郁心痛、胸腹胀满。用粳米四合，

入干姜、良姜各一两，煮熟食之。

㉔吴茱粥：治冷气心痛不止，腹胁胀满，坐卧不安。用吴茱萸二分，和米煮粥食之。

㉕绿豆粥：绿豆淘净，熟煮，入米同煮食，最解暑。

（二）脾胃病常用药及药对

1. 常用中药

人参

人参味甘、微苦，性平，气味俱轻，阳中微阴，能补五脏，安精神，定魂魄，止惊悸，除邪气，明目，开心益智。临床用名：棒槌、园参、山参等。

《汤液本草·卷中·草部·人参》云："补气不足而泻肺火，甘温而补阳利气。脉不足者是亡血也，人参补之益脾。与干姜同用补气，里虚则腹痛，此药补之，是补不足也。"《本草纲目·草部第十二卷·人参》云："人参甘温，能补肺中元气，肺气旺则四脏之气皆旺，精自生而形自盛，肺主诸气故也。"人参分两大类，白参类有野山参、移山参、生晒参；红参类有高丽参、别直参、石柱参。白参类性平，红参类性温，宜量体质之阴阳偏胜使用，方可奏效。

孟河医家擅用参且别具巧思。如费伯雄创制的治劳伤名方新定拯阴理劳汤、新定拯阳理劳汤、建极汤、冲和汤、一志汤等皆以人参为主药。马培之认为，人参"补药之首，能回元气于无有之乡；开心益智，可添精神于虚劳之疾。补脾土以生金，定惊悸而明目。

性则偏温，味甘微苦。"（《孟河四家医集·马培之医集·药性歌诀》）马氏惯用人参、白术、炙甘草、炮姜合成甘温之剂治虚痞。丁甘仁认为，人参"补气安神，除邪益智。疗心腹虚痛，除胸胁逆满。止消渴，破坚积。气壮而胃自开，气和而食自化"。且认为"多用则宣通，少用反壅滞"（《丁甘仁临证医集·药性辑要》）。程门雪临床对大虚大实之证，治其本虚，仅用吉林人参配金石斛，取其气味轻清之品以养胃阴，生胃气。孟河医家用参常用米炒、米焙、土炒，使参多得谷气，以养其胃，且能行气而不滞气。如米焙西洋参、米炒北沙参、米炒南沙参、土炒东洋参等。

颜德馨教授临床实践中，治心脑病危重症所致脱证，常取人参与温阳药相须而用，尤其在阳气暴脱或欲脱之时，更是非参不能挽回，宜急投大剂量人参以扶元固脱，辅附子以温中回阳，佐龙骨、牡蛎以收敛散失之精气；如气阴两伤，常配伍五味子、麦冬，以益气敛阴。治健忘失眠，必与安神药相配而施，心气不足者，伍白术、黄芪、远志、茯神等，方如归脾汤；心神不宁者，伍茯苓、石菖蒲、龙齿等，方如安神定志丸。

由于党参价格较为低廉，且功效与人参相似但力薄，因此一般轻证多用党参代替人参。唯亡阳、亡阴等危重症，非用人参力挽狂澜不可。用于危重症，剂量可酌增为15~30克。宜文火另煎兑服。研末吞服，每次1.5~2克。

黄芪

黄芪为豆科植物蒙古黄芪或膜荚黄芪的干燥根。味甘，性温。

归肺、脾经。功效补气固表、利尿、托毒排脓、敛疮生肌。临床用名有黄芪、蜜炙黄芪等。

《本草经疏·卷七·黄芪》："黄芪禀天之阳气、地之冲气以生。故味甘微温而无毒。气厚于味，可升可降，阳也。入手阳明、太阴经。甘乃土之正味，故能解毒。阳能达表，故能运毒走表。甘能益血，脾主肌肉，故主久败疮，排脓止痛。风为阳邪，凡贼风虚邪之中人也，则病疠风，经曰：邪之所凑，其气必虚。性能实表，则能逐邪驱风，故主大风癞疾，五痔鼠瘘，补虚，兼主小儿天行痘疮之在阳分，表虚气不足者，小儿胎毒生疮疖。《别录》又主妇人子脏风邪气，逐五脏恶血者，血不自行，随气而行，参合血药则能之矣。补丈夫虚损，五劳羸瘦者，通指因劳阳气乏绝所生病也。甘温益元气，甘温除大热，故通主之。气旺则津液生，故止渴。血虚则腹痛，中焦不治亦腹痛，脾胃之气不足则邪客之而泻痢，补中气则诸证自除矣。益气利阴气者，阳生阴长故也。"

《得配本草·卷之二·草部·黄芪》云："得枣仁，止自汗。配干姜，暖三焦；配川连，治肠风下血；配茯苓，治气虚白浊；配川芎、糯米，治胎动、腹痛，下黄汁。佐当归，补血；使升、柴，发汗。"

马培之认为，黄芪"内可益元气以壮脾胃，外能实腠理而清虚热。固表温中，托痈起痘。阴虚忌用，恐升气于表；表实当忌，恐闭其邪气。"（《孟河四家医集·马培之医集·药性歌诀》）马培之调治内伤杂病，常用参、芪、术、草等。另有学者研究《丁甘仁医案》648 张处方，以补气药人参、黄芪为君组成的方剂 165 张，占

25.5%。丁甘仁认为，黄芪"补肺气而实皮毛，敛汗托疮，解渴定喘；益胃气而去肤热，止泻生津，补虚治痨。(恶)风(大)癫急需，痘(虚)疡(科)莫缺。疗五痔，散鼠瘘。小儿则百病咸宜，久败之疡疮尤要。"(《丁甘仁临证医集·药性辑要》)

颜德馨教授认为，黄芪甘温补气，禀升发之性，专走表分而固皮毛，入脾胃而举其下陷，用于肾病综合征蛋白尿，颇有效验。未接受激素和免疫抑制剂治疗的病例，蛋白尿常随水肿的消长而进退，最常用的方剂为黄芪防己汤；某些病例消肿后仍有蛋白尿者，则多为脾肾两亏，有失封固，黄芪建中汤主之。使用激素和免疫抑制剂联合疗法固佳，但其引起的副作用、复发率都是难以解决的问题。临床以黄芪为主，配以丹参、红花、赤芍等活血药，取益气化瘀治之，因久病患者，其气必虚，久病入络，滞积为瘀，虚实夹杂。益气治本，化瘀治标，对加强及巩固疗效，减轻激素及免疫抑制剂的副作用，胜人一筹。他如，气虚水肿常与治血利水之益母草合用。

白术

白术，味甘、苦，性温，具益气健脾、燥湿利水、止汗、安胎之功。临床用名：於术、冬术、炒白术、焦白术等。

古人赞白术云："味重金浆，芳逾玉液，百邪外御，五脏内充。"盖言其功之广。王好古则称："在气主气，在血主血。"(《汤液本草·卷中·白术》)张元素称其功有九："温中一也，去脾胃中湿二也，除胃中热三也，强脾胃进饮食四也，和胃生津液五也，止肌热六也，四肢困倦嗜卧，目不能开，不思饮食七也，止渴八也，安胎九也。"(《医学启源·卷之下·第十二用药备旨·白术》)确属经验之谈。

《本草通玄·卷上·草部·白术》:"补脾胃之药,更无出其右者。土旺则能健运,故不能食者,食停滞者,有痞积者,皆用之也。土旺则能胜湿,故患痰饮者,肿满者,湿痹者,皆赖之也。土旺则清气善升,而精微上奉,浊气善除,而糟粕下输,故吐泻者,不可缺也。"

马培之认为,白术"味是甘温,经归脾胃。燥周身之湿,补中土之虚。同枳实以消痞,佐黄芩以安胎"(《孟河四家医集·马培之医集·药性歌诀》)。贺季衡认为於术(即白术)具有和中益气,开胃补脾之功,重用可以代参,对于阴伤、阳陷之痢疾,尤为适宜。丁甘仁认为,白术"甘温而苦,入脾、胃经。健脾进食,消谷补中,化胃经痰水,理心下急满,利腰脐血结,祛周身湿痹。君枳实以消痞,佐黄芩以安胎"(《丁甘仁临证医集·药性辑要》)。

颜德馨教授临床探索亦有下列诸胜可供品味:

①止血:脾为后天之本,气血生化之源,又主统血,运行上下,充周四体。五脏皆受气于脾,若脾气虚弱,则不能统摄而陷注于下,或渗溢于外,多见便血、尿血、崩漏、肌衄等。白术益气健脾,收敛止血,颇有殊功。曾治大咯血气脱一证,宗"有形之血不能速生,无形之气所当急固"之旨,旋以白术100克,米汤疾火煎服一大碗,药后二小时血止神清,肢和脉起,竟未复发。亦以之治肺结核大咯血,居经不行,每晨晚各以米汁调服白术粉一匙,一月后血止经行,

体渐康复。血证当以胃药收功，土厚火敛，信而有征也。

②通便：人皆知白术止泻，殊不知白术既能燥湿实脾，复能缓脾生津，津润则便畅。治老年人肠液枯燥之便秘，以白术30克煎汤服之，大便遂即通畅。盖脾为太阴之脏，藏精气而不泻，多脂多液，脾主运化，为胃行其津液，重在生化。故凡脾土本虚，胃强脾弱，耗伤脾阴，或老年脏躁，产后体虚，皆使脾气不得输布，失其转输之能而使脾阴亏损，症见消渴便秘，治当补益脾阴，然滋阴之剂仅补其阴液，不能助其生化，唯有白术一味，资其化源，治疗上证，极为合拍。

③消浮肿：浮肿之因甚多，故治法迥异。宗先贤张景岳"水唯畏土，故其制在脾"（《景岳全书·杂病谟·肿胀·水肿论治》）之意，认为白术一味，既能健脾制水，又能燥湿利水，尝用白术与赤小豆同煎服，临证治疗脾虚浮肿甚效。昔在自然灾害时期，浮肿病比比皆是，投之多验。

④止泻：用于小儿单纯性泄泻。小儿为纯阳之体，生机蓬勃，然脾运不健，又常为饮食所伤而为泄泻，故有"脾常不足"之说。张元素称白术乃"去脾胃中湿"（《医学启源·卷之下·第十二用药备旨·白术》）之品，湿盛则濡泻，湿去则泻止。临证多用生白术、生扁豆同煮元米粥，日服二次，颇效。

⑤预防哮喘：哮喘日久，必有伏饮，饮为阴邪，遇寒则发，治疗"当以温药和之"。张元素称"白术温中"（《医学启源·卷之下·第十二用药备旨·白术》），故尝于夏令以白术煎服，冬病夏治，

培土以生金，日服二次，常服可预防哮喘病发作。

⑥治疗耳源性眩晕：耳源性眩晕西医谓之梅尼埃病，症见眩晕耳鸣，如坐舟车，恶心呕吐。《症因脉治·卷二·眩晕总论》云："中州积聚，清明之气窒塞不伸，而为恶心眩晕之症矣。"究其病机责之水饮痰浊上泛清窍，故常用白术与茯苓各15克，煎服其汁，利水化饮，其效甚佳。

⑦保健：《神农本草经·上经·术》谓白术"久服轻身"；寇宗奭称，"嵇康曰……饵术，黄精，令人久寿"（《本草衍义·卷之七》）。颜德馨教授则从"脾统四脏"之理论出发，用于久病之人，嘱其常服之，促进康复，收效颇捷。

附子

附子辛热，有大毒，其性走而不守，功能助阳补火，散寒除湿。临床用名：黑顺片、盐附子、淡附片、制附子等。

《本草汇言·卷之五·毒草类·附子》："附子，回阳气，散阴寒，逐冷痰，通关节之猛药也。诸病真阳不足，虚火上升，咽喉不利，饮食不入，服寒药愈甚者，附子乃命门主药。"《本草正义》谓附子"腌咸大热，阳中之阳，善走不守，治表里一切寒证。暖五脏，回阳气，除霍乱、呕哕反胃、心腹胀疼、肢体拘挛、寒邪湿气、风湿麻痹、泻痢等证"。

费伯雄《医醇賸义》所载茯神四逆汤、白术四逆汤、茴香四逆汤、茱萸附桂汤等皆以附子为要药。马培之认为，附子"回阳引火之君，其味辛甘大热。能追散失之元阳，操拨乱反正之力"(《孟河四家医集·马培之医集·药性歌诀》)。丁甘仁认为，附子"辛甘大热，入肝、肾经。补元阳，益气力，堕胎孕，坚筋骨，心腹冷疼，寒湿痿躄，足膝瘫软，坚痕癥癖。伤寒戴阳，风寒咳逆，行十二经，痼冷尤益"(《丁甘仁临证医集·药性辑要》)。

颜德馨教授认为，附子为百药之长，功兼通补，温补阳气，有利于气血复原，散寒通阳，可促使气血畅通。治脾胃病，常取温胃健脾法，即附子与益气健脾药同施，益火生土，釜底加薪，鼓动坎阳，大建中宫，治疗迁延难愈之证，方选附子理中汤加荜澄茄、荜茇、吴萸、公丁香、半夏等。此外，对经治不愈的难治病，亦每在辨证基础上加附子而获效。兹述如下：

①其性辛热，为治疗胸痹之要药：胸痹者，"阳虚而阴凝"，附子者，大辛大热之品，乃治疗胸痹之要药。如取麻黄附子细辛汤治疗慢性肺源性心脏病，常与小青龙汤、三子养亲汤、苓桂术甘汤同用；取附子汤治疗冠心病，如心绞痛、心肌梗死等引起的胸痛，胸闷甚者，酌加葛根、丹参，胸痛甚者，酌加参三七、降香；取通脉四逆汤治疗病态窦房结综合征，并可酌加菖蒲、郁金开郁以通脉。

②回阳救逆，为治疗中风脱证之要药：多用于中风脱证病情危笃时，临床所见为目合手撒，冷汗淋漓，二便自遗，气息俱微。如阳气虚脱，则用参附汤；如阴阳俱脱，则用参附汤合生脉散；如兼痰浊闭窍者，可配羚羊角、竹沥、姜汁等豁痰开窍。

③灵活掌握用法、用量：慢性心脑病多用制附子，一般用量3~12克，先煎半小时；回阳救逆则必用生附子，可用至30克，先煎半小时到1小时。附子用量的大小与多种因素有关：首先是病情的轻重与疾病的性质；其次是患者体质的强弱和所处地域以及季节气候的影响；再次则是附子炮制正确与否以及煎煮的方法是否得当，一般应要求文火煎煮30分钟以上，这样附子的毒性作用可以明显降低而并不丧失其治疗作用。

④疑难杂症，久治不愈，可酌加附子：临床所见之慢性病、疑难病，缠绵不愈，最终均可伤及人体之阳气。而附子为百药之长，临床在辨证的基础上，酌加附子，既可振奋阳气，又可助正气驱邪外出，以达事半功倍之效。

川芎

川芎味辛气温，归肝、胆、心包经，功能活血行气，祛风止痛，主治气血瘀滞证。临床用名：芎䓖、大川芎、炒川芎等。

《神农本草经·上经·芎䓖》谓川芎："主中风入脑头痛、寒痹，筋脉缓急，金疮，妇人血闭无子。"《本草汇言·卷之五·芳草类·芎䓖》载其"上行头目，下调经水，中开郁结，血中气药……尝为当归所使，非第治血有功，而治气亦神验也……"

马培之认为，川芎"辛温升散，气血兼行。走心包与肝胆，助清阳而开郁。入血海以调经，散血瘀而生新。搜风逐湿，头脑胀痛，胁痛痛疼，寒痹筋挛，目眦泪堕，药到功成"（《孟河四家医集·马培之医集·药性歌诀》)。丁甘仁认为，芎䓖"辛温之味，入于肝经。主头痛面风，泪出多涕，寒痹筋挛，去瘀生新，调经种子，长肉排脓。小者名抚芎，止痢且开郁"(《丁甘仁临证医集·药性辑要》)。

颜德馨教授常谓："久病必有瘀，怪病必有瘀。"治疑难病证，每取川芎为君臣之品，上行头目，中开郁结，下调经水，既能活血化瘀，又可行气通滞，辨证而施，则有"气通血活，何患不除"之功。

①川芎配羌活，功擅祛风止痛：川芎辛温香窜，走而不守，尤能上行头目，为治疗头痛要药。"头为诸阳之会，唯风可到"，宗"治风先治血，血行风自灭"之说，对风寒、肝火、痰浊、瘀血等引起的顽固性头痛，当取川芎为君，以活血通络，配以羌活宣发风邪，二者相使，引药上行脑络，奏止痛之效，既治表证头痛，亦疗内伤头风，故《本经逢原·卷之一·山草部·羌活》谓："羌活与芎䓖同用，治太阳厥阴头痛。"外感头痛多以川芎茶调散化裁，内伤头痛则取桃红四物汤加减。若痰湿甚头痛且重者，配苍术、半夏、升麻；肝火旺头痛且胀者，辅黄芩、夏枯草、石楠叶；久痛不已者，则辅以全蝎、蜈蚣、露蜂房等虫蚁搜剔之品。

②川芎配黄芪，功能引血上行：川芎擅长祛风行血，黄芪功擅补气升阳，两者相配，则能补气活血，引血上行。血液上行头目，全赖清阳之气升发，人体随着年龄的增长，清阳之气日渐衰弱，以致气血上奉减少，血气不升，脑络失养，则头痛、眩晕、健忘、痴呆等症丛生，诸如老年高血压、脑动脉硬化、脑血管意外、老年性

痴呆等，多由清阳下陷，血瘀内滞所致，治此习用清暑益气汤、益气聪明汤、补阳还五汤等方出入，并重用黄芪、川芎二味，收事半功倍之效。

③川芎配当归，功效补血化瘀：川芎与当归合方，名曰佛手散，众多传统名方中多含有此方。当归性润，功能补血和营，配以川芎活血行气，则补血而不滞，活血而不伐。血虚者常兼血瘀，盖血液盈余则流畅，若病久营血耗损，血脉空虚，无余以流，则艰涩成瘀，而瘀血不去，则新血不生，互为因果。故治疗再生障碍性贫血、白细胞减少、血小板减少性紫癜等血液系统难治病，则取当归、川芎为君，颜德馨教授尝谓"于补血药中加入行血药，其效益倍"。属热者则辅以虎杖、升麻等清营泄热；属寒者则佐以补骨脂、肉桂、鹿角、牛骨髓等温经壮阳；兼有脾运失健，纳呆腹胀者，则加入苍白术、谷麦芽，以鼓舞中州，促进药物吸收，寓"上下交损，当治中焦"之意。

④川芎配苍术，功用疏肝解郁：朱丹溪谓："气血冲和，万病不生，一有拂郁，诸病生焉。"(《丹溪心法·六郁》)创越鞠丸，用苍术、川芎以疏肝行气，活血化瘀，示后人治郁大法。颜德馨教授认为百病皆生于郁，《内经》虽有"五郁"之说，但总以木郁气滞为多见。肝主疏泄，斡旋周身阴阳气血，使人的神志活动、水谷运化、气血输布、三焦气化、水液代谢宣通条达，一旦肝失常度，则阴阳失调，气血乖违，气滞、血瘀、痰生、火起、风动，诸疾丛生。魏玉璜谓"肝为万病之贼"，确具至理。苍术气味芳香，不仅擅长燥湿，更能行气解郁，配以川芎，气血双调，用于多种难治病，有

"疏其血气，令其调达，而致和平"之效。

丹参

丹参，古有"一味丹参，功同四物"之说。临床用名：紫丹参、红根、酒炒丹参等。

《日华子本草·卷第六·草部上品之下·丹参》："养血定志，通利关脉，治冷热劳，骨节疼痛，四肢不遂；排脓，止痛，生肌，长肉；破宿血，补新生血；安生胎，落死胎；止血崩、带下，调妇人经脉不匀，血邪心烦……"《本草便读·山草类·丹参》曰："功同四物，能祛瘀以生新；色合南离，善疗风而散结。性平和而走血，须知两达乎心肝；味甘苦以调经，不过专通于营分。"

马培之认为，丹参"味甘温而色赤，入包络与心经。破血以生新，安胎而堕死。调经除热，女子之奇方；解毒排脓，疮疡之圣药。性专降气，功擅补阴"（《孟河四家医集·马培之医集·药性歌诀》）。马培之无论治疗呕血、便血，主方中每伍以丹参、丹皮。丁甘仁认为，丹参"味苦而寒，入于心经。安神散结，益气养阴，去瘀血，生新血，安生胎，落死胎，胎前产后，带下崩中。固破癥而除瘕，亦止烦而愈满"（《丁甘仁临证医集·药性辑要》）。

颜德馨教授临证治脾胃病，习用丹参饮加味。如论治胃痛，认为本病虽有属虚属实之异，或寒或热之别，然在起病之初，总属气机郁滞，或由肝郁气滞，横逆犯胃，或由脾胃气滞，升降失司，久之气病及血，血因气瘀，于是络道不利，气血俱病。故当注意在气分血分之别，凡病入血络者，常取丹参饮合失笑散，加桃仁、赤芍，甚则用膈下逐瘀汤。夹热者加红藤、丹皮；夹寒者加炮姜、桂枝；中焦虚寒加理中汤。

当归

当归其味甘而重，故专能补血；其气轻而辛，故又能行血。补中有动，行中有补，诚血中之气药，亦血中之圣药也。临床用名：全当归、秦归、西归、酒当归、土炒当归等。

《本草纲目·草部第十四卷·当归》曰："治头痛，心腹诸痛，润肠胃、筋骨、皮肤，治痈疽，排脓止痛，和血补血。"《本草详节·卷之一·草部·当归》云："当归，能领昏乱之血各归所当之经，故名当归。所入三经，以心主血，肝藏血，脾裹血也。头止血，身养血，尾活血，若全用，一破一止，亦和血也。"当归兼攻补之性，补能养血生精，安神益志，凡虚损不足之病无所不宜，而攻则能破血祛瘀，通利血脉，凡有气血停滞之疾皆可疗之。诚如王好古所云："治血通用，能除血刺痛，以甘故能和血，辛温以润内寒，当归之苦以助心散寒。"（《汤液本草·卷中·当归》）

马培之认为，当归"补而不滞，阴亏血弱之所需；甘辛且温，助汗祛寒而两用。气凌里急，平冲脉以如神；腹痛腰疼，理带经而若失。经入心肝，性偏滑利。首行上部，尾从下走，身能补血，全用则和。"（《孟河四家医集·马培之医集·药性歌诀》）马培之重视调和营气治疗慢性胃痛，常以当归、丹参为主药。丁甘仁认为，当归"味甘辛温，入心、肝、脾。去瘀生新，舒筋润肠，温中止心腹之痛，养营疗肢节之疼，外科排脓止痛，女科沥血崩中。"（《丁甘仁

临证医集·药性辑要》)

颜德馨教授临床用于气血两虚之眩晕心悸，常配伍黄芪、人参等，如十全大补汤；如因于气血瘀滞之眩晕心悸，则常配川芎、白芷。用于气滞血瘀之胸痛，常配合郁金、香附等；如因里虚内寒，常配桂枝、白芍等。另外常与其他活血化瘀药协同作用，如桃仁、红花、三棱、莪术等。一般生用，为加强活血则酒炒用；补血用当归身，活血用当归尾，和血用全当归，便溏者需慎用。

大黄

大黄，性苦寒，擅长泻下攻积，解毒化瘀。临床用名：将军、生军、川军、酒军等。

《神农本草经·下经》谓："下瘀血，血闭、寒热，破癥瘕积聚，留饮宿食，荡涤肠胃，推陈致新，通利水谷，调中化食，安和五脏。"《药品化义·卷九·火药》云："大黄气味重浊，直降下行，走而不守，有斩关夺门之功，故号为将军。"清·唐容川云："大黄一味既是气药，又是血药，止血不留瘀，尤为妙药……今人不敢用，惜哉！惜哉！"（《血证论·卷二·吐血》）。

马培之认为大黄"大苦大寒，其性走而不守。沉而不浮，能荡涤肠胃之积；祛逐邪热，有排山倒海之势。称曰将军，信不诬也。"（《孟河四家医集·马培之医集·药性歌诀》）丁甘仁认为，大黄"气味苦寒，入于脾、胃、肝、大肠。瘀血积聚，留饮宿食，痰实结热，水肿痢疾。荡肠涤胃，推陈致新，腹痛里急，发热谵语"（《丁甘仁临证医集·药性辑要》）。

颜德馨教授临床常用于多种急危重症，兹述如下：

①**血证**：历代医家治疗血证，都很赏识大黄，盖大黄祛瘀生新、泻火止血，止血而不留瘀，用于气火上扰之血热妄行所致的出血甚效，如葛可久之十灰散、朱丹溪之桃仁承气汤、唐容川之泻心汤等。临证配生蒲黄、白及共研为止血粉治疗上消化道出血；配降香、紫雪丹治各种咯血、衄血等；生大黄粉与鸡蛋清调敷涌泉穴引火下行，以达止血之功；对血证阴虚者，则宗张璐玉之瑞金丹（大黄、秋石）育阴泄热，亦多效验。

②**关格**：《伤寒论·平脉法》云："关则不得小便，格则吐逆。"关格属急危重症，多见于水肿、癃闭、淋证等疾病之晚期。概其病机，"三焦相混，内外不通"，"溺毒内留"当为病之渊薮，故通关格、祛溺毒为常用方法。《景岳全书·卷之四十八大集·本草正·毒草部·大黄》谓大黄能"导瘀血，通水道，退湿热"。颜老习用生军、六月雪各30克，煎成100~150mL保留灌肠，每日一次。若本虚标实，则当以补肾泄浊，在附桂八味丸基础上加生军、六月雪、黑大豆等品。因大黄乃降浊要药，在此用之能促使溺毒从大便而去，亦寓"通后阴以利前阴"之意。

③**腑气不通**：阳明胃与大肠，其气以下降为顺，若有宿食秽物积滞，壅遏升降之机，腑实不通则胀满而痛，此时应用大黄最为恰当。《古今医鉴·卷二·药性·药性赋》谓"大黄夺土将军，逐滞通瘀，下胃肠结热"，故为通腑之第一要药。若气滞甚加枳壳、川朴、莱菔子；热甚加山栀、芒硝；湿盛加苍术；若阴寒凝滞，则配附子

以温通，全在灵活化裁。颜德馨教授曾治吕某，男，64 岁。素有胃病，突然脘腹剧痛，遍及全腹，拟为"胃穿孔，弥漫性腹膜炎"收入外科，因腹透未发现膈下游离气体，故予抗炎保守治疗，症状未缓解，遂邀颜德馨教授会诊。刻诊见少腹硬满，大便不通，口苦纳呆，舌红苔厚腻，脉滑数。阳明积滞未化，亟为宣导。药用：生军、川朴、枳壳、莱菔子各 9 克，三剂而大便日行 2 次，少腹硬满已折其半，继以原法肃其余氛而愈。

④久治不愈之难治病：大黄为将军之药，能入血分，破一切瘀血；兼入气分，少用即可调气；性味寒凉，又可清邪热而通便。颜德馨教授临床用其治疗瘀热所致的疑难病证，如中风、癫痫、狂病、痴呆、厥证等，久治不愈者，若加用大黄一味，使风火得降，瘀血得破，腑气得通，邪有出路，每可获立竿见影之效。

半夏

半夏，味辛，性温，具燥湿化痰，降逆止呕，消痞散结之功。临床用名：法半夏、姜半夏、制半夏、生半夏等。

《名医别录·下品·半夏》谓半夏："消心腹胸膈痰热满结，咳嗽上气，心下急痛，坚痞，时气呕逆，消痈肿，堕胎。"《医学启源·卷之下·用药备旨·药类法象·半夏》云半夏"治寒痰及形寒饮冷伤肺而咳，大和胃气，除胃寒，进饮食"。

孟河费氏、马氏治疗胃痛强调化痰，常以半夏配茯苓、砂仁、厚朴等药。马培之认为，半夏"是辛是温，能走能散。补肝润肾，和胃健脾。逐湿以除痰，止呕而开郁。发音利水，消瘿散痞以止疼；解热祛风，降气通肠而定眩。"(《孟河四家医集·马培之医集·药性歌诀》) 贺季衡用半夏独有匠心，取荸荠汁浸半夏，可收化痰积而不伤津之效。丁甘仁认为，半夏"辛温之味，入心、脾、胃。消痰燥湿，开胃健脾，咳逆呕吐，头眩昏迷，痰厥头痛，心下满坚。消痈可也，堕胎有焉！""主治最多，莫非脾湿之证，苟无湿者，均在禁例。"(《丁甘仁临证医集·药性辑要》)

颜德馨教授认为，半夏为燥湿化痰要药，生用效果尤显。《伤寒论》用半夏者有四十三方，其中内服三十七方，外用六方，无论内服外用，概取生半夏，用水外洗，即可入药，实为后学之楷模。后世畏其性燥有毒，竞相制用，以求万无一失。其实，制后毒燥之性虽去，而药力亦大为减弱，轻证初病，或可取效于一时，重病痼疾则丝毫无益。颜德馨教授应用生半夏，宗仲景之法，主张先煮半小时以去其毒，并配以他药，用于多种顽证难病，颇多效验。

①配生姜，善治胃逆呕吐：生半夏配生姜，即仲景之止吐名方小半夏汤。生姜不仅能制生半夏之毒性，且能增加其和胃止呕之功，有一举两得之妙。临床习用此方加味治疗胃失和降之泛恶呕吐者，疗效确切，收效亦速。若痰湿弥漫，纳差呕恶，舌苔白腻者，每佐以玉枢丹芳香辟秽；痰湿化热，吞酸呕吐，舌苔黄腻者，则加入左金丸辛开苦降；消化系统梗阻性疾病、尿毒症，证属中阳式微，虚多实少，出现面色㿠白，四肢欠温，频频呕吐，竟无休止，舌淡脉细者，此证单用镇逆无效，宜取生半夏为君，以干姜易生姜为臣，

佐以人参、附子，更使以伏龙肝煎汤代水，取其以土厚土之意，冀脾胃之阳振奋，寒浊得除，胃气和降，则呕恶自已。

②配竹茹，擅治湿热胸痞：生半夏味辛，善开胸痞，唯气温性燥，有动火劫阴之弊，故凡治湿热中阻，气机痞塞之胸痞，每与竹茹同用，此乃温胆汤之意。生半夏辛开通泄，功能燥湿祛痰，竹茹性凉微苦，专长轻清泄热，二者相使而用，可使胶腻之湿热得以分消，湿祛则热无所附而自除，气机自畅，胸痞即除。此法多用于冠心病、急慢性胃炎、肝胆病等湿热内阻，胸脘痞闷作痛者，若佐以枳壳、桔梗一升一降，以调畅气机，则收效更佳。

③配葶苈，逐痰泻肺治咳喘：生半夏为化痰妙品，配以苦寒之葶苈子，则可制其温燥之性而发挥其化痰之长，广泛应用于各种痰浊壅肺之咳喘证。若症见咳喘胸闷，痰多白沫，形寒神怯等寒痰内盛者，颜德馨教授习以麻黄附子细辛汤投之。附子温里散寒，制抑麻黄之辛散，使麻黄宣肺而不伤正，但对久咳痰多难化者，仅用附、麻温散，犹难中的，必须加生半夏祛逐痰浊，葶苈子直泻肺气，使大量之痰倾囊而出，方能收事半功倍之效；若症见咽痒咳喘，痰黏难出，舌红苔黄腻，脉滑数等，属燥痰肺热交犯者，则用麻杏石甘汤加生半夏、葶苈子，直泻肺金之痰热，一鼓而下，每可立竿见影。

④配附子，温阳化饮治三证：《神农本草经·序》云"当用相须相使者良"，此言其常也。然临床不应囿于此说，如《本草》明言乌、附反半夏，而颜德馨教授在临证常配伍应用，屡用屡验，无不良反应发现。因附子药性刚燥，走而不守，能上助心阳以通脉，中温脾阳以健运，下补肾阳以益火，是温里扶阳之要药。半夏辛温燥

热，祛痰降逆，以开中焦气分之湿结，两药合用，同气相求，具温阳化饮，降逆散结之殊功。如治反胃，《张氏医通·卷四·诸呕逆门·反胃》谓"反胃系真火式微，胃寒脾弱，不能消谷"，故用附子配半夏以温通胃阳，降逆止呕。古人谓附子温肾阳，岂不知胃寒得附子，犹如釜底加薪，则火能生土，坎阳鼓动，中宫大健，胃之腐熟功能得复矣。如治蔡某，患胃病幽门梗阻，胃脘疼痛，恶心呕吐，朝食暮吐，形寒畏冷，腑气不行，舌淡苔薄，前医予硝朴通积汤未效。颜德馨教授诊为胃阳不振，难以腐熟，改用附子温阳，半夏降逆，大黄通腑，稍佐理气之品，一剂后恶心顿减，未再呕吐，知饥思食，以健脾和胃收功，疗效之神速，诚匪夷所思。另用附子与生半夏久煎同服，以治慢性肾炎尿毒症关格吐逆，亦验。

生半夏虽有如许妙用，但终属燥湿祛痰辛烈之品，临床应用，须取其长而避其短。缪希雍《本草经疏·卷十草部下品之上·半夏》谓半夏"古人立三禁，谓血家、渴家、汗家也"，临床上虽非绝对禁用，然而凡诸阴虚、血枯、虚劳羸弱之人，仍应慎用，切勿孟浪从事。

茯苓

茯苓为多孔菌科真菌茯苓的干燥菌核。味甘、淡，性平。归心、肺、脾、肾经。功效利水渗湿、健脾宁心。临床用名有茯苓、朱茯苓等。

《神农本草经·上经·茯苓》曰："味甘，平。主胸胁逆气，忧恚，惊邪恐悸，心下结痛，寒热，烦满，咳逆，止口焦舌干，利小便。久服安魂魄、养神。"

《本经逢原·卷之三·寓木部》云:"茯苓得松之余气而成,甘淡性平,能守五脏真气。其性先升后降,入手足太阴、少阴,足太阳、阳明,开胃化痰,利水定悸,止呕逆泄泻,除湿气,散虚热。"

《得配本草·卷之七·木部》载:"得人参,通胃阳;得白术,逐脾水;得艾叶,止心汗;得半夏,治痰饮;得木香,治泄痢不止;配黄醋,治浊遗带下;君川连、花粉,治上盛下虚之消渴;加朱砂,镇心惊。能利心经之热,故可治惊。"

马培之认为,茯苓"乃甘平之物,益脾以助阳;淡渗之流,利水而除湿。入膀胱而泻热,定魂魄以宁心。下气宽胸,伐肾邪而下泄;除烦止呕,逐胸膈以横流。止渴以生津,安胎以退热,止夫遗泄,通彼淋癃"(《孟河四家医集·马培之医集·药性歌诀》)。丁甘仁认为,茯苓"味甘淡平,入心、肾、脾、胃、小肠。益脾胃而利小便,水湿都消;止呕吐而定泄泻,气机咸利。下行伐肾,水泛之痰随降;中守镇心,忧惊之气难侵。保肺定咳嗽,安胎止消渴。"(《丁甘仁临证医集·药性辑要》)丁甘仁遗著《用药一百一十三法》,以法统方113首,经统计,使用频率最高者为茯苓。又有学者统计孟河医家治臌胀的用药规律,显示茯苓频次位列第一。近有学者对程门雪医案进行用药频次统计,表明程氏遣方多取温胆汤化裁而来,按个药频次排列茯苓居于首位。

颜德馨教授认为,痰饮初起,脾虚湿滞为患,多责之脾运不健,临床常取苓桂术甘汤加减,多倚重茯苓之功,脾虚甚者,配以六君子汤。如治万某,男,46岁,背部形寒,甚则寒战,历时十月,头昏神乏，舌苔黄腻，脉细数。此为饮病，由阴邪内凝，阳失斡旋所致。药用：茯苓、桂枝、甘草、白术、党参等，另服济生肾气丸。又如治一35岁陈姓女肥胖症案，肥胖症二十余年，始于二胎妊娠之时，血压偏高，体重日增，已达80千克，头晕头痛，全身关节疼痛，动则胸闷气短，嗜睡多眠，口干喜饮，形体丰满，腹部膨隆，舌质紫暗，苔薄白腻，脉沉细。颜德馨教授认为其脾虚运迟，饮食入胃，不能化精而为痰湿，留滞肌腠而致肥胖。治从健脾燥湿，化痰祛浊立法，药用茯苓、半夏、苍术、白术、莱菔子、泽泻等，其中茯苓用至30克。

此外，颜德馨教授亦认同《药性论》所载茯苓"开胃，止呕逆，善安心神"之论。临床将茯苓与灵芝相配，治神经衰弱引起的心悸、失眠等症多有效验。考《中国药植图鉴》所言灵芝"治神经衰弱、失眠、消化不良等慢性疾患"，二药相伍，自然相得益彰。

苍术

苍术，味辛、苦，性温，具燥湿健脾、祛风散寒之功。临床用名：茅术、制苍术、炒苍术等。

《名医别录·上品》谓苍术"主头痛，消痰水，逐皮间风水结肿，除心下急满及霍乱吐下不止，暖胃消谷嗜食。""苍术治湿，上、中、下皆有可用，又能总解诸郁，痰、火、湿、食、气、血六郁，皆因传化失常，不得升降。病在中焦，故药必兼升降。将欲升之，必先降之；将欲降之，必先升之。故苍术为足阳明经药，气味辛烈，强胃健脾，发谷之气，能径入诸经……"（《本草纲目·草部第十二卷·术》)。费伯雄治溢饮，取苓桂术甘汤中的茯苓、桂枝为主药，常加用苍术，收效倍捷。贺季衡在临证应用中，常以白术与苍术同用，相辅相成，用于阴土已伤而兼见湿浊尚重之症，使脾健湿化，且无伤津之弊。丁甘仁认为，苍术"辛温而苦，入于脾经。燥湿消痰，发汗解郁。除山岚瘴气，弭灾沴恶疾"（《丁甘仁临证医集·药性辑要》）。程门雪治湿热便血，常取苍术地榆汤，其中苍术即为要药。

颜德馨教授临床用苍术配伍其他药物，通过调理脾胃，治疗多种疾病，每获佳效。兹总结有五：

①运脾醒脾：人体脏腑组织功能活动皆依赖于脾胃之转输水谷精微，脾健则四脏皆健，脾衰则四脏亦衰。苍术燥湿而不伤阴，湿去脾自健，脾运湿自化。治疗慢性病，以"脾统四脏"为宗旨，以苍术为君，振奋生化之权，起废振颓，如合升麻治疗内脏下垂、低钾血症、肺气肿、冠心病、肺心病之消化不良者应手而效，治脾胃病独擅胜场。

②制约纠偏：先贤谓："补脾不如健脾，健脾不如运脾。"盖脾运一健，则气血生化有源，故先人补血，常用熟地拌砂仁。颜德馨教授宗其义，常于滋腻的大补气血方药中加苍术一味，既能监制补益药物之滋腻，又能促进药物的吸收。如归脾汤、补中益气汤等辅以本品，服药后则无中满之弊。

③化阴解凝：痰瘀俱为黏腻之邪，欲化痰瘀，须赖阳气之运化。苍术运脾，化湿、祛痰、逐饮皆其所长。化瘀固须行气，据痰瘀同源以及脾统四脏的观点，在瘀浊久凝时亦常加苍术以速其效，事半

功倍。又如用苍术入泽泻汤治耳源性眩晕，与苓桂术甘汤防治哮喘，单味煎服治悬饮、消渴、夜盲等皆验。

④治肝取脾：颜德馨教授据"知肝传脾，当先实脾"之义，认为治疗肝病，保肝不如健脾，临证应用，治脾以防治肝病，颇有所获。当年沪上"甲肝"流行，颜德馨教授对出院病人皆以"苍术片"预后，疗效满意。

⑤灵活配伍：寒湿重者常与附、桂同用；湿热交重与甘露消毒丹、黄连并投；伤及胃阴可与石斛、元参、麦冬配伍；湿热流注经络则与石膏、桂枝齐施；肝阳夹湿，目糊便燥常与黑芝麻入煎；气虚者益以黄芪、升麻等，习为常度。

柴胡

柴胡为伞形科植物柴胡或狭叶柴胡的干燥根。按性状不同，分别习称"北柴胡"及"南柴胡"。其味苦、辛，性微寒。临床用名：软柴胡、嫩柴胡、醋炒柴胡等。

《神农本草经·上经》云柴胡"主心腹，肠胃结气，饮食积聚，寒热邪气，推陈致新"。《滇南本草·第一卷·柴胡》谓其能"除肝家邪热，劳热，行肝经逆结之气，止左胁肝气疼痛"。

马培之认为，柴胡"微寒微苦，且散且升。独入肝经，专归胆络。除烦而止呕，解结以调经。耳聋头眩当先，胸痞胁疼尤要。清虚劳之肌热，治疟疾之仙丹。血室传邪，产后发热"（《孟河四家医集·马培之医集·药性歌诀》）。丁甘仁认为，柴胡"味苦微寒，入于肝、胆。主伤寒疟疾，寒热往来，呕吐胁痛，口苦耳聋，痰实结胸，饮食积聚，心中烦热，热入血室，目赤头痛，湿痹水胀"(《丁甘仁临证医集·药性辑要》)。

颜德馨教授认为，柴胡味苦辛平微寒，入心、肝、脾三经。气薄主升，味辛主泄，气升为阳，主阳气下陷，能引清气上行，善于治疗气虚清阳不升之眩晕、头痛。辛行苦泄，性善条达肝气，疏肝解郁，治疗肝气郁滞所致之各类病证尤为其长。气滞主要由于情志内郁，或痰、湿、食积、瘀血等阻滞，影响气之流通，形成局部或全身的气机不畅或阻滞。凡此类病机而致病者，皆可以用柴胡疏泄气机。古人常以柴胡配白芍，柔肝与疏肝同用，复肝生理之常，源出四逆散，逍遥散亦用之。颜德馨教授习用柴胡疏肝散治脘痞。柴胡疏肝散，系在四逆散的基础上，加陈皮、香附、川芎增强行气活血止痛之力。如治一38岁夏姓女，经治腹痛减，泄泻止，胃纳有增，唯少腹时胀，肛门下坠，咽喉哽塞不利，因心情抑郁导致乳房胀痛，舌淡苔薄白，脉细弦，肝气又有横逆之象，转投疏肝活血法。药用：柴胡、枳实、白芍、川芎、香附、当归、川楝子、延胡索等。柴胡，有人谓其性升，多舍之不用，其实柴胡与桔梗之升，与牛膝、枳壳之降，巧为配伍，能调畅气机，开通胸阳，有行气活血之妙。颜德馨教授临床常以王清任血府逐瘀汤随证加减，治疗多种疑难杂症，如顽固性失眠、顽固性头痛、不孕不育、遗尿等。

黄连

黄连味苦，性寒，具清热燥湿、泻火解毒之功。临床用名：川连、雅连、鸡爪黄连等。

黄连，初见于《神农本草经》，列为上品，又名王连。李时珍曰"其根连珠而色黄，故名"（《本草纲目·草部第十三卷·黄连》）。黄连大苦大寒，善清心火，清心即可除烦，清心也可安神。《本草经百种录·上品·黄连》谓本品"能以苦燥湿，以寒除热，一举两得，莫神于此"。葛洪《肘后方·卷二》载有治伤寒时气温病方，由黄连、黄芩、黄柏、山栀组成，主治"热极心下烦闷，狂言见鬼，欲起走"。

马培之认为，黄连"其味大苦大寒，专泻心经之火。燥湿开郁，厚肠止泻，清肝胆以明目，泄中满而降气，余症之用，难以枚举"（《孟河四家医集·马培之医集·药性歌诀》）。丁甘仁认为，黄连"气味苦寒，入少阴心。泻心除痞满，明目理疮疡，痢疾腹痛，心痛惊烦，杀虫安蛔，利水厚肠。"（《丁甘仁临证医集·药性辑要》）

颜德馨教授治疗胃火亢盛的胃痛，常用左金丸加山栀、蒲公英以清胃家太过，或佐生姜、半夏而成辛开苦降之法，泻心胃之火，复阳明之用。然本品大苦大寒，过服久服易伤脾胃，脾胃虚寒者忌用；苦燥易伤津液，阴虚津伤者慎用。

葛根

葛根味甘辛而平，归脾、胃经。功效发表解肌，升阳活血，解痉止痛。临床用名：干葛、甘葛、粉葛等。

《本草正·蔓草部·葛根》言："葛根，用此者，用其凉散，虽善达诸阳经，而阳明为最，以其气轻，故善解表发汗。凡解散之药多辛热，此独凉而甘，故解温热时行疫疾，凡热而兼渴者，为此最良，当以为君，而佐以柴、防、甘、桔。"《药品化义·卷十一·葛根》谓其"根主上升，甘主散表，若多用二三钱，能理肌肉之邪，开发腠理而出汗，属足阳明胃经药，治伤寒发热，鼻干口燥，目痛不眠，疟疾热重。盖麻黄、紫苏专能攻表，而葛根独能解肌耳"。

马培之认为，葛根"鼓胃气之升，生津止渴；作脾经之用，发汗除邪。开腠解肌，痘疹之圣药；升清降浊，泄泻之奇方。温毒病赖以顿除，吐衄症因而若失。酒伤可解，火郁堪舒"（《孟河四家医集·马培之医集·药性歌诀》）。丁甘仁认为，干葛"甘平之味，入于胃经。主消渴大热，呕吐头痛。生用能堕胎，蒸熟化酒毒，止血痢，散郁火。（增补）起阴气，散诸痹，鼓胃气以上行，开腠理而发汗"（《丁甘仁临证医集·药性辑要》）。

孟河医家治脾虚清阳不举之证，多在益气健脾大法之上，加以煨葛根、荷叶等清轻升提之品。

颜德馨教授常用葛根升清气治脾胃病。如治夏某，女，38岁，经治后，咽哽、乳痛渐平，然腹痛、腹胀又起，泄泻、便秘交替而作，舌淡苔薄白，脉小弦。肝木克土之象，取"轻可去实"之意。药用：防风、白术、白芍、荷叶、葛根等。案中取葛根仅用9克，荷叶仅取一角，升提清气，调畅气机。另外，颜德馨教授习用葛根升清之功，治疗津不上承，阳明脉衰之口干、口渴等，多有效验。如治张某，男，77岁，面色萎黄，肌肉日削，精神倦软，不能转侧，动则眩晕，唇红纳呆，日进食不足150克，入夜少汗，汗出口干而少饮，便溏尿可，舌淡红，苔薄白，脉小弦而数。证属暑湿交困脾胃，气阴已衰，亟须恢复其生化之权。治取清暑益气法。药用：盐黄柏、炒苍术、青皮、陈皮、神曲、泽泻、升麻、葛根、麦冬、五味子、党参、黄芪等。其用葛根，配合麦冬、五味子等有助津液上承。

石菖蒲

石菖蒲辛苦而温，芳香而散，为芳香开窍之品，虽不及麝香、冰片之类极速走窜，但其辛香流散，气薄芬芳，辟秽恶而利清阳，化湿浊而开心窍，且其清香馨远，入心透脑，是开窍醒神之品。其辛香可以行气，苦温可以通络，开窍辟秽之中，又兼豁痰、行气、活血、宁神、祛湿于一体。临床用名：菖蒲、剑叶菖蒲、水剑草等。

《神农本草经·上经·菖蒲》谓："主风寒湿痹，咳逆上气，开心孔，补五脏，通九窍，明耳目，出音声。久服轻声，不忘，不迷惑，延年。"《重庆堂随笔·卷下》曰："石菖蒲，舒心气、畅心神、怡心情、益心志，妙药也。……清解药用之，赖以祛痰秽之浊而卫宫城，滋养药用之，藉以宣心思之结而通神明。"

马培之认为，石菖蒲"芳香而散，辛苦而温。开胃以清脾，调中而聪耳。通关利窍，除邪以发声；逐湿祛风，解郁而消痰"（《孟河四家医集·马培之医集·药性歌诀》）。丁甘仁认为，石菖蒲"味辛温，入于心、脾。宣五脏，耳聪目明；通九窍，心开智长。风寒湿痹宜求，咳逆上气莫缺，止小便利，理脓窠疮。能治疮痈，并温肠胃。"（《丁甘仁临证医集·药性辑要》）

颜老临床应用菖蒲心得，认为既可除痰祛湿，活血化瘀，又可引诸药入窍，或为心窍，或为脑窍，一举而多得，尤以鲜品入药为良。用于痰湿秽浊之邪蒙蔽清窍，清窍失养所致的痴呆、表情淡漠、寡言少语、反应迟钝、健忘等，常配伍远志、茯苓、人参等，如定志丸。用于瘀血阻于心脉而致的胸痹心痛，胸痛隐隐，或甚则胸痛彻背，舌质黯，或有瘀斑、瘀点，脉弦或弦涩等，常配伍黄芪、党参、川芎、葛根等益气活血药。用于湿浊蒙蔽清窍所致的耳鸣耳聋，头目困重，失眠健忘等，可用石菖蒲一味加葱白、粳米等熬煮为羹，空腹食用，如《圣济总录·卷一百九十·食治门》之菖蒲羹；若兼肾虚症状，则以石菖蒲煎汤送服肾气丸；若兼气虚症状，则以石菖蒲煎汤送服补中益气丸；若兼气滞症状，则以石菖蒲煎汤送服通气散。用于痰湿困阻，心神失养所致的不寐，症见惊恐不安、睡卧不宁、梦中惊惕等，常配伍茯苓、茯神、远志、人参、龙齿等养心安神药，如痰湿重者，可酌加陈皮、半夏等化痰之品。

升麻

升麻味辛、微甘，性微寒，具解表透疹，清热解毒，升举阳气之功。临床用名：周升麻、周麻、鸡骨升麻、绿升麻等。

《名医别录·上品·升麻》谓升麻："主中恶腹痛，时气毒疠，头痛寒热，风肿诸毒，喉痛口疮。"张元素称升麻"若补其脾胃，非此为引用不能补"，并认为升麻之用有四，"手足阳明引经，一也；升阳于至阴之下，二也；阳明经分头痛，三也；去风邪在皮肤及至高之上，四也"（《医学启源·卷之下·用药备旨·药类法象·升麻》）。后世医家，莫不遵循其法而从其说。

马培之认为，升麻"甘兼辛苦，性主上升。胃共脾络皆从，肺与大肠并入。开提火郁，收滞下以除崩；表散风邪，举脱肛而止泄。

时行毒疠，莫不如神；透发斑疹，少须已验"（《孟河四家医集·马培之医集·药性歌诀》）。丁甘仁认为，升麻"味甘苦平，入肺、胃、脾、大肠。解百毒，杀精鬼，辟疫瘴，止喉疼，头痛齿痛，口疮斑疹。散阳明风邪，升胃中清气。蛊毒能吐，腹痛亦除"（《丁甘仁临证医集·药性辑要》）。

颜德馨教授认为，升麻能升能补，清热解毒，益不足，删有余，虚实之证，皆可取用。阐发微旨，总结临床体会亦有四端：

①善治功能低下类疾患：佐黄芪擅治内脏下坠、胃张力低下、胃黏膜脱垂、肠排空加速、脱肛等；伍桔梗、甘草治声带闭合不全；配赤芍、桃仁、丹参治慢性咽炎；与贯众炭、苎麻根合用治功能失调性子宫出血；加白萆壳、韭菜子治疗遗溺等，屡有所获。

②能治血象偏低及多种血证：包括白血病、再障、血小板减少症急性发作。血象低、高热，以升麻加清热凉血药味，既有清热之效，又有提高血象之功；用治化疗或放疗引起的粒细胞缺乏症，与西洋参、鸡血藤、虎杖投治尤佳。颜老有一验方，以升麻与阿胶、归身、黄芪、红枣治血小板减少症，疗效颇佳。

③擅治老年病：如以升麻配苍、白术治气虚湿阻的脾胃病，升清降浊；与炮山甲、王不留行、益母草、莪术治前列腺肥大、前列腺炎屡验。颜德馨教授认为，老年人的消化不良与泌尿系疾患非此不克。

④具清热解毒之功：升麻生用有凉血解毒之功，炒用则有升提阳气之效。颜老临床习用升麻代犀角，泛治热毒诸证，颇有疗效，如时邪高热、糜烂性口腔炎、霉菌感染、急性中耳炎、丹毒、腮腺

炎、败血症、痧痘发斑、狐惑等症，升麻率领清热解毒药味，独具殊功。

升麻性凉，入阳明经，善清胃热，主治口疮，如先贤王好古称升麻"为疮家圣药"。颜德馨教授曾治一因化疗引起的口腔溃疡，其严重程度实为罕见。因前医曾用引火归原，清心泻火之法无效，颜德馨教授辨证抓住口臭烦热，从胃经论治，以升麻、石膏为君，清胃解毒，略佐养阴凉血之品而收功。盖升麻一味，为解毒治疮要药，有消炎、镇痛、解热作用，专用于黏膜炎症，诚经验之谈。

干姜

干姜为姜科植物姜的干燥根茎。味辛，性热。归脾、胃、肾、心、肺经。功效温中散寒、回阳通脉、燥湿消痰、温经止血。临床用名有干姜、炮姜、姜炭等。

《神农本草经·中经·干姜》曰："味辛，温。主胸满，咳逆上气，温中，止血，出汗，逐风湿痹，肠澼，下痢。生者尤良，久服去臭气，通神明。"《得配本草·卷之五·菜部》载："得北味，摄膀胱之气；配良姜，温脾以祛疟；佐人参，助阳以复阴；合附子，回肾中之阳。"徐灵胎曰："凡味厚之药主守，气厚之药主散，干姜气味俱厚，故散而能守。夫散不全散，守不全守，则旋转于经络脏腑之间，驱寒除湿、和血通气所必然矣，故性虽猛峻，而不妨服食也。"（《神农本草经百种录·中品·干姜》）

马培之认为，干姜"守中暖脏皆须炮，逐寒邪，生用方由表。固中温经，消痰定呕回阳料。新产后，发热还能疗，温肺燥脾，更可通心窍。开怀抱，沉寒风扫，解痞如云了"（《孟河四家医集·马培之医集·药性歌诀》）。

丁甘仁认为，干姜"辛热之味，入于肺、肝。破血消痰，腹痛胃翻均可服；温中下气，癥瘕积胀悉皆除。开胃和脾，消食去滞，生用则发汗有灵，炮黑则止血颇验。风湿之痹可逐，肠澼下血亦良"（《丁甘仁临证医集·药性辑要》）。

颜德馨教授认为干姜辛热而温燥，能走能守。临床常与附子配伍以温中散寒，治疗中焦虚寒之证，如附子理中汤；与细辛、五味子配伍以温肺化饮，治疗外感风寒、内有痰饮所引起的咳喘，如小青龙汤。

乌药

乌药辛、温。归肺、脾、肾、膀胱经。具行气止痛，温肾散寒之功效。临床用名：台乌药、天台乌药、衡州乌药等。

《药品化义·卷二·气药》："乌药，气雄性温，故快气宣通，疏散凝滞，甚于香附。外解表而理肌，内宽中而顺气。以之散寒气，则客寒冷气自除；驱邪气，则天行疫瘴即却；开郁气，中恶腹痛，胸膈胀满，顿然可减；疏经气，中风四肢不遂，初产血气凝滞，渐次能通，皆藉其气雄之功也。"《本草求真·卷四·温散·乌药》："凡一切病之属于气逆，而见胸腹不快者，皆宜用此。功与木香、香附同为一类。但木香苦温，入脾爽滞，每于食积则宜；香附辛苦，入肝胆二经，开郁散结，每于忧郁则妙。此则逆邪横胸，无处不达，故用以为胸腹逆邪要药耳。"

马培之认为,乌药"味实辛温,性偏香窜。上行脾肺,下降入肾。善治中风,逐痰而下气;能收小便,散郁以祛寒。止呕逆以杀蛔,理腹痛而治泻"(《孟河四家医集·马培之医集·药性歌诀》)。丁甘仁认为,乌药"辛温之味,入胃、膀胱。主膀胱冷气攻冲,疗胸腹积停为痛,天行疫瘴宜投,鬼犯蛊伤莫废"(《丁甘仁临证医集·药性辑要》)。

孟河医家对疏肝理气开郁之品的选用,除用一般的药物外,尤善配以乌药。如马培之治胃痛常以白蒺藜配乌药,取乌药顺气开郁、散寒定痛之能。

颜德馨教授治胃疾,亦多取乌药之能。如治钱某案,胃窦炎、肥厚性胃炎。胃脘胀闷,食入运迟,口苦,便艰,脉数,舌红中剥。颜老辨为胃阴不足,瘀热交搏之象。处方拟丹参饮加味。方中除用寻常的理气开郁药外,还用了乌药,且与百合相配,《神农本草经·中经·百合》认为百合能"补中益气",故多施用于日久不愈、正气渐衰之胃疾。

荷叶

荷叶味苦、涩,性平。归肝、脾、胃经。具清暑利湿,升阳止血之效。临床用名:鲜荷叶、干荷叶等。

《本草通玄·卷下·果部·荷叶》云荷叶:"开胃消食,止血固精。"《滇南本草·第一卷·荷叶藕》谓荷叶:"上清头目之风热,止眩晕,清痰,泄气,止呕,头闷疼。"

丁甘仁认为,荷叶"助脾胃而升发阳气,能散瘀血留好血,治一切血证。唯性升散，虚者禁之"（《丁甘仁临证医集·药性辑要》）。

宣透醒脾法是孟河脾胃证治学术思想之一。该法常用药即是荷叶、荷蒂、荷梗等。贺季衡擅用荷叶升清降浊，《贺季衡医案》痢疾门共计 13 案，用荷叶者，多达 12 案。张泽生亦擅用荷叶，张氏治泄泻、眩晕、虚劳等，多取荷叶芳香醒胃，升发脾胃清阳之效。另有将荷叶包赤石脂入煎，治食道癌、胃癌之脾肾阳衰泄泻，亦可见张氏活用荷叶之一斑。

颜德馨教授继承孟河先贤经验，又认为脾虚还可以导致体内代谢产物排泄障碍而诱发高脂血症，痰浊瘀血交阻，血脉不通，而胸闷胸痛频见。临证常以荷叶配升麻，升清降浊，促进机体异常代谢产物的清除，治高脂血症兼有胸闷者，多有效验。

薏苡仁

薏苡仁甘、淡，凉。归脾、胃、肺经。具利水渗湿，健脾，除痹，清热排脓之效。临床用名：薏米、苡仁、米仁、苡米等。

《神农本草经·上经·薏苡仁》谓："主筋急拘挛，不可屈伸，风湿痹，下气。"《本草纲目·谷部第二十三卷·薏苡仁》云："薏苡仁，阳明药也，能健脾益胃。虚则补其母，故肺痿、肺痈用之。筋骨之病，以治阳明为本，故拘挛筋急、风痹者用之。土能胜水除湿，故泄痢、水肿用之。"

费伯雄《医醇賸义》中的阳黄、谷瘅、酒瘅、水胀、淋浊、肺寒而咳、着痹等的论治，均用薏苡仁煎汤代水。马培之认为，薏苡仁"味淡祛脾湿，甘寒补胃阴，兼入太阴，益以清金。肺痈痿躄总可治，热淋水肿亦能行"(《孟河四家医集·马培之医集·药性歌诀》)。丁甘仁认为，薏苡仁"味甘微寒，入于脾、肺。祛风湿，理脚气拘挛；保燥金，治痿痛咳嗽。泻痢不能缺也，水胀其可废乎"(《丁甘仁临证医集·药性辑要》)。

颜德馨教授认为薏苡仁治酒湿着有特效，曾治蒋某，向来豪饮，酒湿本重，肝家气火偏旺，阴分渐亏，下肢盗汗，合并酸痛，脉小数，舌红苔薄腻。治拟育阴固表，泄热逐湿。方以当归六黄汤合茵陈蒿汤为主，并重用薏苡仁30克，以化酒湿。

2. 常用药对

白术配枳实

【伍用体会】明代王伦《明医杂著·卷之一·枳术丸论》云："人不唯饮食不节，起居不时，损伤脾胃，胃损则不能纳，脾损则不能化，脾胃俱损，纳化皆难。元气斯弱，百邪易侵，而饱闷、痞积、关格、吐逆、腹痛、泄痢等症作矣。"脾胃受损，则斡旋之气不行，饮食不消，痞结为坚，必强其胃气，坚凝可望消解。白术健脾强胃，枳实消痞，一补一消，补消合德，补中有消，消中有补，诚医中之王道。张泽生先生治脾胃病常取枳实与白术为对。颜亦鲁先生极为赏识枳术丸（枳实、白术、荷叶）的功效，曾谓其有"君子在堂，小人不得入内"之效。颜德馨教授对此药对亦多倚重，曾治愈自患的食管贲门失弛缓症。

【常用量】白术9~15克，枳实6~9克。

郁金配枳壳

【伍用体会】郁金辛、苦，寒。归肝、胆、心经。具活血止痛，行气解郁，清心凉血，利胆退黄之效。《本草纲目·草部第十四卷·郁金》云郁金："治血气心腹痛，产后败血冲心欲死，失心癫狂。"枳壳苦、辛、酸，微寒。归脾、胃、大肠经。长于行气开胸，宽中除胀。黄文东先生临床见胁肋疼痛，以刺痛为主，胃脘不适之症外，尚有瘀血指征者，用之甚宜。颜老认为枳壳走气分，郁金既通气分，亦通血分，两药合用，具宣展气机、开滞消痹之功。于便秘合并心脑血管病中施以该药对，收效显著。

【常用量】郁金 6~9 克，枳壳 6~9 克。

黄芩配半夏

【伍用体会】黄芩苦，寒。清热燥湿，泻火解毒，止血，安胎。归肺、胆、脾、胃、大肠、小肠经。《神农本草经·中经·黄芩》："主诸热黄疸，肠澼泄痢，逐水，下血闭，恶疮疽蚀火疡。"半夏辛，温。归脾、胃、肺经。燥湿化痰，降逆止呕，消痞散结。黄芩与半夏相伍，源出仲景半夏泻心汤，芩寒夏热，夏苦芩辛，二药参合，一寒一温，乃辛开苦降的代表性药对。程门雪先生深谙此配伍之道，除黄芩配半夏外，尚有黄连配半夏、黄连配干姜、黄连配生姜等，广施于湿热交蒸之证。颜老认为黄芩配半夏，寒温相伍，主治胸膈痞满、胃痛、恶心、呕吐、食欲不振、肠鸣下利、舌苔薄黄腻、脉弦数等证属寒热互结、胃气不和的急慢性胃炎、消化性溃疡、反流性食管炎、功能性消化不良、肠易激综合征等消化系统疾病，亦可拓展到证属湿热阻滞的心脑血管疾病。

【常用量】黄芩 6~9 克，半夏 6~9 克。

附子配大黄

【伍用体会】张景岳曾称人参、熟地、附子、大黄为"药中四维"，人参、熟地为治世之良相；大黄、附子为乱世之良将。仲景大黄附子汤，以附子配大黄，大黄苦寒泻下，附子温阳散寒，两者寒热并用，治胁下偏痛、恶寒肢冷、大便秘结、舌苔浊腻等症颇为应手。《备急千金要方·卷十五》之温脾汤，附子携干姜温通阳气，开结破滞；大黄领芒硝泻下除积，推陈致新，附、黄乃方中寒热药之统帅，二药相伍，温清并施，治气虚血弱，寒实内结之脘腹痞满，便秘或痢久不止，脐腹绞痛等症，多有效验。孟河医家习用之。如颜德馨教授曾治蔡某，男，55 岁，素有胃病史，经多次胃肠钡餐摄片、胃镜检查，确诊为十二指肠球部溃疡、胃窦炎，曾三次因合并幽门梗阻而住院。诊见胃脘疼痛，恶心频频，朝食暮吐，形寒畏冷，腑气四日未行，舌淡苔白腻，脉沉小弦，前医予硝朴通积汤加减未效。脾胃阳气素虚，复感寒邪，阴寒凝于中焦，先予理气通腑之品，腑气虽通，但胃阳未振，胃中无火，难以腐熟水谷，当宜温通胃阳。药用：附子、干姜、大黄、厚朴、枳实、半夏等。是案即取附子配大黄为对，温清并举，故收桴鼓之效。

【常用量】附子 3~15 克，大黄（后下）3~10 克。

附子配半夏

【**伍用体会**】附子药性刚燥，走而不守，能上助心阳以通脉，中温脾阳以健运，下补肾阳以益火，是温里扶阳之要药。半夏辛温燥热，祛痰降逆，以升中焦气分之湿结，两药合用，同气相求，具温阳化饮，降逆散结之殊功。《金匮要略》曰："病痰饮者，当以温药和之。"阳气不利之处，即为痰饮水湿等阴邪停滞之处。颜德馨教授认为，半夏燥湿之功有余而温化之力不足，配附子以补半夏温化之不逮，用治阳气虚馁，阴邪内积之证，常有桴鼓之应。《本草》虽谓乌头反半夏，但临床配伍应用屡用屡验，无不良反应。如曾治严某，男，37岁，淋雨后，产生恐水畏湿感，惧冷饮，不能接触冷水，不然则头晕悸动，肠鸣欲厥，甚则不敢外出。颜德馨教授治此从温阳解凝例立法，进温运、升阳之剂，旧疾次递见瘳，以温肾健脾，促生化而善后。药用：附子、桂枝、半夏、陈皮、苍术、白术、泽泻、胡芦巴、巴戟天等。是案取附子配半夏，有"益火之源，以消阴翳"之义，更寓"釜底加薪"之义，冀火能生土，阳得斡旋，寒饮内积自化。

【**常用量**】附子3~15克，半夏6~10克。

桔梗配枳壳

【**伍用体会**】桔梗色白得肺气之质，味辛得肺金之用，辛者主升，常用作舟楫之剂。枳壳味微苦，苦者主降，《素问·脏气法时论》云，"肺苦气上逆，急食苦以泄之"，故用枳壳泄至高之气。两药配伍，辛开苦泄，一升一降，降已而还升，具开滞消痞、宣展气机之功。因痰湿内困，或因肝郁不舒，阻滞气机者，均可用以调畅气机。对肾炎蛋白尿、水肿而有肺脾气机不利，清浊不分者，用二药宣肺运脾，疏通壅滞，分别清浊，能使升降有常，脾运中安。

【常用量】桔梗 6~10 克，枳壳 6~10 克。

白术配泽泻

【伍用体会】白术配泽泻，源出《金匮要略》，是书《痰饮咳嗽病脉证并治第十三》曰："心下有支饮，其人苦冒眩，泽泻汤主之。"尤怡注本："水饮之邪，上乘清阳之位，则为冒眩。冒者，昏冒而神不清，如有物冒蔽之也；眩者，目旋转而乍见眩黑也。泽泻泄水气，白术补土气，以胜水也。"（《金匮要略心典·卷中·痰饮咳嗽病脉证治第十二》）方仅两味药，原书泽泻量高达五两，白术为二两，说明泽泻在治疗眩晕时的作用相当重要。支饮者，水饮在膈之上下也。白术是作奠定中州、斡旋中枢之用。善令水气从胸膈上下氤氲而上蒸，然后引之泄出。《侣山堂类辩·卷下·泽泻》载："《易》曰：山泽通气，能行在下之水，随泽气而上升，复使在上之水，随气通调而下泻，故名曰泽泻。"

【常用量】白术 6~15 克，泽泻 10~15 克。

苍术配黄柏

【伍用体会】苍术配黄柏，名二妙散，出自《丹溪心法》。原书主治筋骨疼痛因湿热者。《本草纲目·草部第十二卷·术》载有坎离丸一首：苍术一斤，分作四份，分别用川椒、破故纸、五味子、川芎各一两炒，取苍术研末；川黄柏四斤，分作四份，分别用酥油、乳汁、童便、米泔水浸炙十二次，取黄柏研末，将两药末炼蜜丸梧子大，每服三十丸，早用清酒、午用茶、晚用白汤下之。原注云：滋阴降火、开胃进食、强筋骨、去湿热，治痿之神药。阳明为诸筋总会，彼为湿困则筋纵，不能束骨，湿郁酿热，妨肾水之化源；少阴藏精，精不足则相火妄动，消烁筋骨，相火蒸湿，阳明脉衰，两者互为因果，遂成痿躄沉疴。《素问·痿论》言"治痿者独取阳明"，也可从此二味药中体会到：苍术祛阳明有余之湿治其本，黄柏除少阴之火治其标，二药相伍，相须为用，清热燥湿，消肿止痛。

证之临床，该药对之适应证并不仅局限于湿热走注引起的痿、痹证。苍术味辛、苦，性温，燥湿运脾，功勋卓著；黄柏味苦，性寒，清热燥湿，效力不凡，二药相配，温清并用，健脾清热化湿，既祛已成之湿，又杜湿邪之源。凡脾运不及，湿热下注之证皆可取用。

【常用量】苍术 6~9 克，黄柏 6~9 克。

苍术配川芎

【伍用体会】肝主疏泄，斡旋周身阴阳气血，使人的神志活动、水谷运化、气血输布宣通条达。一旦肝失常度，则阴阳失调，气血乖违，气滞血瘀，诸疾丛生。朱丹溪所谓"气血冲和，万病不生，一有怫郁，诸病生焉"（《丹溪心法·六郁》），确具至理。并创制越鞠丸，示后人治郁大法，苍术、川芎药对即出于此。苍术气味芳香，不仅擅长燥湿，更能行气解郁，配以川芎，气血双调，用于郁证有"疏其血气，令其调达，而致和平"之效。

【常用量】苍术 6~15 克，川芎 9~15 克。

苍术配白术

【伍用体会】脾胃居中焦，日以摄食纳谷，运化精微为职，若脾运失司，则湿浊羁留，为痰为饮，致病无穷。苍术苦温辛烈，燥湿力胜，散多于补，以运脾为长；白术甘温味苦，补脾燥湿，补多于散，以补脾为长。二药相配，一散一补，补运兼施，中焦纳运如常，水湿痰饮自然无所留滞，气血生化自然源泉不竭。孟河医家颜亦鲁先生临证倡导"脾统四脏"之说，注重凡病从湿从痰辨证，从脾胃论治，无论是脾胃本身受病，抑或是他脏病变，多立足脾胃，善用苍白二术健脾运脾，得心应手，已入化境。颜德馨教授承其学验，运用苍白术多有发挥，如仿土壅木侮例，取五苓散加苍术治肝病，实乃健脾治肝之典范。

【常用量】苍术 6~15 克，白术 9~15 克。

医案医话精选

一、医案

（一）王九峰医案

1. 痰饮

肾虚中阳不健，脾虚运化失常，食入停中不运，朝食暮吐，午后脘痛，气响转矢气可稍舒，昼夜如是。其情郁结，思虑尤甚。补中益气虽好，不如归脾兼养心脾。早服金匮肾气丸。

服肾气丸尚合病机。经云忧愁恐惧则伤心，思虑劳倦则伤脾。脾主中州，养心脾足兵法则。

归脾汤加冬瓜子。

按：食入停中不运，朝食暮吐，胃中无火也，为脾肾两虚所致呕吐；午后脘痛，气响转矢气可稍舒，脾虚气滞也；情志郁结，思虑加重，因忧愁恐惧伤心，思虑劳倦伤脾，故本案病机为心脾两虚，肾阳亏虚，用归脾汤补益心脾；早服金匮肾气丸，更有助于温补肾阳，顺应一日之中阳气的生发规律，反映了王九峰先生对药剂的灵活运用，依据病情的不同而分时投药的特点。冬瓜子一味世人多谓其清化痰热，殊不知其化湿醒脾、芳香通络之功亦堪称道，实为孟河医家之特色用药。

2.膈症

案①

一诊：中宫失运，胃失冲和，气痰阻噎，食不能下，且痛且闷，吐出方定。机关不利，致有三阳结病之势。姑拟十味温胆汤加味，冀天相吉人而已。

十味温胆汤加蒲荠。

二诊：纳食主胃，运化主脾，脾升则降，胃降则和。中宫失运，气痰作阻，胃失冲和，饮食难下。年逾六旬，大便结燥。肺胃干槁，脉见双弦。木制中胃，病势深沉，虑难奏捷。

十味温胆汤。每早服肾气丸。养肝补肾，纳气归元。

三诊：右脉弦大不平，胃失冲和，木犯中宫。肝为刚脏，非柔不和，纳食主胃，胃降则和。肾不吸胃，胃关不健。金匮肾气，养肝补肾，纳气归窟，上病治下。十味温胆，奠安中州，未获效机。鄙见浅陋，拟补中益气加减，多酌。

补中益气汤去芪，加甘蔗自然汁。

四诊：中宫失运，肺胃气机不利，七情郁结，胃失冲和，升降失常，天地不泰，否象见矣。拟归脾法。

归脾汤去芪。

五诊：肺胃气机不利，会厌开合失常，思虑郁结，必得怡悦开怀，不致结痹为妙。

补阴益气煎加五味子、枇杷叶。

六诊：心胸以上，部位最高，清空之所，如离照当空，旷然无外。天地不泰，否象见矣。归脾补阴益气，寡效者，肝郁心不畅，郁结之病也。必得慰以解忧，喜以胜悲。再拟上病下取法挽之。

桂附地黄丸加沉水香。

七诊：据述服阳八味一帖，又服归脾用参三帖，俱觉平和，耳鸣、头眩、心虚减去一二分，唯胸口不宽，半夜间或心中烦躁，午后口内作黏，乃心胸胃脘不畅，木不条达。仍以畅心脾和肝胃。现交夏至节令，每剂可用老山人参五分。

归脾汤用人参，去黄芪，加陈皮。

八诊：情志抑郁，气勃于中，胃不冲和，气痰作阻。心肾交亏，神志不藏，寤不成寐，神情恍惚，七情不适之病，怡悦开怀为妙。

北沙参、清阿胶、酸枣仁、上广皮、花麦冬、白茯神、炙远志、甘草、夜交藤、合欢花。

按：《景岳全书·噎膈》曰："噎膈一证，必以忧愁思虑，积劳积郁，或酒色过度，损伤而成。"其病位在胃，如《灵枢·四时气》曰："饮食不下，膈塞不通，邪在胃脘。"王九峰先生认为噎膈多"因七情所致，由于饮食者，间有之"，"此病是神思之病"，故治疗上重视养胃和中，兼柔肝木；且特别强调"心病还须心药"，提倡"内观""静养"，始终贯彻怡情悦性、药养兼济的精神。本案初诊为脾胃亏虚，升降失和，气痰阻噎，予十味温胆汤化痰浊益心脾。蒲荠，本名荸荠，《本草备要·果部》载"荸荠治五种噎嗝"，可化痰消积，生津液。二诊时虑其年逾六旬，肺胃干槁，木制中胃，除予十味温胆汤外，尚另服肾气丸，体现王先生重脾肾的学术思想，"肾乃先天纳气藏精之穴，脾属后天资生化育之枢"，强调治病求本。三诊、四诊时分别改以补中益气汤、归脾汤重在调补中焦，因噎膈之症精枯血燥，总当顾护津液，故去黄芪恐其温燥太过。以后数诊，因病患主症不同而有所侧重，或肃肺，或温肾，或调畅心脾肝胃，总不离培运中土，扶正补肾，怡情悦性之特点。

案②

思虑伤脾，郁怒伤肝，肝胃不和，饮食减少，中宫不畅，懊憹作痛，病已多年，脉象双弦，弦者为减，殊属不宜。肝郁达之，火郁发之。拟东垣补中益气法，调中养胃，不致三阳结病为吉。

补中益气汤去黄芪，加檀香、白芍、赤砂糖。

按：本案由思虑郁怒而伤及肝脾，肝脾荣损，故见纳呆，胃脘疼痛，中焦气机不畅，郁而化热，故见懊憹，日久则恐气亘于中，贲门不利而成膈症，故治疗以调中养胃，兼柔肝木为法。方用补中益气去黄芪以温脾养胃；白芍以柔肝而养阴，以存津液；檀香理气和胃，《本草纲目·木部第三十四卷》载其"治噎膈吐食"；赤砂糖益气缓中，既可助补中益气汤调中养胃，又与白芍同用缓急以止胃脘疼痛。

3. 胃脘痛

旧恙肝虚，气郁作痛，调治虽痊，去冬因风袭肺络，痰嗽延今不已。形神日羸，饮食日增，腹中汩汩有声，脉来细数无力。中虚积饮伏于肺经，乃虚劳之渐，殊堪虑也。

二陈汤加党参、金沸草、归身、姜、枣。

痰嗽稍平，脘痛复作，按之则痛缓，可按为虚也。经以脾络布于胸中，肺脉还循胃口。证本木旺中虚，土不生金，风邪伏肺，气机不展。痛则不通，不可拘痛无补法之说，通则不痛。通者，宣和也，非必通利也，补亦可通也。益水生木，培土生金，展气化、宣伏风主治。

归芍六君子汤加熟地、枣仁、远志、阿胶、霞天曲、陈仓米，水泛丸。

服丸徐治，入冬以来，脘痛时作时止，痰嗽或减或增，饮食较进，细数之脉充足。脾肾双亏，伏风未尽。肾病当愈于冬，自得其位而起。不愈者，以水旺于冬，而冬水反涸，其体因少生生之气故也。水冷金寒，肺有伏风，外风易感，同气相求也，必使里气融合，方可有济，暂从温散。

小青龙汤去桂枝、芍药，加熟地、茯苓、杏仁、苏梗、当归、桔梗。

温散伏风，痰嗽竟止。脉仍细数，脘痛依然。暂以二陈加味，以搜肺络之余风，服三帖，仍以甲子所拟丸方调治（方未见）。

乙丑五月诊脉仍细数。素本阴亏，木不条达，克制中胃。中伤络损，气失冲和。肝郁则痛，胃伤则呕。阳明之气下行则顺，太阴之气上升则和。经以六经为川，肠胃为海，以通为主。五六日更衣一次，阴液不濡，肠胃燥涩可知。香燥开胃非所宜也。拟以润燥生阴，佐和中胃。

大熟地四钱，陈阿胶三钱，怀牛膝三钱，苏橘红一钱，吉林参八分，淡苁蓉三钱，当归身三钱，蜂蜜八钱。

润燥生阴，佐和中胃，服后痛呕俱平；唯胸次不畅，大便未解，阳明传送失职，太阴治节不行，皆缘阴液有亏也。不必强行伤气，前方加味。

原方加郁李仁。

大便已解，腑气已通，证本阴亏当缓治。盖阴无骤补之法，仍以甲子所拟丸方调治。逢节用人参五分煎汤送下。

丙寅二月诊脉之细数如初。饮食较前略进，形神渐振。痛吐之并作，举发渐稀。证本所阴不敛，克制中胃，胃不冲和，传化失职，津凝为饮，液结成痰，中虚清气不展，阴霾上翳否象。呈于七方甘缓，最为妥协。服四五帖后，仍服甲子拟丸方调治。

归脾汤去黄芪、桂圆，加半夏、陈皮、姜、枣。

肝阴不敛、肾阴不滋，健运失常，中伤饮聚，痛呕并见。屡发不瘳，肾损伤于肺，肝病传于脾，肾气通于胃，脾络布于胸。络脉通调则不痛，胃健气强则无痰。治病必求其本，滋苗必灌其根。若不培养真元，徒以痛无补法，印定呆法，安望成功。数载以来，病势退而复进，脉体合而又否，病势苦深而少静定之力也。盖阴无骤补之法，草木功能难与性情争胜。金为水母，水出高原。谨拟补肾生阴为主，清金益肺辅之。俾金水相生，从虚则补母之法，乃经旨化裁之妙，非杜撰也。

六味地黄丸加天麦冬、白沙参、肉苁蓉、霞天曲、阿胶，水丸。逢节用人参五分，煎汤下。

按：本案病患素体肝虚，常因气郁犯胃而致胃脘疼痛，虽经调治疼痛缓解，然肝阴不敛、木旺中虚之虚损体质并未改善，故王九峰先生在治疗时始终注意培补病患之本，或重于补脾，或重于补肾生阴。一诊时因感风寒而致痰嗽迁延不愈，形神日羸。原文"饮食日增"中"增"字与医理不符，恐为"减"之误。中虚积饮伏于肺经，治疗一方面以二陈汤化痰湿，另一方面以参、归、姜、枣以培补中焦，以杜生痰之源。金沸草降气消痰，针对外感风寒、痰饮咳喘之症。二诊时痰嗽稍平，复见胃脘虚痛，故治疗转以归芍六君汤侧重于补气血止痰嗽，培土而生金。熟地养肾阴滋水而涵木，酸枣仁合芍药以敛肝阴，合远志则以宁心神，阿胶补血滋阴，霞天曲、陈仓米皆可补脾，霞天曲尚可化痰润肺。三诊时痰嗽反复，时轻时重，虽以小青龙汤温散伏风，但仍加入熟地、当归以顾其阴血之不足。四诊"甲子所拟丸方"虽未见，然据《王九峰医案》（中国中医药出版社2007版）所载，即为二诊所处之方，据之以理，实可采纳。五诊、六诊患者现便结症，仍为阴液不濡，肠胃燥涩所致，与体质相符，故治疗不以通腑下浊，而处以滋阴润燥，诸症得解。九诊之时王九峰先生特别提出"草木功能难与性情争胜"，再度体现出王先生重视患者自身情志调节的特点。此病患治疗数载，病势退而复进，症见多端，然王先生紧紧抓住体质特点，随症加减处方，药养结合，诚为内科杂症治验大家。

4. 妇人

案①

腹中素血癥，大如覆杯，脉络阻碍。经血循环失其常度。经不及期，经前作痛。气郁伤肝，木乘土位，饮食减少，悲哀伤肺，治节不行，胸次不畅，腰如束带，带脉亦伤。年逾三旬，尚未妊子，必得经候平调，方能孕育。

四物汤、归脾汤去黄芪、桂圆，加艾叶、新会皮。

动则为瘕，瘕者，假也，气也；不动为癥，癥者，真也，血也。

血癥盘踞居于中，经血循常道阻，月不及期，期前作痛，素多抑郁悲伤，生生之气不振，调肝脾以畅奇经，宣抑郁以舒神志。

归脾汤去桂圆、黄芪，加生地、白芍、川芎、会皮、艾叶、姜、枣，水泛丸。

左脉涩，右脉弦。肝郁中伤，气血凝结，经不通行，气胀腹痛，饮食不思。二阳之病发心脾，有不得隐曲，女子不月，其传为风消，其传为息贲者不治。

归脾汤去黄芪，加阿胶、红糖。

按：癥瘕病，多与情志抑郁、饮食内伤相关，痞块固定不动者为癥，病属血分；推之可移者为瘕，病属气分。其病机多为肝脾受损，脏腑失和，日久正气不足，气滞血瘀。本案以腹中素有血癥，不孕，月经不调，痛经，纳差，胸闷，腰如束带就诊，辨证为肝郁脾虚，血气失调。素有血癥，知其病程日久，正气不足，故治疗并未活血破瘀散结，而是以调补心脾肝三脏为主，以四物汤、归脾汤去黄芪、桂圆，实际为八珍汤加木香、酸枣仁、远志而成，用以补气养血，调畅情志。再合艾叶、陈皮以增行气温中调经之力。

案②

女子首重调经，经调方能有孕。经先期，少腹胀痛，不时呕哕，脉见双弦无力。少腹主于肝。肝病善痛，肝传脾，脾病善胀，脾传胃，胃病善呕。饮食不甘，肝脾胃俱病，以丸缓治。

八珍汤加益母花、焙木香、艾叶，水丸。

按：女子首重调经，但欲调其所不调，必推其所以不调之源，从而调之，而经始调。此案为不孕就诊，并见月经先期，少腹胀痛，呕哕，脉弦而无力。其病机当为脾虚为主，兼有肝郁。中焦脾胃亏虚，气血生化乏源，气不摄血，故见月经先期；肝木犯脾土，故见胀痛、呕哕。治疗以八珍汤健脾胃、补气，艾叶温中，益母草乃调经要药，用花则防其活血之力太过，木香焙制以防其耗气散气，寓生发之机，畅达气机。

5. 便血

寒生湿，湿生热，热生风，风扰阳明之络、血络，瘙痒无度。脏寒生热，便血多年，黑地黄、黄土汤皆是法程。但湿热伤阴，阴不化燥，气不摄血，血虚生风，宜养心脾。

归脾汤去黄芪、桂圆、木香，加生地、犀角、冬桑叶、三角胡麻。

每早服桑麻地黄丸。

按：便血之症，首当分清虚实。本案患病多年，久病入络，阴络伤则血内溢，其病机为脏寒生热，热灼阴络。心主血，脾统血，肝藏血，血证与此三脏关系密切，心脾两虚，肝阴亏虚，致使虚热内生，灼伤阴津血络，加之气虚不摄，故见便血。瘙痒无度，血虚生风所致，亦与肝阴虚风动相关。虚热内生，虑黑地黄丸、黄土汤类过于温燥，故以归脾汤补益心脾，去黄芪、桂圆、木香之温燥，而加以生地、犀角滋阴凉血，冬桑叶、茺蔚子以清肝热；失血之症，每致留瘀，生地、茺蔚子二者尚有活血之功，如此清润相合，不止血而血自止。桑麻地黄丸之用，亦为滋补肝肾之阴，清热而补虚，俾乙癸同源，滋水涵木。

（二）费伯雄医案

1. 泄泻

案①

某 脾为湿土，以升为健；胃为燥土，以降为和。肝木横亘于中，上犯胃经，下克脾土，以致胸腹不舒，甚则作吐作泻。宜柔肝、和中、化浊。

当归身、白蒺藜、陈橘皮、川厚朴、焦白术、春砂仁、台乌药、云茯苓、佩兰叶、广木香、白檀香、广郁金、细青皮、金橘饼。

按：本案为肝木克脾土，中焦失于斡旋。脾为太阴湿土，喜燥恶湿，胃为阳明燥土，喜润恶燥，共司一身升降枢机。肝气郁滞克脾土，胃气不降则作呕作吐，脾气不升则作泻，肝、脾之气不得畅达，则胸腹不舒。以当归、白蒺藜、广郁金、台乌药、青皮柔肝疏肝，白术、陈皮、厚朴、茯苓、砂仁、佩兰、檀香、橘饼健脾和中化浊。

案②

某 苔白腻，脉弦细，腹痛泄泻，寒湿相搏。宜扶土利湿。

茯苓二钱，泽泻二钱，藿香二钱，车前子三钱，白术一钱，山栀三钱，川朴一钱，木香五分，神曲三钱，甘松五分，生姜一片。

按：本案症状记录简要，据治法及方药测证，当属脾虚生湿，寒湿相搏，中焦气机不畅，不通则痛，湿胜则濡泻，故而腹痛泄泻，苔白腻即是寒湿内蕴之象。治当温中健脾，淡渗利湿，方用藿香正气散加减，木香、甘松温中散寒、行气止痛，山栀治湿浊日久郁而化热，寒温并用。孟河医家在治疗胃痛时亦常加山栀为先导。

2. 脘腹痛

某　胃脘痛，腹胀拒按，按之则痛益甚。抑郁伤肝，肝气独旺，犯胃克脾。夫土受木制，运化失常，食入易滞，气不下通，脘痛腹胀，手不可按。经所谓有形之食阻塞无形之气也。脉象左弦右沉，势非轻浅。急宜柔肝理气，导滞畅中。

当归二钱，白芍一钱半，甘草四分，青皮一钱，木香五分，法夏一钱半，砂仁一钱，乌药一钱半，煅瓦楞三钱，延胡索一钱，枳实（磨冲）五分，沉香（磨冲）三分。

按：本案为肝木克土，食滞中焦致病。胃脘痛胀而拒按，当知其为实证，情志失畅，肝气失于条达，旺而无制，犯胃克脾，肝木克土致使运化失常，有形之食滞阻塞无形之气。治以当归、芍药、甘草柔养肝阴；青皮、延胡索疏肝理气止痛；半夏、砂仁温中止痛、健脾燥湿；煅瓦楞制酸止痛；木香、枳实、乌药、沉香有四磨、五磨之意，理气降逆宽中。

3. 肿胀

某　气虚中满，腹胀拒按，两胁隐痛，胸膈痞闷，晨起舒快，过午即闷沉不爽，大便溏泄，脉象右部沉细，左部弦数。再与调畅。

广皮一钱，藿香梗一钱五分，猪赤苓各三钱，腹皮（酒洗）二钱，苏梗二钱，泽泻二钱，白豆蔻（去壳、研冲）二粒，细辛二分，焦苍术一钱，桑皮三钱，金铃子二钱，姜皮二钱。

二诊：腹胀渐松，胸次亦宽，前法加减。

白芍二钱，蔻壳一钱，五味子五分，炙草六分，桑皮三钱，姜皮二钱，苏藿梗各二钱，姜朴一钱五分，柴胡三钱，五加皮二钱，腹皮（酒洗）三钱，陈皮一钱，桑皮三钱，茯苓皮三钱，延胡二钱。

三诊： 腹胀渐消，脉亦渐醒，舌苔已化，大势可定。再与清疏。

前方加南北沙参各二钱，炙款冬二钱，冬瓜皮三钱，木香五分，砂仁一钱，木通一钱五分，青皮一钱，川椒八分。

四诊： 腹胀将次尽消，胸脘亦舒，知饥能食，唯力不足，步履尚难，宜扶土培元。

当归二钱，川芎一钱，焦冬术一钱五分，苓皮三钱，炙芪一钱五分，橘红八分，姜一片，川石斛三钱，陈皮一钱，炒白芍一钱五分，川断三钱，炙草一钱，川椒一钱，大枣三枚。

五诊： 腹胀已消，气机亦醒，唯步履乏力。再与培土养阴。

炙草一钱，元枣三枚，生姜二片，潞党参二钱，丹皮二钱，法夏一钱五分，山茱萸二钱，云苓三钱，焦冬术二钱，怀牛膝二钱，橘红一钱。

按： 本案共有五诊，首诊时费氏诊以气虚中满之肿胀，观其脉弦，两胁隐痛，肝木亦旺，治当疏肝健脾，行气利水。二诊时入五皮饮之意，健脾利水，行气宽中，利中有收。三诊加川椒、木香、砂仁温养脾肾助气化，款冬开肺以利水，舌苔已化，于方中加用南北沙参顾护阴津，遣方用药之意与费氏在《医醇賸义》附录肿胀门诸方中导水茯苓汤有共通之旨。四诊肿胀已退，转以补土培元，盛壮气力，以十全大补加减，方中仍用茯苓皮健脾利水，川椒温脾肾，川断培补肝肾。五诊腹胀已消，气机亦畅醒，以培土养阴壮步履之力。四君、二陈、姜枣草培土，丹参一味，功同四物，合山茱萸、怀牛膝培元强腰膝。

4. 郁证

某　经谓：肝气由左而升，肺气由右而降。故左右为阴阳之道也。夫肝喜条达而恶抑郁，今胸中作痛，直至左胁，是痰气郁结，胸中无由展舒之故。治宜抑木和中，以清痰气。

木香、佛手、橘饼、藿梗、白芍、制陈皮、白蔻、郁金、炙草、炒苏子、法半夏、刺蒺藜。

复诊：症势悉松，湿郁渍脾未清，胃气逆满，胸痞嗳噫，苔浊厌食，神疲内热，乃肝脾郁结，七情间病。再用四七汤加味。

方佚。

按：肝为东方木，居左主升，肺为西方金，居右主降，肝肺左升右降，升已而降，降已而升，龙虎回环而清阳升浊阴降，故名左右者为阴阳之道。本案肝气郁结，清浊失于升降，郁于胸胁，故而胸中、左胁作痛，肝木克土而脾胃受戕，痰湿生，继而痰气郁结，治以木郁达之，金郁泄之，土郁夺之，方中佛手、郁金、白蒺藜疏肝理气，白芍养血柔肝，陈皮、半夏、橘饼燥湿健脾。补脾不如健脾，健脾不如运脾，以芳香入脾之藿梗、白蔻仁醒脾化浊，苏子肃肺化痰、清降金气，甘草和中健脾。诸药共用，木气达，金气降，脾胃之气斡旋中焦，清浊升降相因。二诊见苔浊，脾气未得健运，湿浊未开，仍为肝气所凌，治当疏肝健脾，燥湿化痰，四七汤即半夏厚朴汤加大枣，以奏其功。

5. 血证

某　金水虽亏，中土尤弱，胸中乃清旷之地，缘阳气不布，浊阴上升，湿痰盘踞，且其咳痰难解，虽有痰中夹红，乃咳伤阳络，血随气升，今拟平调中土，顺气除痰。

茯苓、於术、山药、功劳叶、半夏、橘红、薤白头、诃子肉、阿胶、丹皮。

二诊：投肃降法，咳嗽减，痰血亦止，内热亦退，唯气尚急，由肺胃两亏。用养肺胃法。

海浮石三钱，云苓三钱，南沙参四钱，炙紫菀一钱五分，丹参二钱，苡仁四钱，炙草五分，车前子三钱，生谷芽三钱，枇杷叶二片，霜桑叶二钱，甜杏仁三钱，川贝二钱，橘红一钱。

三诊：咯红已止，咳嗽亦减，唯气逆更甚，纳少便溏，两足浮肿，脉细形瘦。皆由肺脾大亏，肾气不纳，势已成损。勉拟扶土生金纳气之法，候高明政。

西洋参、茯苓、山药、牡蛎、川贝、海螵蛸、苡仁、五味子、橘白、谷芽、扁豆衣、省头草、枇杷叶、蛤蚧尾（一对）。

按：本案为脾虚痰湿内盛，痰气阻肺而致咳嗽，日久伤络咯血见红。《素问·咳论》云："五脏六腑皆令人咳，非独肺也。"脾为生痰之源，肺为贮痰之器，首诊费氏投六君子汤健脾益肺，去党参、炙甘草防壅滞助湿，加功劳叶补肝肾而化湿浊，辛温之薤白以开胸阳，山药、阿胶、诃子补中有敛，与前药散收相因，更防伤血络。二诊血止咳减痰去，肺胃阴亏失于濡养而有冲气，治以养肺胃，薏苡仁、茯苓、车前子健脾利湿，川贝、紫菀、桑叶、南北沙参、海浮石等清润肺胃之络，杏仁、枇杷叶肃降平冲，丹参清退内热。三诊咯红止，咳嗽减，气逆责之肾不纳气，纳少便溏，双足浮肿，脾肾阳虚，水气不化，法当健脾固肾，纳气平喘，投西洋参、茯苓、山药、薏苡仁、橘白、谷芽、扁豆衣（费氏在《医方论·补养之剂》中提及扁豆性劣，故而常以扁豆衣代之）、省头草（佩兰）等健脾化湿，川贝、枇杷叶肃肺降气，蛤蚧、五味子纳气平喘，牡蛎、海螵蛸固肾止泻。

（三）费绳甫医案

1. 痰饮

佚名　脾为生痰之源，脾土不运，积湿生痰，上阻肺络，肺气肃降无权，呛咳气急，汗多怯冷，喉际痰声辘辘，胸旁结块，时常便血，脉来沉弦而滑。治宜培土生金，兼化湿痰。

人参须五分，北沙参四钱，薏苡仁三钱，薄橘红一钱，制半夏一钱五分，甜川贝三钱，瓜蒌果四钱，甜杏仁三钱，炙紫菀一钱，紫苏子一钱五分，赤白芍各一钱五分，粉甘草一钱，茯苓皮三钱，海浮石三钱。

按：本案为脾虚痰盛，留滞肺络之痰饮证，脾为生痰之源，肺为贮痰之器，治当培土生金以化痰湿，投小陷胸汤减黄连以散结开痞，人参须、北沙参、薏苡仁、橘红、半夏、茯苓皮健脾燥湿化痰，川贝、杏仁、紫菀、紫苏子止咳化痰，海浮石咸寒化顽痰，赤白芍柔肝行血，取血无止法之意。

2. 劳损

台州李子华，内热溲赤，口渴引饮。医用养阴药，病反增剧。余诊其脉沉弱无力，此气虚不能化津。经谓：中气不足，溲便为之变。可为此症实据。

黄芪三钱，高丽参二钱，甘草一钱，当归二钱，枸杞子三钱，陈皮一钱，半夏一钱五分，白术一钱，茯苓二钱，大枣三枚。

连进十剂而愈。

按：本案症状描述简要，结合前医进养阴药而病剧之治疗过程，可知内热溲赤、口渴引饮非是阴津消伐所致，以脉沉弱之象推测，乃中气不足致气化无权，阴火上冲之因，故而投六君子加黄芪、枸杞、当归、大枣补气养血，中气得充，气化乃行。

3. 便血

南京程姓　脾土不运，积湿生痰，阻气灼荣，流灌失职，便血已两阅月，面色萎黄，腿足浮肿，神倦力乏，咳呛气急，脉来沉弦。治宜培土生金，化湿消痰。

吉林参须一钱，北沙参四钱，连皮苓四钱，生白术一钱，杭白芍一钱五分，生甘草五钱，阿胶珠一钱五分，薄橘红一钱，甜川贝三钱，冬瓜子四钱，生熟谷芽各四钱，红枣五枚。

后加厚杜仲三钱，生川断二钱，服三剂愈。

按：本案证属气不摄血，脾运化不及而生痰湿，痰湿流于腿足见肿胀，气不摄血而见便血，运化不及加之失血而见面色萎黄，神疲乏力，痰湿阻肺见呛咳。治以培土生金，投四君子、北沙参、橘红、生熟谷芽、红枣益气健脾燥湿，川贝肃肺化痰止咳，杜仲、川断补益肝肾，白芍既能柔肝，亦能除血痹，冬瓜子为孟河医家常用通络之品。

4. 诸痛

胸腹作痛，喜按，得食则安，脉来沉弱，此虚痛也。治宜培补。

别直参一钱半，粉甘草五分，杭白芍一钱半，陈广皮五分，大枣三枚。

按：本案胸腹痛而喜按，得食则安，知为虚痛，当健运中州，缓急止痛，参、草、枣补气健脾，陈皮苦温，理气调中，芍药合甘草酸甘化阴，调和肝脾，柔肝止痛，合治胃必远肝之意。

5.呕吐

湖北蒋某　肝木克脾犯胃，胃不纳谷，食入呕吐，兼之溏泄。治宜和荣抑木畅中。

白归身二钱，大白芍（肉桂二分炒）一钱五分，云茯苓二钱，甜冬术一钱五分，陈广皮一钱，制半夏一钱五分，荜澄茄一钱五分，白蔻仁一钱，川厚朴一钱，真福曲三钱，川郁金二钱，白蒺藜三钱，细青皮一钱五分，江枳壳一钱五分，统车前二钱，橘饼四钱，檀香五分。

按：本案为肝木克土之呕吐，脾胃受戕则胃纳不馨、大便溏泄，肝气旺横逆犯胃则食入即吐，治当和荣、抑木、畅中，以归芍六君加减，投当归、白芍养血柔肝和营，茯苓、白术、陈皮、半夏、荜澄茄、白豆蔻、厚朴、神曲、橘饼、檀香、枳壳健脾畅中，化湿行气；白蒺藜、青皮疏肝理气，所谓抑木；车前渗利，利小便以实大便。

（四）马培之医案

1.虚劳

李　肾为先天立命之本，脾为后天生化之源。源本有亏，脾受湿侵，大便自幼溏薄。脾与胃相连，脾弱则化源已薄，阳明之气亦衰。血脉不荣，遂致右臂酸痛。土虚不能培木，水亏不能涵木，木枯而燥，燥则风火俱生，金受其侮，致咳呛咯红，头目作眩。木乘土位，脾气不能转输，肚腹不畅，食减神疲。脉来细数，左关较为弦大，右寸浮小而滑，舌苔后半浮黄。古法治痰，必理脾胃。拟扶土和脾，以化湿痰。

参须、茯苓、黑料豆、陈皮（盐水炒）、合欢皮、甘草、炒苡仁、淮山药、丹皮、於术、夜交藤、半夏、红枣。

复诊：脾肾久亏，肝阳偏旺，肺胃之气亦戕，致痰嗽神疲，谷食不旺，津液不归正化，气少归窟，气短行消，脉虚细而数。上、中、下三焦俱损。进扶土和肝，脉象右关较软，久虚之体，难以骤复。仍从脾胃进治，土旺则金生，金生则水足，而木自和矣。

参须、半夏、苡仁、黑料豆、牡蛎、炙草、淮山药、茯苓、於术、沙苑、陈皮、红枣。

按：由案中描述可知患者来诊时症见右臂酸痛，呛咳咯红，头目作眩，肚腹不畅，食减神疲。由大便自幼溏薄可知患者素体脾弱。马培之先生抓住其脾肾不足、痰湿阻滞之病机，并以此贯穿解释诸症。脾主运化，脾虚转运不及则见肚腹不畅，饮食亦减；脾为气血生化之源，化源不足，不能濡养血脉故见右臂酸痛；土虚水亏则木枯而燥，燥则风火俱生而有头目作眩之症，金受其害，因而呛咳咯红。针对主要病机定出"扶土和脾，以化湿痰"治法，以参、苓、术、草、陈、夏六君子汤健脾化痰，更加薏苡仁利湿、红枣益营气以助之，黑料豆、山药主以补肾，如此则先后二天得以培补，痰湿得以清化。合欢皮一味，《备急千金要方·卷十七》名之曰"黄昏汤"，用治肺痈，此处呛咳咯血用之恰宜；夜交藤既可养心安神又能通络，以治右臂酸痛，其兼有祛风之功，合丹皮之清热可用治肝木风火。此案症状繁多，而马先生紧扣病机，解释病证一以贯之，重视患者体质，五脏同调而有所侧重，孟河丝丝入扣之风范一览无遗。二诊时症减未已，上中下三焦俱损，用"独取中焦"之法，从脾胃论治，以脾居中央，能灌四旁，"土旺则金生，金生则水足，而木自和矣"。

2. 胃痛

奔牛，毛右　胃阳不足，寒饮停中，肝气上升，胸痹作痛，气窜腹肋腰背，呕吐酸水黏痰，甚至呕血，气逆则血随之上溢，胃不下递，便艰尿少，颇有关格之虑。拟用温中抑木，以逐饮邪。

半夏、沉香、五灵脂、乌药、桂心、乌梅、陈皮、茯苓、炙草、灶心土。

另服附桂八味丸、乌梅丸。

按：患者症见胸痹作痛，气窜腹肋腰背，呕吐酸水黏痰，甚至呕血，一派气逆之象。胃主受纳，其气宜降，胃中气逆故见呕吐，酸为肝之味，呕吐酸水乃因肝木上升而引动胃气上逆所致，其中又有黏痰，可知患者胃中素有寒饮，气为血帅，血随气逆故而呕血。肝气上升，胃气上逆，扰于胸中则为胸痹。上见呕吐，下则尿少，故有关格之虑。治以"温中抑木"，中阳得温则寒饮得除，肝气得平则气机调畅。方中茯苓、陈皮、半夏、甘草、乌梅为二陈汤之组成，主燥湿理气化痰；桂心有平冲降逆之能；而沉香、乌药温中下焦之气机，理气纳气；五灵脂活血定痛；更加灶心土一味以和中宫而止呕血。另服附桂八味丸以温肾纳气，温化寒饮；乌梅丸缓肝调中，清上温下，冀其呕止气纳而诸症平。

3. 便血

常州，蔡右，三十五岁　心主血脉，统于脾，藏于肝。肝脾两亏，虚而生热，阴络伤而血下溢，肠红如注，腹痛便溏，谷少，欠寐头眩，干呛无痰。肺气不肃，肝热上升。拟调脾肃肺柔肝，引血归经。

淮山药二钱，北沙参三钱，当归（土炒）一钱五分，炙生地三钱，白芍一钱五分，黑料豆三钱，广皮（盐水炒）六分，茯神二钱，炙草四分，丹皮（炒）一钱五分，丹参一钱五分，甜杏仁十粒，於术（土炒）一钱五分。

按：此案患者乃三十五岁女性，症见便血如注、腹痛便溏、纳谷减少、头眩干呛。便血一症乃血自下溢，《灵枢·百病始生》谓："阳络伤则血外溢，血外溢则衄血；阴络伤则血内溢，血内溢则后血。"此案即阴络有伤所致。就脏腑功能而言，心主血，脾统血，肝藏血，血证当从此三脏求之。患者腹痛便溏、纳谷少，其有脾虚可知。头眩乃风动之象，《素问·至真要大论》云"诸风掉眩，皆属于肝"，当从肝治之。又其呛咳无痰，肺气不肃，或因肝气上升而使肺气不降。故治从脾、肝，兼以肃肺。方中土炒於术、茯神、炙草、陈皮健运中宫，山药培补脾肾，是从脾治；当归、白芍、生地为四物汤去动血之川芎，用以养血柔肝，再加丹皮、丹参二味凉血不留瘀，此五味主以入血分而养血凉血。北沙参、黑料豆养肺肾之阴，甜杏仁开肺肃肺，欲使肺气得降。本案便血之症，乃因肝脾两亏，虚而生热，热灼阴络所致，故养阴为本，山药、沙参、当归、生地、白芍、黑料豆俱是；清热为标，丹皮、丹参凉血不留瘀。五脏之中，心、脾、肝与血最为密切，故用茯神安神宁心、苍术健运中宫；症见呛咳，肺气不肃，以杏仁开肺肃肺。体现了气血辨证与脏腑辨证的巧妙结合。其中"阴络伤而血下溢"乃源于《灵枢·百病始生》，马先生信手拈来，足见其研习经典之功底。

4.呕血

陆　气为血帅，血为气辅，气主煦之，血主濡之，血喜温而恶寒，寒则泣而不行，呕血有年，成盆成碗，心主血脉，统摄于脾，藏纳于肝，不能顺气而行，循诸脉络，气载血上，脉象弦细，卧而少寐，大便溏泄，心脾肝肾皆亏，治血当以胃药收功。拟心、脾二经调治，俾中气充足，方能引血归经，庶无涌逆之虞。

党参、归身、枣仁、白芍、龙齿、橘白、於术、淮山药、茯神、炙草、黑料豆、红枣。

按：本案为呕血之症，从心、脾、肝治之，以心主血、脾统血、肝藏血故也。患者除呕血症状外尚有"卧而少寐""大便溏泄"症状，乃心脾不足之征象，故治从心脾，采用归脾汤之思路以养心悦脾。党参、茯神、於术、炙草四君子健脾气；归身、白芍、枣仁养心血；山药补益肺、脾、肾三脏之气阴。心脾得养则其主血、统血之职可复。症因气载血上而作，稍加黑料豆以补肾安奠下焦，马先生有云"脾与胃相连，胃以肾为关，肾气温升，以吸胃气"，胃之气逆得平，则血亦随之而降，再以龙齿重镇之，标本同治，"引血归经，庶无涌逆之虞"。

5. 痰饮

案①

某 恙起去秋，疟后脾肾阳虚，湿痰留滞胃中，降令失司，以致脘中不畅，嘈杂吞酸，甚则作吐。脾以升为健，胃以降为和，清阳不升，则浊阴不降。法宜扶土温中，以化湿痰。

焦白术（枳壳炒）、参须、制半夏、茯苓、砂仁（研）、佩兰、炒干姜、炒谷芽、当归（土炒）、炒福曲、佛手。

二诊：脾肾两亏，中阳又馁，水谷之精，变饮生痰，停留胃中，胸脘不舒，吞酸泛恶，阴晦之日益甚，天时亢热，则火升头眩，阴阳两虚之象。现当湿土司令之时，湿邪属阴，当先理脾之阳，俾中阳旷达，阴霾自消。仍宜温中化浊。

制半夏、白术（枳壳炒）、神香散、云苓、新会皮、福曲、郁金、当归、参须、旋覆花、佛手、煨姜。

三诊：脾为湿土，得阳始运，胃为燥土，得阴自和，脾与胃相连，肠与胃相通，湿痰留滞中宫，脾阳不能升举，胃浊不能下降，反致上腾，清阳为之郁遏，故头目不清，胸闷吞酸作吐，气不下达，则大便不调，胃不和则卧不安。迭进温中理脾，以降浊阴，胸次稍舒，吞酸泛恶稍好，头目未清，腑气未畅，腠理中自觉空怯。肺司皮毛，胃主肌肉，阳为阴遏，卫气不能充斥表里三焦，清浊交混。脾胃之论，最详东垣，当仿其意，用升清降浊之法，每朝兼进水泛资生丸方去黄连。

参须、白术（枳壳炒）、升麻（醋炒）、半夏、陈皮、蔓荆子、当归、白蔻、茯苓、建曲、盐水炒蒺藜、煨姜、荷叶。

四诊： 进益气聪明加减，头目较清，胃亦较和。唯中阳未振，不耐寒暑之气，食入运迟。日前梦泄之后，觉精神疲乏，中虚气不固也。拟扶土调中。

党参（姜汁炒）、於术、当归、制半夏、白蔻、茯苓神、楂肉、沙苑、陈皮、建曲、煨姜、红枣。

按： 本案症见脘中不畅，嘈杂吞酸，甚则作吐，此湿痰留滞胃中所致，故治以调理脾胃升降，扶土温中以化湿痰。四诊之中，均有白术、参须、茯苓、当归、陈皮、半夏、干姜（煨姜）、砂仁（蔻仁）、建曲等药，以四君子扶中、二陈汤燥湿化痰、干姜（炮姜）温中、砂仁（蔻仁）理气化浊、建曲消食助运贯穿始末，紧扣主要病机。三诊时头目未清，故加升麻、荷叶升清；蔓荆子、盐水炒蒺藜祛风明目。四诊时诸症已有安定之象。此案之炮制方法尤值得学习：焦白术用枳壳炒，乃取枳术丸之意；当归用土炒，减其润性而引其入中焦；党参姜制，补中气、温中阳。马先生曾言："看病辨证，全凭眼力；而内服外敷，又有药力。"所谓眼力，即强调诊察当深入剖析病情，抓住疾病症结所在；所谓药力，则是注重药物的性能、专长、配伍、炮制等，以利于药性充分发挥。于此案中可窥其一斑矣。

案②

某　荣卫不和，湿痰在胃，阳浮于上，头目眩晕，心神恍惚，甚则作吐，恶风怯冷。皆痰作祟，以致二气乖和。当养荣和中化痰。

芪皮、远志、陈皮、茯苓神、丹参、蒺藜、当归、半夏、白芍、杭菊炭、生草。

二诊： 益气养荣以和中，恶寒稍好，唯胸闷头眩，形神摇荡，恍惚作恶。痰郁于内，阴阳不相继，仍从前法进步主之。

黄芪、桂枝、陈皮、当归、龙骨、远志、蒺藜、法半夏、炙草、白芍、牡蛎。

三诊：形神摇荡已减，胸闷作吐稍好，积饮未消，原方去桂枝、牡蛎，加白术、茯苓、旋覆花。

四诊：投苓桂术甘合建中，又服两剂，形神摇荡颇减。唯夜寐不安，多梦纷纭，而心悸泛恶，水气凌心。仍以原法加枣仁、远志。

五诊：温中化痰，兼益卫阳，精神摇荡较定。唯夜寐未安，胸闷恶风，间时作吐，积饮未清。仍宗原法进治。

黄芪、沙苑、桂枝、当归、炙草、木香、龙眼肉、白术、茯苓、枣仁、半夏、龙骨、远志、生姜、红枣。

六诊：形神摇荡，已愈八九，吐水亦止，夜寐亦安，偶一劳动而气易上，肾少蛰藏，左脉尚弦，饮犹未尽。原方去木香、远志，加杜仲、牡蛎。

按：本案见症恶风怯冷乃营卫不和之典型症状，头目眩晕一般责之于肝，心神恍惚从心治之而有虚实之辨，呕则由胃逆而作，而马先生认为以上诸症皆由"痰作祟"，此或从舌象、脉象判断而来。脾为生痰之源，治痰必理脾胃，故本案治以和中化痰，调和营卫。养荣处以黄芪皮、当归、白芍，当归、白芍养阴血，营血同源，而黄芪与当归可合为当归补血汤，气为血之帅，善补阴者于阳中求之，营血得补则浮阳得敛。此处黄芪用皮，以皮有利水之功，兼以利湿。化痰之品则有茯苓、陈皮、半夏、远志。针对眩晕之症用蒺藜、杭菊炭清热祛风止眩。又用丹参一味，功同四物，合茯神以清心安神。

二诊时胸闷头眩，形神摇荡，恍惚作恶，气逆之象仍显，故加龙骨、牡蛎以重镇浮阳。五诊精神摇荡较定，唯夜寐未安，治从心脾而用归脾汤。积饮未化，温药和之，取苓桂术甘汤之意。本案见症繁多而杂，上则头眩作呕，外则恶风怯冷，马先生从痰论治，一以贯之，治痰之法必理脾胃以杜生痰之源，病痰饮者又以温药和之；阳浮于上、于外，因营血不足所致，治以当归补血汤，益气养营、收敛浮阳，力量不足则加龙骨、牡蛎以重镇。历经六诊，诸恙近瘥，而积饮尚未得清，痰饮之难去可知矣，尤必耐心处之，抽丝剥茧，和法缓治，不求速效，从长远图之。如吴鞠通所言："治内伤如相，坐镇从容，神机默运，无功可言，无德可见，而人登寿域。"

6. 乳岩

乳头属肝，乳房属胃。胃与脾相连，乳岩一症，乃思虑抑郁，肝脾两伤，积思在心，所愿不得，遂致经络枯涩，痰气郁结而成。两乳房结核有年，掣痛牵连，肝阴亦损，气化为火，阳明郁痰不解，虑其长大成为岩症，速宜撇去尘情，开怀解郁，以冀消化乃吉。拟方候裁。

西洋参、童便制香附、蜜炙青皮、川贝母、全瓜蒌、赤白芍、毛菇、陈皮、夏枯草、清半夏、当归、佩兰叶、红枣头。

按："乳头属肝，乳房属胃"，"胃与脾相连"，故而乳房疾患从肝、脾、胃求之。乳房结核，有形可征，乃气郁化火，煎熬津液，凝聚成痰，聚于阳明所致，故治以养阴清热，开郁散结。补气养阴用西洋参，清热化痰散结用川贝、夏枯草、全瓜蒌、毛菇，当归、白芍养肝阴，青陈皮、香附理气滞，而香附更用童便炮制以制其燥而助以清凉之力。养阴、清热、化痰、散结，针对疾病基本病机而设，条理分明。此案患者思虑抑郁，亦其致病之源，俗云"心病还须心药医，解铃还须系铃人"，若药物逍遥而人不逍遥，如之奈何？因此必加心理疏导、歌舞疏泄、运动畅达等法，使其"开怀解郁"，疾病方得早痊，否则徒恃草木无情之物以疗有情之疾，恐怕难以为功。

7. 瘰疬

肝气夹痰凝滞，颈左右瘰疬丛生，中脘不畅。当养阴清肝化痰。

川芎、当归、香附、夏枯草、陈皮、海藻、茯苓、广郁金、僵蚕、大贝、佩兰、橘叶。

按： 瘰疬一症，发于颈之左右，此肝经循行所过也，其形可征，乃由肝气夹痰凝滞而成，故治当清肝化痰。脾为生痰之源，脾虚运化水湿之职能减弱则津液流行有所不畅，再遇热则凝结而为痰，故治痰不离于脾。方中当归、川芎、郁金、橘叶养肝阴而舒肝气，行气调血；茯苓、陈皮、佩兰以杜生痰之源；夏枯草、海藻、僵蚕、贝母软坚散结以治其标。又妙在川芎、郁金两味，乃血中之气药而入肝经，俾其气通血活则有助津液流行于常道，不致凝结为痰。

8. 不寐

马　素是湿体，肺气不利，鼻塞不闻有年。今春脐下动气上振于心，卧不成寐。脉细，左关弦硬，舌苔满白。肝肾不足，阳明湿痰不清，痰结于中，清阳之气不能上升。拟用温胆汤加味主之。

法夏、枳壳、丹参、川贝母、甘草、藿梗、秫米、茯苓、白术、合欢皮、竹茹、北沙参。

二诊： 脐旁动气已久，脾湿上腾，清阳不展，阴气不能上乘。舌苔满白，胃为痰阻，彻夜不寐，拟用十味温胆汤加味主之。

半夏、远志、枣仁、枳实、茯苓、沙参、石斛、黑料豆、白术、陈皮、炙草、竹茹。

三诊： 不寐之症有十数条，《灵枢》以阳气不得入于阴，故目不瞑。腹有动气，上及心胸，卧不成寐。肝肾阴亏于下，冲阳扰动于中，面有油红，阴不敛阳，水火不能交济。拟培肝肾，以摄冲任。

南北沙参、生熟首乌、川连、生熟枣仁、川钗石斛、红绿豆、生炙草、百合、肉桂、赤白芍、龙齿、龙骨。

四诊： 脉象细而缓，沉候带弦，缓乃脾之本脉，土虚生湿，沉候弦者，阴伤气不和也。脾处中州，为化生气血之脏，脾虚不能布精于胃，子令母虚，神不归舍，彻夜不寐。始进和胃，继交心肾，均未得效。拟从心脾进治。

孩儿参、山药、白术、陈皮、蔻仁、归身、夜合花、白芍、佩兰、红枣、生熟枣仁、浮小麦、益智仁（盐水炒）、远志（甘草水炒）。

按： 此案症见腹有动气，上及心胸，卧不成寐，素是湿体，舌苔满白，先从痰结于中、上扰心神为治，取温胆汤合半夏秫米汤以和中宫而化痰湿，更加白术补脾，藿梗芳香化湿。痰结于中，清阳不达于上，肺气不利，鼻塞不闻，故用川贝、北沙参济之。二诊时脾湿上腾，胃为痰阻，仍彻夜不寐，治以十味温胆。三诊时仍未取效，面有油红，乃阴不敛阳、水火不能交济所致，转以首乌、赤白芍、龙齿骨培补肝肾，川连、肉桂交通心肾。四诊时仍彻夜不寐，前已用化痰和胃、培补肝肾之法，均未能得效，故从心脾进治。

（五）巢崇山医案

1. 虚损

某　元海竭而诸气皆逆，逆则为喘为促矣。故质厚以填阴，归其虚火也；而镇摄以降逆，纳其虚气也。且也，肺气散而多汗，阳气泄而肤冷。故甘温以固卫，所以敛汗也；而酸收以缓肝，所以和阳也。至语言幽暗，而痰见脓黄，苔糜舌绛，而咽又燥干，则参互前证，其为阴火乘阳、龙雷交亢、肺烁胃热，断无疑矣。于是更益清养肺燥，以平热燥焉。夫凡审症用药，凭脉处方，似此衔接相连，想亦不过尔尔。讵意过门不入，而进以纳气之方，转成出气之路，连日肛门气坠、大便连行，岂非中无砥柱，下失封藏乎？然事有一分不尽，即心有一分不安，为再三思索，更为之立砥柱，固封藏，苟能不便不汗，则天佑斯人，重回残破，可谓侥幸矣！

吉林参、炙黄芪、诃子壳、乌梅炭、云茯苓、於潜术、清炙草、炮姜炭。

按： 肾主纳气。该患者下元虚损，肾元不足而气上逆。巢氏拟方人参、黄芪补其虚损，甘温以固卫，诃子壳、乌梅炭酸涩助其收敛，敛汗者也，茯苓、於潜术健脾化生，炮姜炭温固下元以固封藏。巢氏主张用药宜掌握进退之道："夫用药之道，一如用兵。假令有事于巴蜀，而不修栈道，则峻岖之路，奚利我行？唯我行既利，然后进可以长驱制敌，退可以保守汉中。鄙人立方主意，亦犹是也。"此体现巢氏精通药性，用药如用兵的特点。

2. 便秘

某　年逾古稀，平昔多劳，心营肾液，两属暗耗，肝胆气火，偏旺无制，火浮于上，阳明络空，以致头眩泛恶。三月下旬，客旅感冒，兼停食滞，遂寒热大作，胸痞作恶，迄今五十余天，宿垢屡下，然胃阴大伤，肝火上升，升多降少，食不思纳，不时烦懊。脉左寸关虚弦，弦中带滑，右涩弦，两尺濡软，不耐重按。舌光泽而剥，形如猪腰。食不下膈，甚至一见谷气，即漾漾欲恶。是征胃汁干枯，阳明少降，一任肝胆气火互塞脘中也。经曰：一阴一阳结谓之喉痹，三阳结谓之格。格则不得大便，即胃中津液变为痰浊，不得下行于肠也。喻嘉言云：人生胃中津液，如天沾之气，得阴则生，得阳则灭。脉与症参，宜急急大生肾水以制肝胆，重养胃阴，勿令阳亢。盖胃土体阳而用阴，阴复则胃气下降，不唯痞闷可松，即大便亦可随津液之行而解矣。

西洋参、麦冬、石斛、姜半夏、细生地、玄参、花粉、麻仁、瓜蒌（炒）、知母、杏仁、川贝、竹茹、蜜炙枇杷叶。

按： 此案患者年老而平素多劳，脏真暗耗，又兼外感食滞，寒热大作，胸痞作恶，气机逆乱，气上而腑气不降。巢氏抓住患者"脉左寸关虚弦，弦中带滑，右涩弦，两尺濡软，不耐重按，舌光泽而剥，形如猪腰"特点，认为胃汁干枯，阳明失降，肝胆气火互塞脘中。取麦门冬汤义，西洋参、麦冬、半夏、石斛补养胃阴；半夏姜制加强降逆和中作用；生地、玄参、麦冬为增液汤义增液润燥以通便；花粉、石斛又可生津止渴；麻仁、瓜蒌润肠通便；知母清热生津；杏仁、川贝、枇杷叶开肺提壶揭盖助腑气通畅；竹茹助胃中浊气下降。整方体现巢氏临床注重调理脾胃，养护胃阴的特点。

3. 脾约

某 投异功散，胃纳较起，而手心发热，腹中痛胀，大便倏结倏溏。脉细数而弦，舌红无苔。阴分不足，肝失所养，木旺克土，脾气少运。再扶气阴以和肝脾。

吉林参须、石斛、蒿梗、云茯苓、扁豆衣、於术、香附、陈皮、白芍、焦甘草、蒺藜、谷芽、荷蒂、红枣。

按： 此案投异功散出现手心发热，大便时而干结时而溏薄的症状，脉细数而弦，巢氏认为此为阴分不足，木旺而脾土不足。与脾约麻子仁丸不同，巢氏使用吉林参须益气补虚，用参须以防补益太过，茯苓、白术、扁豆衣、谷芽健脾开胃，石斛养胃阴，青蒿梗清虚热，香附理气解郁可治肝胃不和，陈皮理气健脾，白芍、甘草酸甘化阴以养肝柔肝，红枣养血柔肝，蒺藜补水以涵木，荷蒂有升清功效可止泻。用药体现了孟河医派以辨证为宗，治法灵活多变，用药醇正缓和的特色。

4. 胎漏

某 素体血亏肝旺，肝木横扰阳明，络脉失和。怀麟五月，太阴、阳明司胎，火盛则脾胃不调，胎气不安。今晨骤然见红，少腹滞胀酸痛，脉弦滑。慎防半产，急宜安养。调脾胃以柔肝木。

焦白术、茯神、新会皮络、白蒺藜、白芍、煨木香、丝瓜络、稽豆衣、荷蒂、北沙参、苎麻根、淡黄芩、扁豆衣、石斛、麸炒枳壳。

按： 此案患者血虚肝旺体质，怀孕五月后见红，患者为素体阳盛，孕后阴血聚以养胎，阳气愈盛，胎气不安。《普济方·地黄酒》

曰"下血不止，血尽子死"，巢氏为防半产急投安养。治则取调脾胃以柔肝木。用焦白术、茯神建中安神；新会皮络健脾理气，用络则取通络之义；白蒺藜、白芍养肝；木香理气养血；丝瓜络"入经络，解邪热"（《本草便读·菜部》）；稆豆衣滋阴养血、平肝益肾，荷蒂清血热兼升清安胎，荷蒂与枳壳为升降义，乃孟河医派常用药对；北沙参、扁豆衣、石斛养胃脾之阴；苎麻根、淡黄芩均有安胎之效。此方整体有补有通，有升有降，体现孟河医派辨证细腻准确，治法灵活多样的特色。

5. 调经

某　经乃水谷之精气，调和于五脏，洒陈于六府，源源而来，生化于心，统摄于脾，藏受于肝，宣布于肺，施泄于肾，上为乳汁，下为月水。素体血亏，肝脾不调，脾不能为胃运行津液，胃不能容纳水谷而化精微，以致经来色黑而少，纳减形瘦，心中空洞，时有不能自主之状。究其原委，皆由平昔肝阳灼炽，暗耗营血。血亏于下，莫能制火，火性上炎，与诸阳相率僭越，君主虽欲自振其权，焉可得乎？姑拟养肝和胃，益气生津，镇心主以资生化，培脾土以统摄诸经。以膏代煎，缓缓图治。

西洋参（米炒）、野於术（盐水炒）、柏子仁（炒、去油）、中生地（蛤粉炒）、炒白芍、蜜远志、苋麦冬（去心）、鲜石斛、左牡蛎、紫丹参（猪心血拌炒）、紫石英、炒枣仁、抱茯神（人乳蒸）、野稆豆（盐水炒）、淮山药、新会皮（盐水炒）、南杜仲（盐水炒）、龟腹甲（炙）、白归身（酒炒）、川贝母（去心）、佛手花、冬青子（制）、旱莲草（蒸过）、月季花、血燕根（开水泡）、鳖甲胶、陈阿胶、白冰糖。

按： 此案为膏方医案，先谈月经化生来源，此为巢氏治学宗《内经》，熟谙经典之明证。患者经来色黑而少，巢氏认为其为肝阳灼炽、暗耗营血，治以养肝和胃、益气生津，镇心主以资生化、培脾土以统摄诸经。方中西洋参、野於术、山药以健脾益气补中；柏子仁与远志、麦冬、酸枣仁、茯神共奏养心安神之功；生地、鲜石斛可生津；生地（蛤粉炒）与川贝母同用增强清热化痰作用；白芍柔肝养肝；牡蛎、野稆豆、杜仲、旱莲草、冬青子（女贞子）可补肾；紫丹参、酒当归活血养血；新会皮、佛手花理气；龟甲、鳖甲胶、牡蛎、阿胶、麦冬、白芍有三甲之义，取其补肾水济肝木；紫石英安神暖宫，月季花调经，血燕根养血补虚。孟河医派制膏最重先后天，即重肾阴肾精和脾胃。医案中冬青子（女贞子）、野稆豆（黑料豆）、白术、茯苓等为孟河医派制膏习用之品，合炒杜仲取阳中求阴，亦取少火生气以阴阳同求。孟河医家深谙炒制方法，冀最大程度发挥药效。如案中柏子仁炒去油，则去其通便作用，更专于养心安神；茯神与人乳同蒸加强其养血安神作用；生地用蛤粉炒，既可使药物质地酥脆，便于粉碎和制剂，又可降低药物滋腻之性，还能矫正不良嗅味；野於术、野稆豆、新会皮、南杜仲用盐炒，乃取"咸味入肾"之义，使药力侧重于下焦。

（六）巢渭芳医案

1. 温热

辛丑年四月中旬，敝乡孙川之妻巢氏，年将三十，得温病旬余，神昏谵语，胸腹拒按，苔黄而腻，脉细右弦实，大便时溏。其公婆视为祟病，不可医药，延越两日，送居补山寺避养。神气日益不支，呻吟不安。延他医治之，进鲜生地、石膏，病势益甚。随邀余诊，诊脉视舌如前，即行大承气汤两剂，霍然而退。余曰：此非祟也，乃邪结胃腑，再迟三日无救矣。其父母信佩之至。凡用承气汤，必需脉实证实，否则不能轻用。再则服承气汤后，病人中阳必伤，须加意调养，否则虚恙丛生，变端百出。

按：患者温病旬余，出现神昏谵语，胸腹拒按，苔黄而腻，脉细右弦实，此乃温热之邪传阳明之腑，入里化热，因腑热炽盛，积滞内结不出，迫肠中浊液从旁而下，遂见大便时溏。巢氏明辨病机，予大承气汤急下邪热积滞，枳、朴、硝、黄四药相合，行气泻下并重，共奏峻下热结之功。所用承气汤两剂见效，中病即止，重视顾护病家胃阳，并言明"否则虚恙丛生，变端百出"。全案体现孟河医家治病首重辨证，处方总以协调阴阳，顾护正气为前提的特色。

2. 霍乱

丁未，西乡梅马村，有马某，年四十二岁，患霍乱二日，打轿来请余。既往诊，两脉滑大，苔白有刺而不黄，大便泄泻，口渴声哑。其人节操之质，阴液不足，烦忧欲睡地阴处。余曰不可，当以鲜斛、石膏、车前、赤猪苓、木香、通草、滑石、花粉、银花，顿服，服后愈渴；后改投石斛、麦冬、五味、丹皮、花粉、生白芍生津之品，三剂霍然矣。

按：患者感受湿热疫毒，内蕴肠腑，脾胃升降失司，清浊相干，发为霍乱，症见两脉滑大，苔白有刺而不黄，大便泄泻，又因素体阴虚，泄泻之后营阴不足，阴亏热灼，而见"口渴声哑""烦忧欲睡地阴处"。首诊以清热利湿为主，兼顾养阴生津。用滑石寒滑清利，配以石膏、银花之寒，加强清热之功，配以猪苓、车前、通草利水祛湿，利小便以实大便，木香理气健脾，使清利而不伤正，另以鲜斛、花粉养阴生津顾护体质。但服后患者口渴愈甚，阴津涸竭，遂停用清热利湿之品，改予石斛、麦冬、五味、丹皮、花粉、生白芍养阴清营，甘凉培中而霍然见效。全案体现孟河医家治病重视患者体质，祛邪而不伤津，滋阴而不留邪的特点。

3. 崩漏

王右，四十四岁。血崩已久，前曾经治愈。近来气虚血弱，温摄兼酸缓微甘法进治，以白归身、川杜仲、五味子、卷柏炭、鹿角胶、茯苓、川续断、炙黑草、大白芍、大丹参、生黄芪、炒防风、龙眼肉，三剂已效。

按：本案为气虚血弱之血崩。治崩三法，初期可用止法以塞其流，中期可用清热凉血法以澄其源，末期可用补血法以还其旧。巢氏用方三法兼顾，用卷柏炭止血塞流，用大丹参凉血澄源，白归身、大白芍、龙眼肉补血还旧。此外还用鹿角胶、川杜仲、川续断、五味子补肾固精，茯苓健脾，脾主统血，中气充足方能引血归经。案中炒防风一味，其意有二：一是血虚易生风，防风炒用，取其祛血中之风；二是取防风的流通之性，配合白芍、龙眼肉、鹿角胶等更好地发挥作用。

4. 泄痢

访仙桥某左，四十岁。泄痢三月，起居不慎，饮食渐减，腹痛红白兼下，日下六七次。拟和脾胃，调荣分为治。赤白芍、防风、青皮、藿梗、木香、谷芽、故纸、泽泻、茯苓、宣木瓜、红花炭、小朴、荷叶炭。

按：患者泄痢日久，加之起居不慎，内伤脾胃，腑气壅滞，气滞血阻，不通则痛，又气血与邪气相搏结，夹糟粕而下，故见腹痛红白兼下。刘完素《素问病机气宜保命集·泻痢论》中云："行血则便脓自愈，调气则后重自除。"故治痢总则不离调气和血，又因泄痢日久，需配合调理脾胃、收涩固脱。方中赤白芍调气和血、止泄痢腹痛，配以红花炭活血行瘀，用青皮、藿梗、木香、小朴行气导滞，茯苓、泽泻利水渗湿，利小便实大便，木瓜、谷芽健脾和胃，故纸、荷叶炭温脾止泻，佐以防风，取升散之性，且有胜湿以助止泻之功。

5. 虚劳

奔牛，巢左，四十四岁。肺虚肝火上灼，咳呛痰中有时夹血，脉来虚软，平昔耽酒，宜清金养胃法。北沙参、生苡仁、川贝、怀膝炭、炒丹皮、海浮石、茯苓、甜杏仁、生谷芽、炙鳖甲、女贞子、瓜蒌皮、蜜炙枇杷叶。四十剂而愈。

按：本案为肺胃阴虚、肝火犯肺所致咯血。肝火上炎，火热灼肺，肺络受损，遂致咳呛痰中有时夹血，但脉来虚软提示本虚标实。本病标在肝、本在肺，按照治病求本的原则，治当清肝宁肺、凉血止血，肝火得清，肺金自宁。方中炒丹皮清泻肝经之火而凉血，痰不除则咳不止，咳不止则血不宁，故以生薏苡仁、川贝、海浮石、甜杏仁、瓜蒌皮、蜜炙枇杷叶清热化痰、宁肺止咳，北沙参滋养肺阴、益胃生津，炙鳖甲、女贞子养阴清热，茯苓、生谷芽健脾和胃，怀膝引血下行，炭制止血。

6. 大肠痈

访仙桥，某，三十八岁。体本虚弱，湿火又旺，腹痛右半较甚，延今一月，并不寒热，苔白灰干，腰折不直，此大肠痈也。进化瘀导滞法。当归、生苡仁、粉丹皮、乌药、桃仁、怀牛膝、白芥子、青皮、红花、赤芍、生草节、银花、两头尖。复诊时未见增损，腰腹之痛如前未减，再宗前方进取。生川军、生草、炙甲片、新会皮、桃仁、赤白芍、银花、通草、白芥子、当归、怀牛膝、象贝母、两头尖，服六剂效。

按：患者罹患肠痈一月，虽无寒热但右腹痛较甚，腰折不直，舌苔白灰干，此乃湿热蕴结，气血凝聚，结于肠中，肠络不通所致。患者虽然"体本虚弱"，但腹痛明显，理当急则治其标，巢氏遂以化瘀导滞法治之。用当归既补血活血又善止痛，配合粉丹皮、赤芍、桃仁、红花功专活血凉血、行瘀消痈；银花乃疮家圣药，尤善清热解毒消肿，配合化湿散结之生薏苡仁、白芥子，共奏清解湿热之效；青皮、乌药均善行气止痛，两头尖止痛力强，与生草节同用可兼制其毒性；最后以怀牛膝引诸药下行。"复诊时未见增损，腰腹之痛如前未减"，此时巢氏仍未被其"体本虚弱"所掣肘，继遵"六腑以通为用"的治则，原方去红花、粉丹皮、生薏苡仁、青皮、乌药，加用白芍、新会皮、象贝母、生川军、炙甲片、通草。肠中结聚不散，为肿为毒，非用下法，不能解散，故用生川军之苦寒行血，荡涤肠中湿热积聚，赤白芍与生草同用取缓急止痛之意，另用新会皮、象贝母、炙甲片、通草则取仙方活命饮消肿溃坚之意。全案充分体现了巢氏"药有专任，贵在不失时机，求稳每致贻误，顾全反觉掣肘"之思想。

（七）丁甘仁医案

1. 崩漏

李右，肝脾两亏，藏血统血两脏失司，经漏如崩，面色萎黄，按脉细小，腰骨酸楚。腰为肾府，肾主骨，肾虚故腰痛而骨酸。兹从心脾二经调治，拟归脾汤加味，俾得中气充足，方能引血归经。

潞党参三钱，清炙草五分，远志肉一钱，厚杜仲（盐水炒）二钱，红枣两枚，炙黄芪三钱，抱茯神三钱，白归身二钱，川断肉二钱，桂圆肉二钱，甜冬术一钱五分，炒枣仁三钱，大白芍一钱五分，阿胶珠二钱，藕节炭两枚。

按：血生于心，藏于肝，统于脾，肝脾藏统失司致崩漏之疾。崩漏日久，血脱气衰，故以健脾益气摄血为主，方选归脾汤加味。参、术、黄芪、甘草之甘温以补脾；茯神、远志、枣仁、龙眼之甘温酸苦以补心，心者，脾之母也；阿胶、白芍、归身以调摄冲任；藕节炭引血归经而止血；杜仲、川断补脾益肾。诸药合用，使得气壮则能摄血，血自归经，而诸症悉除。

2. 痢疾

吕右，经闭一载，营血早亏，今下痢赤白，已延三月，腹痛后重，纳谷衰少，形瘦骨立，舌光无苔，脉象濡细。据述未病喜食水果，既病又不节食，脾土大伤，中焦变化之血，渗入大肠，肠中湿浊互阻，积而为痢也。今拟温运脾胃，以和胃气，寒热并调，去其错杂。

炒潞党参一钱五分，熟附块一钱，炮姜炭六分，生白术三钱，清炙草六分，全当归二钱，炒赤白芍各一钱五分，肉桂心（饭丸吞服）三分，焦楂炭三钱，大砂仁（研）八分，阿胶珠一钱，戊己丸（包煎）二钱，炒焦赤砂糖三钱。

二诊：经治以来，血痢虽则轻减，而余恙如旧。舌边碎痛，恐起口糜之先端。谷食衰少，胃气索然。欲温中则阴分愈伤，欲滋养则脾胃益困，顾此失彼，棘手之症，难许完璧。专扶中土，以冀土厚火敛之意。

炒潞党三钱，生於术二钱，清炙草五分，炒淮药三钱，炮姜炭六分，全当归一钱五分，赤白芍（炒）各一钱五分，御米壳（炒）三钱，炒谷芽四钱，驻车丸（包煎）三钱。

按：痢下日久，脾胃受损，化源不足，且肠中久痢则精微外流，势必导致肾阳亦虚，故症见形瘦骨立，食欲不振，脉虚无力。治疗本以补脾化滞之中加入温肾之品，然此例患者舌光而无苔，属脾虚阴亏之证，温补脾肾之熟附片、肉桂心有致阴分愈亏，虚火上炎之虞，故二诊时以扶助脾胃之气为主，兼以清湿热、养阴血。处方改以理中丸补脾气，驻车丸清湿热养阴血，炮姜炭既温痢下日久消散之阳，又无伤阴之弊，与御米壳同用起收涩之功，炒谷芽则健脾开胃。

3. 便血

案①

沈左，身热不扬，大便脓血色紫，脉沉苔腻，脾为阴土之脏，统血之经，赖阳气以运行。脾阳不健，瘀浊留恋，血不循经而下溢，经所谓阴络伤则血下溢是也。身热不扬，阴盛而格阳于外也。当宜温运脾阳，而化瘀浊，以冀火土相生，阳气得以上升，阴血不致下走矣。

肉桂心三分，炒於术一钱五分，焦楂炭三钱，熟附子八分，炮姜炭六分，陈广皮一钱，炒当归二钱，炙甘草五分，大砂仁八分，炒赤芍一钱五分。

按：身热不扬，当指低热。脾阳亏虚，阴寒内盛，瘀浊留恋，格阳于外，故见低热；损伤阴络，故见便血。仿附子理中汤义制方，温运脾阳而化瘀浊，方中炮姜炭温而不燥，阳气复，血自可摄。

案②

丁左，便血色紫，腑行不实，纳谷衰少，此远血也。近血病在腑，远血病在脏，脏者肝与脾也。血生于心，而藏统之职，司于肝脾。肝为刚脏，脾为阴土，肝虚则生热，热迫血以妄行；脾虚则生寒，寒泣血而失道，藏统失职，血不归经，下渗大肠，则为便血。便血之治，寒者温之，热者清之，肝虚者柔润之，脾虚者温运之，一方而擅刚柔温清之长，唯金匮黄土汤最为合拍，今宗其法图治。

土炒於术一钱五分，阿胶珠二钱，炒条芩一钱五分，灶心黄土（荷叶包煎）四钱，陈广皮一钱，炙甘草五分，炒白芍一钱五分，抱茯神三钱，炮姜炭五分，炙远志一钱。

按：便血远、近之分始于仲景，依据血、便排出的先后而定远血、近血。然后世医家对此看法不一，临床实践中也并未按此来区分远血和近血。此例并未交代血、便之先后，而是通过便血的颜色以及临床症状确定为远血。故此，便血与其他血证一样，治疗方药的选择都应该依据血之性状及舌脉症而定，不可拘于血、便之先后。此案病机为肝脾两虚、血失藏统。脾虚生寒、肝虚生热，如此所致便血，治宜温阳健脾，柔肝养血止血。故用金匮黄土汤为主，去附子因其刚燥，去生地黄因虑其寒凉。改以炮姜炭温阳健脾止血，白芍以柔肝木、养肝血，陈皮以行气悦脾，因血生于心，故用茯神、远志以养心，诸药合用，既不失仲景原意，又增强其效用。

4. 泄泻

案①

裴左，五更泄泻，延经数月，泻后粪门坠胀，纳谷衰少，形瘦色萎，舌无苔，脉濡细。命火式微，不能生土，脾乏健运，清气下陷。拟补中益气合四神加减，益气扶土，而助少火。

炒潞党三钱，清炙黄芪三钱，土炒於术二钱，清炙甘草五分，陈皮一钱，炒补骨脂一钱五分，煨益智仁一钱五分，淡吴萸五分，煨肉果一钱，炮姜炭八分，桂附地黄丸（吞服）三钱。

按：五更泄泻多因肾阳不足，命门火衰所致，其初起多为脾虚泄泻，久之气耗阳伤，寒从中生，延及肾阳亦虚。肾者胃之关，主开阖，司二便。肾气壮则二阴调，肾气虚则二阴不禁。此案患者一派脾肾阳虚、阴寒内盛之象，治疗当温肾暖脾，固肠止泻，故以补中益气合四神丸加减，方中用益智仁替代五味子，加强温补脾肾之功；另吞服桂附地黄丸亦合"益火之源，以消阴翳"之意。

案②

章左，感受时气之邪，袭于表分，湿滞互阻肠胃，清浊混淆，以致寒热无汗，遍体酸疼，胸闷泛恶，腹鸣泄泻，日十余次，小溲不利，舌腻脉浮。表里两病，勿轻视之。仿喻氏逆流挽舟之意，拟仓廪汤加减，疏解表邪，而化湿滞。

荆芥一钱五分，防风一钱，羌独活各一钱，桔梗一钱，炒枳壳一钱，赤苓三钱，仙半夏二钱，六神曲三钱，焦楂炭三钱，干荷叶一角，陈仓米四钱，薄荷八分。

案③

邬左，受寒夹湿停滞，脾胃两病，清不升而浊不降，胸闷泛恶，腹痛泄泻，苔腻脉迟。拟正气饮加减，芳香化浊，分利阴阳。

藿苏梗各一钱五分，陈皮一钱，仙半夏二钱，制川朴一钱，赤苓四钱，大腹皮二钱，白蔻壳八分，大砂仁八分，六神曲三钱，焦楂炭二钱，生姜两片，干荷叶一角，另纯阳正气丸五分（吞服）。

按：上两案均为外邪侵袭，湿浊停滞，导致脾失健运，清浊之升降失常为主，故见泛恶泄泻，治疗上以疏散表邪，内化湿滞为法。丁甘仁先生认为脾虚乃泄泻之根本，脾为阴土，喜燥而恶湿，湿邪最易伤脾致泄。因此在具体选择药物时特别注重醒脾、健脾。方中选陈仓米理脾助气，调胃止泻；藿苏梗、白豆蔻、陈皮、半夏等燥湿醒脾，增加祛湿之力，寓健脾于祛湿之中；荷叶性苦平而不燥，善于发清阳，清阳升则浊泄止，与其他健脾化湿之药合用而达到健脾胃、升清阳，祛湿而不伤阴之功效，为丁先生治疗泄泻常用药物。

5. 脘胁痛

韦左，脘腹作痛，延今两载，饱食则痛缓腹胀，微饥则痛剧心悸，舌淡白，脉左弦细、右虚迟。体丰之质，中气必虚，虚寒气滞为痛，虚气散逆为胀，肝木来侮，中虚求食。前投大小建中，均未应效，非药不对症，实病深药浅。原拟小建中加小柴胡汤，合荆公妙香散，复方图治，奇之不去则偶之之意。先使肝木条畅，则中气始有权衡也。

大白芍三钱，炙甘草一钱，肉桂心四分，潞党参三钱，银州柴胡一钱五分，仙半夏二钱，云茯苓三钱，陈广皮一钱，乌梅肉四分，全当归二钱，煨姜三片，红枣五枚，饴糖（烊冲）六钱。

妙香散方：人参一钱五分，炙黄芪一两，淮山药一两，茯苓神各五钱，龙骨五钱，远志三钱，桔梗一钱五分，木香一钱五分，甘草一钱五分。

上药为末，每日服二钱，陈酒送下，如不能饮酒者，米汤亦可。

原按：韦君乃安庆人也，病延二载，所服之方约数百剂，均不应效，特来申就医，经连诊五次，守方不更，共服十五剂而痊愈矣。

按：体丰之质，脘腹疼痛，得食则缓，饥时痛剧，右脉虚迟，知为中焦脾胃虚寒，脉左弦主肝郁，故为脾胃虚寒，肝气犯胃之证。治疗当以健脾疏肝为法，以小建中加小柴胡汤，合荆公妙香散治之，因病深日久，故以复方重剂为之，方虽繁杂而法明了，效果明显。

6. 瘕

杜右，腹部结块，按之略痛，或左或右，内热神疲，脉沉弦，苔薄腻。癥病属脏，着而不移，瘕病属腑，移而不着。中阳不足，脾胃素伤，血不养肝，肝气瘀凝，脉症参合，病非轻浅。若仅用攻破，恐中阳不足，脾胃素伤，而致有膨满之患，辗转思维，殊属棘手。姑拟香砂六君加味，扶养脾胃，冀共消散。

炒潞党参三钱，制香附一钱五分，大枣五枚，云茯苓三钱，春砂壳五分，炙甘草八分，炒白术二钱，陈广皮一钱。

复诊：前方服二十剂后，神疲内热均减。瘕块不疼略消，纳谷渐香。中阳有来复之象，脾胃得生化之机。再拟前方进步。

炒潞党参三钱，炙甘草八分，陈广皮一钱，云茯苓三钱，制香附一钱五分，大腹皮三钱，炒白术二钱，春砂壳五分，炒谷芽三钱，大红枣五枚，桂圆肉五粒。

按：癥瘕病，常由情志抑郁，饮食内伤，导致肝脾受损，脏腑失和，日久正气不足，气滞血瘀，痞块固定不动者为癥，虽有结块可推移者称为瘕。此例腹中结块，推之可移，痛无定处，属瘕病无疑。中阳不足，脾胃损伤，虽以气滞为主，然血瘀亦应考虑，故治疗时以香砂六君子汤加减，甘温调养，使中阳来复，脾胃得生化之机。去木香，改用香附，因香附乃气中血药，顾及血瘀之证。

7.肿胀

案①

徐右，产后两月余，遍体浮肿，颈脉动时咳，难于平卧，口干欲饮，大腹胀满，小溲短赤，舌光红无苔，脉虚弦而数。良由营阴大亏，肝失涵养，木克中土，脾不健运，阳水湿热，日积月聚，上射于肺，肺不能通调水道，下输膀胱，水湿无路可出，泛滥横溢，无所不到也。脉症参合，刚剂尤忌，急拟养肺阴以柔肝木，运中土而利水湿，冀望应手，庶免凶危。

南北沙参各三钱，连皮苓四钱，生白术二钱，清炙草五分，淮山药三钱，川石斛三钱，陈广皮一钱，桑白皮二钱，川贝母三钱，甜光杏三钱，大腹皮二钱，汉防己三钱，冬瓜子、皮各三钱，生苡仁五钱。另用冬瓜汁温饮代茶。

二诊：服药三剂，小溲渐多，水湿有下行之势，遍体浮肿稍见轻减，而咳嗽气逆，不能平卧，内热口干，食入之后，脘腹饱胀益甚。舌光红，脉虚弦带数。皆由血虚阴亏，木火上升，水气随之逆肺，肺失肃降之令，中土受木所侮，脾失健运之常也。仍宜养金制木，崇土利水，使肺金有治节之权，脾土得砥柱之力，自能通调水道，下输膀胱，而水气不致上逆矣。

南北沙参各三钱，连皮苓四钱，生白术二钱，清炙草五钱，川石斛三钱，肥知母一钱五分，川贝母二钱，桑白皮二钱，大腹皮二钱，汉防己二钱，炙白苏子一钱五分，甜光杏三钱，冬瓜子、皮各三钱，鸡金炭二钱。

按：此例由产后阴亏，致肝失涵养，木克中土，脾不健运，木火上升，上射于肺，肺不能通调水道，下输膀胱，水湿停聚泛滥而成水肿。丁甘仁先生采用养肺阴以柔肝木，运脾土而利水湿之法，方中山药、白术、茯苓、炙甘草健脾补中；南北沙参、石斛、知母养阴清热以柔肝木，润肺以止咳；五皮饮加减以利水消肿。诸药合用，肺脾同调，兼顾柔肝。

案②

金童，初病春温寒热，经治已愈，继因停滞，引动积湿，湿郁化水，复招外风，风激水而横溢泛滥，以致遍体浮肿，两目合缝，气逆不能平卧，大腹胀满，囊肿如升，腿肿如斗，小溲涩少，脉象浮紧，苔白腻。此为风水重症，急拟开鬼门，洁净府。

紫苏叶一钱，青防风一钱，川桂枝五分，连皮苓四钱，福泽泻一钱五分，陈广皮一钱，大腹皮二钱，水炙桑叶二钱，淡姜皮五分，鸡金炭一钱五分，莱菔子（炒，研）二钱。

二诊：遍体浮肿，咳嗽气急，难于平卧，大腹胀满，小溲不利，囊肿腿肿如故，苔白腻，脉浮紧而弦。良由脾阳不运，积滞内阻，水湿泛滥横溢，灌浸表里，无所不到也。羌势尚在重途，还虑易进难退。再拟汗解散风，化气利水，俾气化能及州都，则水湿斯有出路。

净麻黄四分，川桂枝六分，连皮苓四钱，生白术一钱五分，猪苓二钱，泽泻一钱五分，陈皮一钱，大腹皮二钱，水炙桑叶二钱，汉防己二钱，莱菔子（炒，研）三钱，淡姜皮五分。

三诊：连投开鬼门、洁净府之剂，虽有汗不多，小溲渐利，遍体浮肿不减，咳嗽气逆如故，大腹胀满，苔白腻，脉浮紧。良由中阳受伤，脾胃困顿。阳气所不到之处，即水湿灌浸之所，大有水浪滔天之势，尚在重险一途。今拟麻黄附子甘草汤合真武、五苓、五皮，复方图治，大病如大敌，兵家之总攻击也。然乎否乎？质之高明。

净麻黄四分，熟附块一钱，生甘草五分，猪云苓各三钱，川椒目二十粒，川桂枝六分，生白术一钱五分，福泽泻一钱五分，陈广皮一钱，大腹皮二钱，水炙桑皮二钱，淡姜皮五分，汉防己二钱。外以热水袋熨体，助阳气以蒸汗，使水气从外内分消也。

四诊：服复方后，汗多小溲亦畅，遍体浮肿渐退，气逆咳嗽渐平，大有转机之兆。自觉腹内热气蒸蒸，稍有口干，是阳气内返，水湿下趋之佳象，不可因其口干，遽谓寒已化热，而改弦易辙，致半途尽废前功也。仍守原法，毋庸更章。

原方加生熟苡仁各三钱。

五诊： 遍体浮肿，十去五六，气逆亦平，脉紧转和，水湿已得分消。唯脾不健运，食入难化，易于便溏，口干欲饮，脾不能为胃行其津液，输润于上，不得据为热象也。今制小其剂，温肾助阳，运脾利水，去疾务尽之意。

熟附块一钱，生白术二钱，生甘草五分，茯猪苓各三钱，炒补骨脂一钱五分，川桂枝五分，福泽泻一钱五分，陈广皮一钱，大腹皮二钱，水炙桑皮二钱，淡姜皮五分，生熟苡仁各三钱，冬瓜子、皮各三钱。

六诊： 遍体浮肿已退八九，气逆咳嗽亦平，饮食亦觉渐香。诸病已去，正气暗伤，脾土未健，神疲肢倦，自汗蒸蒸，有似虚寒之象。今拟扶其正气，调其脾胃，佐化余湿，以善其后。

炒潞党参二钱，熟附片八分，生白术二钱，云茯苓三钱，清炙草五分，陈广皮一钱，大砂仁（研）八分，炒补骨脂一钱五分，炒谷麦芽各三钱，生熟苡仁各三钱，冬瓜子、皮各三钱，福泽泻一钱五分，生姜二片，红枣四枚。

按： 水肿乃肺、脾、肾三脏相干之病。其本在肾，其标在肺，其制在脾。本例为外感风邪，引动积湿，而成风水水肿。治疗当肺脾同治，土生金，补母泻子，采用肃运分消法达到治疗水肿的目的。故此一诊二诊时，拟开鬼门，洁净府，选用苏叶、桂枝、防风、麻黄、桑叶以疏风解表，茯苓、猪苓、泽泻、防己通利小便，大腹皮、姜皮、带皮苓祛肌表之水，莱菔子、金鸡炭消除中焦积滞。三诊时浮肿改善不明显，丁甘仁先生以为水湿之邪伤及脾阳，久之肾阳亦伤，故加以脾肾同调，温运分消，以麻黄附子甘草汤合真武汤、五苓散、五皮饮复方图治。外用热水袋熨体，助阳气以蒸汗，使水气从外内分消，从而阳气内返，水湿下趋。如此病情好转，浮肿大消，外邪已去。五诊时小其剂，以温肾运脾利水为法。六诊时水邪已消退，唯余正气暗伤，脾土未健，故以益气健脾温肾佐化余湿以善后。

案③

林左，年近花甲，思虑伤脾，脾阳不运，湿浊凝聚，以致大腹胀满，鼓之如鼓，小溲清白，脉象沉细。脾为太阴，湿为阴邪。当以温运分消。

熟附子块一钱，淡干姜八分，生白术三钱，广陈皮一钱，制川朴一钱，大腹皮二钱，鸡金炭一钱五分，炒谷芽四钱，陈葫芦瓢四钱，清炙草五分。

二诊：前进温运分消之剂，脐腹胀满略松，纳谷减少，形瘦神疲，小溲清长，腑行不实，脉沉细。良由火衰不能生土，中阳不运，浊阴凝聚，鼓之如鼓，中空无物，即无形之虚气散逆，而为满为胀也。仍拟益火消阴，补虚运脾，亦经旨塞因塞用之意。

炒潞党参三钱，熟附子一钱五分，淡干姜八分，清炙草五分，陈广皮一钱，大砂仁（研）八分，陈葫芦瓢四钱，胡芦巴一钱五分，炒补骨脂一钱五分，煨益智一钱五分。

三诊：脐腹胀满较前大减，小溲微黄，自觉腹内热气烘蒸，阳气内返之佳象。脉沉未起，形肉削瘦。仍拟益火之源，以消阴翳，俾得离照当空，则浊阴自散。

炒潞党参三钱，熟附子一钱五分，淡干姜八分，清炙草八分，陈广皮一钱，大砂仁（研）八分，炒淮药三钱，炒补骨脂一钱五分，胡芦巴一钱五分，煨益智一钱五分，小茴香八分，焦谷芽四钱，陈葫芦瓢四钱。

按：本例为思虑伤脾，脾阳虚衰致湿浊凝聚，故治疗以温阳健脾，化气利水为法，经治症状仅稍缓解。脾阳久衰，必然导致肾阳亦衰，故从脾肾入手，采用脾肾同调，温运分消之法，选用潞党参、炙甘草益气健脾，附子、干姜、胡芦巴、补骨脂、益智仁温脾肾之阳，陈皮、砂仁理气化湿，陈葫芦瓢以利水消肿。如此益火消阴，补虚运脾，亦经旨塞因塞用之意。

8. 脘痛

朱童，脘痛喜按，得食则减，脉象弦迟，舌苔薄白，中虚受寒，肝脾气滞。拟小建中汤加味。

大白芍三钱，炙甘草一钱，肉桂心四分，云茯苓三钱，陈广皮一钱，春砂壳八分，乌梅肉四分，全当归二钱，煨姜二片，红枣四枚，饴糖（烊冲）四钱。

按：胃脘疼痛喜按，得食痛减，示中虚无疑，脉弦主肝郁气滞，脉迟主寒证，故以小建中汤加味以温中散寒止痛。方中桂枝改肉桂心，生姜改煨姜起加强温中散寒止痛之力；乌梅肉酸甘化阴，合芍药、甘草以柔肝缓急止痛；春砂壳理气醒脾；全当归活血止痛。

（八）贺季衡医案

1. 胃脘痛

王左　气运为痰湿所阻，中阳不通，不通则痛，由大腹而达背俞，甚则不得平卧。痛则口舌干槁，此气阻津液之上升，非热渴也。脉弦滑左细，舌苔白腻满布。脉症合参，须防屡发，以温通为先。

炒茅术二钱，大白芍二钱（吴萸五分拌炒），青陈皮各一钱，上川朴一钱，云苓三钱，姜半夏一钱五分，南木香八分，炒建曲四钱，淡干姜八分，炒枳壳一钱五分，生姜两片，川椒十四粒（炒开口）。

二诊：进温通法，腹痛两日未萌，而今午复发，后达背部，痛甚则额汗涔涔，肢冷不和，口舌干槁，脉之弦滑已减，舌苔之白腻满布已化其半。肠胃间痰湿已具宣化之机，当仿胸痹例立法。

干薤白四钱（杵），全瓜蒌五钱（姜汁炒），大白芍二钱，旋覆花一钱五分（包），姜半夏一钱五分，新会皮一钱，云苓三钱，炒白术二钱，川桂枝八分，刺蒺藜四钱。

三诊：迭进辛滑通阳，腑气迭通，腰腹痛大减，舌苔白腻亦十去其九，唯神疲气怯，胃纳未香，脉细滑小数。肠腑之积蕴将清，而中阳胃气未和。当为运中化浊，以善其后。

炒白术二钱，上川朴八分，大砂仁八分，大白芍二钱（桂枝五分拌炒），新会皮一钱，云苓三钱，当归二钱，南木香八分，炒谷芽四钱，炒枳壳一钱五分，生姜两片，佛手八分。

改方：去川朴，加牛膝一钱五分。

四诊：经治来腰腹痛俱退，大腑畅通，胃纳亦渐复，舌苔白腻亦化，脉转沉细小数。肠胃积蕴已清，气运渐和，唯脾肾之亏未复。

以原方增入培补之品。

南沙参三钱，料豆衣四钱，大白芍二钱，归身二钱，川杜仲四钱，怀牛膝一钱五分，云苓三钱，炒苡仁五分，陈橘皮一钱，炒谷芽四钱，炒白术二钱，桑寄生二钱，红枣三个。

丸方： 培补脾肾，分化痰湿。

潞党参二两，云苓神各二两，炒白术二两，川杜仲三两，白归身二两，陈橘皮一两，黑料豆三两，法半夏一两五钱，大熟地三两（砂仁五钱拌炒），怀牛膝一两五钱，潼沙苑三两（盐水炒），炒苡仁四两，首乌藤四两。

上为末，桑寄生三两，红枣五两，煎汤法丸。每服三钱，开水下。

原按： 腹痛后达背俞，每痛虽口舌干犒，但舌苔白腻满布，故断其为"非热渴也"。治法以"温通为先"，此非温通大便，而是温中行气，以使气行、津布、湿化、寒消。及其痛止两日再发，白腻之苔"已化其半"，此为胸阳不振，浊阴上逆，津滞为痰，故改用瓜蒌薤白桂枝汤通阳散结，下气豁痰。待其腑气迭通，白腻苔"十去其九"，仅留"胃气未和"，肠腑积蕴将清，则用运中化浊，以善其后。

2. 痰饮

王左　中阳不运，水饮停中，饮食不化精微而化痰湿，每旬一发，呕吐酸水甚多，盈盆盈碗，气逆善噫，背俞掣痛，溲赤且少，脉弦滑，舌白。水泛高原之见症，势无速效。以温中蠲饮、分利水道为先。

炒茅术二钱，熟附片二钱，淡干姜一钱，泽泻二钱，桂枝尖八分，炙甘草五分，新会皮一钱，霞天曲三钱，姜半夏二钱，云苓三钱，涤饮散四钱（包）。

二诊：进温中蠲饮、分利水道之剂，每旬一发之水饮，发时呕吐痰水虽少，而背俞仍掣痛，善噎气逆，脘中或痛，或洒淅恶寒，脉弦滑。中阳式微，水饮已成窠囊，非旦夕可收全功之候。

潞党参三钱，熟附片二钱，茅白术各二钱，桂枝尖八分，淡干姜一钱，炙甘草五分，大砂仁八分，茯苓三钱，泽泻二钱，法半夏二钱，生姜两片，大枣三枚。

丸方：潞党参（姜汁炒）二两，桂枝尖八钱，淡干姜一两，益智仁一两五钱（盐水炒），大砂仁八钱，茅白术各二两，公丁香五十粒，新会皮一两，泽泻二两，法半夏二两，云苓四两，炙甘草五钱。

为细末，煨姜、大枣煎汤泛丸。

按：本案治疗中阳不运、水饮停中之痰饮病。脾主运化，喜燥恶湿，脾阳不足则运化不及、水饮停中，湿阻中焦则脾运更弱。痰饮既成，其为害上至颠顶下至涌泉，周身上下无处不到，阻于背部经络则见背俞掣痛，胃中停饮上逆则呕吐酸水。治疗当以恢复脾之健运职能为先，以附子、干姜、桂枝温中，茅术健中，而以二陈燥湿化痰。方中霞天曲、涤饮散之应用别具手眼，霞天曲乃由半夏曲为末，以黄牛肉汁熬膏和入，再用制曲法制成，每用三钱，入煎剂，用于治疗痰饮有较好效果，常与涤饮散同用。涤饮散之制作方法：鸡腿白术八两，分成四份。白芥子、枳实各一两，甘遂、大戟各三钱，四药分煎去渣取汁。每种药汁与白术一份拌炒，研末备用。

入煎剂用二至三钱，布包。吞服每次五分至一钱，开水下。本方由《金匮要略·水气病脉证并治第十四》枳术汤与《三因方·痰饮治法》控涎丹组合而成，具有健脾消积、化痰逐饮之功，并有祛邪而不伤正的优点。二诊丸方中用益智仁、公丁香乃温肾阳以暖胃阳，补火暖土，助其运化。

3. 湿温

陈左　湿温延今两旬，乍寒乍热，汗不透，脘闷作恶，协热下利，或肢冷不和，或心烦呓语，脉沉细，舌苔浮黄。尚在未透之候，症属非轻。

炒茅术二钱，川桂枝八分，猪茯苓各三钱，泽泻二钱，益元散（包）五钱，陈橘皮三钱，姜半夏一钱五分，淡子芩二钱，大豆卷四钱，炒苡仁五钱，生姜一片。

二诊： 昨以五苓散加豆卷，寒热已退，四末渐和，下利亦折，脘闷未舒，或作恶，脉沉细渐起，舌苔浮黄。当守原意，去豆卷，加枳、朴主之。

炒茅术一钱五分，泽泻二钱，猪茯苓各三钱，陈橘皮一钱，正滑石五钱，酒子芩一钱五分，炒苡仁五钱，川桂枝八分，上川朴一钱，姜半夏一钱五分，炒枳实一钱五分，生姜两片。

三诊： 两进五苓散加枳、朴，寒热已退，肢冷已和，腑通亦爽，舌黄转灰，脉沉细亦起，唯胸次尚未畅适。湿从热化，胃气未和也。

焦白术二钱，上川朴八分，泽泻二钱，炒苡仁五钱，云苓三钱，正滑石五钱，陈橘皮一钱五分，炒枳壳二钱，焦谷芽四钱，姜半夏一钱五分，生姜一片，佛手八分。

按：本例湿温案，有表证之乍寒乍热，又有里证之脘闷下利，证属表里同病，湿阻清阳，治当发表清里。病延两旬，湿盛则阳微，故见肢冷不和。首方桂枝、豆卷同用发表通阳，且桂枝用量仅为八分。又以茅术、苓、泽、益元散以利湿通阳，叶天士《温热论》所谓"通阳不在温，而在利小便"也。观本案用药，用量最少者桂枝、佛手仅用八分，用量最大之薏苡仁不过五钱。炮制上茅术、薏苡仁、枳壳皆是炒用，而子芩以酒制，一则减低寒性，二来酒亦有通行之性。其用药之轻、炮制之精可知矣。

4. 虚劳

案①

汤左　向有久咳宿患，痰多觉冷，又增逐日寒热，热则头痛，不汗而解，大肉瘦削，杳不思食，脉沉滑小数，舌红少苔。肺虚痰盛是其本，荣卫两伤是其标，非疟也。拟补中益气汤主之。

潞党参三钱，炙黄芪三钱，当归二钱，柴胡一钱，炒白术二钱，大杏仁三钱，陈橘皮一钱，云神四钱，大白芍二钱（桂枝三分拌炒），炙甘草六分，煨姜两片，红枣三个。

改方：因咽痛去桂枝一分，煨姜一片，加大麦冬二钱。

按：此案患者素有咳嗽之患，痰多觉冷，痰湿蕴肺可知。近来又增寒热，热则头痛，不汗而解，可知此寒热非由外邪所致，乃营卫不和。大肉瘦削，不思饮食，虚劳之象。综上可知患者乃内伤病证，虚实夹杂，虚在肺脾，营卫两伤，实在痰湿蕴肺。脾为生痰之源，肺为贮痰之器，故治从肺脾而以脾为主，培土可以生金。贺季衡弟子张泽生言："脾为营之源，胃为卫之本，中气得健，营卫自充。中土为四运之轴，可上输心肺，下益肝肾，外灌四旁，充养肌肤百骸。"此实可为本案之注脚也。

案②

吕右　荣阴久亏，虚阳上灼，肝胃失和，心悬、自利，火升面绯，头眩懊侬，莫可名状，或吞酸呕恶。脉弦数虚滑，似有雀啄，舌红边紫。种种见端，俱难速效。

北沙参三钱，生牡蛎一两（先煎），炙乌梅一钱五分，当归二钱，云神三钱，炙甘草五分，白蒺藜四钱（盐水炒），炒枣仁四钱，清阿胶二钱，大白芍二钱，金橘皮三个，连心莲子十粒。

二诊： 心悬、自利已减，而仍懊侬莫名，头眩作恶，脉弦数略平，舌本仍紫如猪肝。荣阴大亏，虚阳上灼也。暴脱可虑。

潞党参三钱，炙黄芪二钱，生牡蛎（先煎）一两，大白芍二钱，云神三钱，当归二钱，阿胶珠二钱，大麦冬二钱，炙乌梅一钱五分，炒枣仁四钱，龙眼肉五个。

三诊： 进归脾法，懊侬大减，心悬作恶、头眩、自利俱退，舌紫如猪肝亦转红。唯又增呛咳，脉弦数，善饥多汗，面浮足肿。枝节丛生，殊难着手。

北沙参三钱，炙黄芪三钱，大麦冬二钱，五味子五分，大白芍二钱，阿胶珠二钱，生牡蛎一两（先煎），肥玉竹四钱，川贝母一钱五分，云神四钱，连心莲子十粒。

四诊： 迭进归脾汤出入，心悬懊侬、头眩作恶及呛咳大减，舌质如猪肝者亦转红，唯仍腹胀，善饥多汗，足肿。肝脾两伤，仍守原制。

潞党参三钱，炙黄芪三钱，炙乌梅一钱五分，炒枣仁四钱，当归二钱，大麦冬二钱，柏子仁四钱，阿胶珠二钱，云神四钱，大白芍二钱，炙甘草七分，红枣三个。

原按：荣血久亏，虚阳上灼，故见头眩火升，心悬懊恢；脉道荣血周流不利，是以舌紫如猪肝，脉来似有雀啄；肝胃不和，以致吞酸呕恶。本例治法，初用养阴潜阳以宁心，柔肝以和胃。药后仅心悬自利减轻，余症如故；投以益气生血、宁心养肝，用归脾汤加减，诸症减轻。可见就诊之初，虽然头绪纷繁，而其要害则为气不生血，心肝失养，用归脾汤加味，关键在于补气生血，以使心肝得血而各司其职，诸症不治而自平。四诊案载腹胀、足肿、善饥多汗仍在，是为肝脾两伤，速效难图之证，与一般湿困脾虚犹有不同之处。

又："雀啄"是怪脉之一，谓其脉来如鸟雀啄食，止而复作。本例之出现雀啄脉，可能是一时性的歇止脉，因为除初诊记载"似有雀啄"之外，二至四诊均未续见。

5. 便秘

刘左　湿火随气运而下陷，二便坠急已久，既经洗肠，而坠如故，胸无阻滞，脉弦数而细，舌苔浮黄薄垢。当升举清阳，以化湿浊。

当归二钱，大白芍二钱，云苓三钱，泽泻二钱，炒枳壳二钱，台乌药一钱，陈橘皮一钱（盐水炒），青升麻八分，炙甘草五分，怀牛膝一钱五分，滋肾丸二钱（开水过口）。

二诊：升清泄浊，大腑渐通，小水亦利，坠急之势遂减，脉之数象渐平，舌苔浮黄初化。余浊未清，守原意出入。

炒茅术一钱五分，青升麻八分，炙甘草五分，泽泻一钱五分，云苓三钱，大白芍二钱，川黄柏一钱五分，炒苡仁五钱，陈橘皮一钱，冬瓜子四钱，皂角子十粒。

三诊： 升清化浊，小水已利，而大腑又复不通，频频坠胀，脉复见数，舌根黄垢。肠腑余浊未清，当再通化。

全瓜蒌五钱，鲜薤白四钱（杵），火麻仁四钱，炒枳壳二钱，泽泻二钱，大杏仁三钱，正滑石五钱，云苓三钱，方通草八分，脾约麻仁丸四钱（开水另服）。

四诊： 小水大腑俱通而仍坠胀不已，魄门紧闭，脉沉数，舌苔糙黄。肠腑湿浊未清，当再通导。

油当归二钱，火麻仁四钱，怀牛膝一钱五分，炒枳壳一钱五分，泽泻一钱五分，大杏仁三钱，台乌药一钱，瓜蒌皮四钱，赤苓四钱，独角蜣螂两对。

另： 三物备急丸十四粒，开水下。

五诊： 日来两便已通，魄门紧闭已张，唯仍气坠，舌根燥黄。肠腑余浊尚多，当再宣利。

焦白术二钱，炒枳壳二钱，炙甘草五分，泽泻一钱五分，台乌药一钱，炒苡仁五钱，怀牛膝一钱五分，云苓三钱，青升麻八分，陈橘皮一钱，大杏仁三钱。

按： 本案清阳不升而陷，湿火随之，故而二便坠急。清阳不升则浊阴不降，二便未得通利。治从升清降浊立法，茯苓、泽泻渗利水湿，加牛膝、滋肾丸（由黄柏、知母、肉桂组成）以清下焦之湿火，枳壳、乌药、陈皮理中下二焦之气滞，稍加升麻一味以升举阳气，可见本方乃以下行降浊为主而佐以上升，有欲降先升之意。脉见细数，有阴虚生热之象，故以当归、白芍养阴。药后症减，余浊未清，再加茅术健运中宫，苍术、泽泻、茯苓、薏苡仁乃贺先生健中利湿之常用药，又增冬瓜子、皂角子以加强泄浊之力。三诊时大腑又复不通，故加脾约麻仁丸，瓜蒌、薤白辛香开肺，或取肺与大肠相表里之意。三诊时加独角蜣螂两对以入肠而有推行之功，另用三物备急丸（大黄、干姜、巴豆）十四粒以开通紧闭之魄门。本案健脾渗利水湿、理气通导大便贯穿四次诊治，降中有升，而以祛浊为主。再合肺与大肠相表里之意，开上以启下。方中妙在用独角蜣螂为引药以入肠而有推行之功，又多丸汤合用。然此例大腑之难通有异于常，若在今日诊之，当建议行肛门指检或肠镜检查以排除肠道肿物为是。

（九）颜亦鲁医案

1.胃脘痛

案① 朱某，女，57岁。

初诊：胃病有年，近来举发，胃脘痛如刀割，呕吐酸水夹痰，不思饮食，睡眠欠酣，肝区作痛，脉濡弦，舌苔薄白中起纹。肝木克土，脾胃升降失常。先以疏肝和胃，降逆利气。

处方：姜川连1.5克，淡干姜2克，白蔻仁2.4克，制半夏9克，青陈皮（各）4.5 克，沉香片 1.5 克，淡吴萸 1.2 克，公丁香 8 粒，佛手 2.4 克，白芍 9 克，延胡索 9 克，白檀香 2.4 克拌炒谷芽 30 克。（5 帖）

二诊：呕吐已止，胃痛亦平，仍艰饮食，精神疲乏，两目无神畏光，脉细软，苔薄白。脾胃中气不足，当调肝和胃以崇土。

处方：潞党参 12 克，白术 9 克，制半夏 6 克，陈皮 4.5 克，炙甘草 2.4 克，白蔻仁 1.5 克，香谷芽 15 克，代代花 5 朵，砂仁 2.4 克，云苓神各 9 克。（3 帖）

三诊：呕吐、脘痛止后，胃纳渐开，大便润通，但精神未复，心悬目花，畏光，脉细濡，舌根薄白。再进扶正养胃。

处方：潞党参 12 克，白术 9 克，陈皮 4.5 克，制半夏 6 克，枸杞子 9 克，合欢花 12 克，谷芽 12 克，代代花 5 朵，炙甘草 2.4 克，云苓 9 克，砂仁 2.4 克。（4 帖）

原按：胃脘痛牵引右胁，并有泛酸、脉弦，乃肝木侮土之证，即《素问·六元正纪大论》"木郁之发，民病胃脘当心而痛"。故初用辛开苦降，理气止痛法，重在疏肝；疼痛缓解后，复用六君子汤出入，意在崇土，略佐疏肝之品，以肃余氛。

案②　魏某，女，37 岁。

初诊：胸膺痞闷疼痛已两年，自感火燎隐痛，有时作胀，口黏腻，有臭味，头痛且昏，脉弦细，舌苔薄腻。肝胃不和，湿热内阻。疏肝和胃为先。

处方：姜黄连 1.8 克，淡吴萸 0.6 克，法半夏 4.5 克，陈皮 4.5 克，藿香 6 克，省头草 6 克，白蒺藜 9 克，白蔻衣 3 克，生苡仁 12 克，

厚朴花 2.4 克，蒲公英 15 克。（5 帖）

二诊： 头昏头痛有好转，胸膺胀痛亦减，食后仍感嘈杂火燎，口泛黏腻，脉细滑，苔薄黄。湿热内蕴，胃气不降，再以前方加减。

处方： 姜黄连 1.8 克，淡吴萸 0.6 克，法半夏 4.5 克，陈皮 4.5 克，省头草 9 克，白蔻衣 2.4 克，厚朴花 3 克，制香附 6 克，黄郁金 6 克，茯苓 9 克，生白术 6 克，冬瓜子 12 克。（5 帖）

三诊： 诸症渐退，原方续进 5 帖。

原按： 湿热胃痛，以脘部火燎灼痛、舌苔黄腻为主症，每从肝火夹脾湿转化而来，朱丹溪谓之久则成郁，郁则蒸热，热久必生火是也。故治以左金丸，辛开以化湿，苦降以清热，佐以藿、佩、术、朴等芳香之品，共奏清利湿热之功。

2. 泄泻

吴某，男，51 岁。

初诊： 泄泻时愈时发，近来夹有完谷不化，日行六七次，面色青黄，腹痛胁胀，胃呆嗳腐，脉沉弦而细，舌苔淡白。肝旺脾弱，湿浊蕴结肠腑。当培土抑木，升清化浊。痛泻要方加味。

处方： 炒苍白术各 6 克，云茯苓 9 克，吴茱萸 2 克，青升麻 3 克，大白芍 6 克，白扁豆 9 克，防风根 5 克，六和曲 12 克，炙甘草 3 克，橘皮 3 克，大砂仁 3 克，煨葛根 6 克，干荷叶一角。

二诊： 培土抑木，升清化浊，腹痛泄泻减少。胸胁仍觉胀闷，胃纳不香，神疲肢倦，脉弦细，舌苔淡白。当再和肝脾。

原方去防风根、青升麻，加炒苡仁 15 克，川朴 3 克。

注： 三剂后，腹痛已止，日泻 2 次，改服胃苓丸，早晚各服 9

克。一周痊愈。

原按：此类泄泻多见于肝气偏旺之人。平时胸胁常感痞闷，每逢恼怒则泄泻，木郁侮土，可久而不愈，愈而复发。药饵外必须怡情养性，方克有济。

3. 不寐

顾某，男，47岁。

初诊：入夜少寐已久，头昏且痛，胃脘胀痛，牵及两胁，时愈时发，腹胀肠鸣，脉弦细，舌苔薄白而腻。脾胃不和，肠胃降化失职。健脾和胃为先。

处方：炒苍白术各6克，白芍6克，半夏6克，香附9克，青陈皮各4.5克，白蒺藜12克，广木香2.4克，夜交藤12克，柏子仁9克，云茯苓12克，合欢皮12克，谷麦芽各9克。

二诊：夜寐较安，胁痛亦减，唯胸膺不舒，胃呆少食，少腹胀闷，矢气频频，脉沉细而弦，舌苔薄腻。寒湿蕴结肠腑，降化无力。可拟健脾和胃，兼化寒湿。

处方：炒苍白术各6克，半夏6克，青陈皮各4.5克，香附9克，木香3克，炒枳壳6克，焦山楂9克，白芍6克，沉香曲4.5克，香橼皮9克，大腹皮9克，煨姜2片。

药后睡眠已安，胃纳渐开，改用香砂六君丸巩固疗效。

原按：本例系寒湿内阻，扰乱心神而致失寐。胃不和则卧不安是也。

4. 呕吐

丁某，男，54岁。

初诊：时有遗泄，食入呕吐酸水食物，迄今有年，脉弦细带滑，舌苔白腻带黄。肾亏于下，肝逆于上，中土不和，湿浊内阻，正虚邪实，势难拔根之候。

处方：姜汁炒党参9克，苍白术各6克，白芍6克，茯苓10克，旋覆花6克，远志苗4.5克，姜半夏6克，陈皮4.5克，焦谷芽12克，白蔻仁1.8克，砂仁2.4克，生姜2片。

二诊：进温化运中，颇能安受，呕吐已止，遗泄未萌，胃纳略增，脉细滑带数，舌根尚腻。仍守健运脾胃立法。

处方：潞党参9克，苍白术各6克，远志苗4.5克，姜半夏6克，砂仁1.8克，橘皮4.5克，茯神9克，姜竹茹4.5克，泽泻9克，炒谷芽12克。

药后诸症消失，改用香砂六君丸善后。

原按：本例兼有遗泄与呕吐两症，治从脾胃立法而取效。东垣谓呕吐俱属脾胃虚弱，脾虚使湿浊扰动精宫，以致遗泄频频，脾虚致肝木乘虚横逆，引起呕吐不止。故方以党参、白术、茯苓、白蔻等健脾；苍术、半夏、陈皮、谷芽、砂仁以化湿痰，使脾健胃和，病自得愈。

（十）颜德馨医案

1. 食道静脉曲张

蔡某，男，46岁。

病史：患者曾反复呕血、便血而多次住院治疗，这次因右上腹部持续疼痛，阵发性加剧，发热、呕吐等再次入院。检查：体温

37.2 摄氏度，心率 120 次 / 分，血压 140/80 毫米汞柱，右上腹压痛明显，白细胞 10×10^9/ 升，中性粒细胞 83%，淋巴细胞 17%。初步诊断为胆道感染，经抗生素与一般处理，症势略定，于第五天突然出现大便鲜血，一次达 200 毫升，持续不止，用多种止血药无效，因钡餐检查食道静脉曲张极为广泛而显著，外科无法手术，而请中医会诊。

初诊：始而身热，继之便血，神萎面㿠，舌淡苔薄净，脉细沉。久病伤络，阴络伤则血内溢，血去气伤，复感热邪，以致气阴两亏，瘀热羁络，当剿抚兼施。

处方：黄芪 30 克，白及 12 克，北沙参 30 克，五味子 9 克，麦冬 12 克，云南白药、紫雪丹各 1.5 克（另吞），桃仁 12 克。（2 帖）

二诊：血渐止，身热亦净，偶尔烦躁，脉亦转为细弦，舌淡红。气阴初复，瘀热未化，血海未宁，仍当扶正挞邪，凉血化瘀。

处方：前方加鲜芦根 30 克，生蒲黄 9 克。（7 帖）

血止神安，已能纳食，脉细缓，舌淡苔薄。血海初宁，生化之权未复，以归脾汤善其后。

原按：血证之因，有以阳乘阴者，血热而妄行；也有阴乘阳者，阳虚而阴无所附，不循经而妄溢。临床以前者多见，病初属火属实，日久则阴虚阳亢，本虚标实。本例食道静脉曲张反复呕血、便血，并见神萎面㿠白、舌淡、脉沉细，又患胆道感染，复见右上腹疼痛不已、发热、白细胞计数偏高、便血等瘀热交搏之象。审证求因，瘀热灼络，血海不安乃为其标；血伤气无以附，气虚不摄而致反复出血乃为其本。既不宜用黄土汤复助其火，又不宜用泻心汤再伤其正，故用黄芪合生脉散补气养阴，防其血伤气脱；以紫雪丹合千金苇茎汤以化瘀泄热，釜底抽薪；再以白药与白及活血止血，虚实兼顾，标本同治而取效。气血间关系密切，气逆或气虚均可引起失血。颜老治血证，除治瘀外即治其气，本例益气化瘀，即据此而来。

2. 食道炎

宛某，男，43 岁，公安干部。

病史：咽部异物感八月，除局部可见充血外，钡餐造影检查无异常，兼有慢性肾盂肾炎史，小便镜检常有白细胞（+）～（++），红细胞少许。经中西医常法治疗不效。1975 年 9 月以"食道炎、慢性肾盂肾炎"收住中医病房。

初诊：咽部异物感八月，经常干燥作痛，中西医治疗不效，小溲灼痛时作，脉小数，舌之边缘紫块累累，苔黄腻。经云"一阴一阳结，谓之喉痹"。痹者，乃内结肿胀，必有血瘀，古人悉指此病为相火，故以化瘀清火之法。

处方：生地 9 克，赤芍 9 克，川芎 9 克，当归 9 克，红花 9 克，桃仁 9 克，柴胡 6 克，枳壳 6 克，桔梗 6 克，川牛膝 6 克，生甘草 3 克。（7 帖）

铁笛丸，日含一粒。

铁笛丸组成：诃子肉 300 克，茯苓 300 克，桔梗 600 克，青果 120 克，麦冬 300 克，贝母 600 克，凤凰衣 30 克，瓜蒌皮 300 克，甘草 600 克，玄参 300 克。共研为细粉，炼蜜为丸，每丸重 3 克。

经治后症状次第消失，小便镜检亦转阴，痊愈出院。

原按：食道炎与中医学所称"喉痹"相似。喉痹一证，古人指为相火，气热则内结，结甚则肿胀，肿胀甚则痹。证既属火，故有《素问·六元正纪大论》云"火郁者发之"，殆指血出则病已。颜老以化瘀热而消内结，亦符散发之义。与王清任《医林改错·卷下》"瘟毒烧烁会厌，血凝不能盖严气门"意义相同。至于小便镜检亦转阴性，可能是与小肠相表里，心火既除，有利于升清降浊，一举两得。

3.糜烂性胃炎

周某，女，63岁。

病史：胃炎病史多年，脘痛时发。近来胃脘灼痛，食后为甚。经胃镜检查，见胃窦小弯侧糜烂，黏膜肿胀、充血。诊为"慢性萎缩性胃炎伴糜烂"。病理示：重度慢性活动性萎缩性胃炎伴不典型增生。

初诊：胃病有年，经常发作。近10天来胃脘灼痛，痛有定处，按之不舒，食后为甚，舌紫苔黄腻，脉弦细。证属气郁血瘀，化热伤阴。治以理气化瘀，清热养阴。

处方：丹参12克，檀香2.4克，砂仁2.4克，百合9克，乌药6克，生麦芽30克，川楝子9克，玄胡9克，蒲公英10克，姜山栀6克。（6帖）

二诊：服药3天，灼痛显减，再服3天，脘痛即瘥，纳食渐馨，稍有口干，舌稍红，苔薄腻，脉弦细。前法已效，再进善后。

处方：原方继进6帖。

原按：慢性萎缩性胃炎，反复发作，经年不愈，以久病多瘀、痛有定处为瘀、舌紫为瘀，显系血瘀之证，故以丹参饮化瘀和胃为主方；瘀久化热而伤阴，则以蒲公英、山栀泄热，百合养阴；而参金铃子散，理滞止痛。三方合用，热、郁、瘀、虚兼顾，一方而效。若以胃镜下所见辨之，凡黏膜肿胀，充血抑或糜烂，皆属瘀热交结，投丹参饮。

4.胃切除术后升降失常

周某，男，69岁。

病史：八年前因溃疡病胃大部切除术后，常感脘胀不舒，近二月来，上述症状加重，一日只进三小碗粥，头晕目眩，神疲乏力。前医以参苓白术散，脘胀更甚，近三日来每日只服15克葡萄糖，且增腹泻，日2~5次不等，不思饮食，纳谷腹胀，时有胸闷心悸，动辄汗出，口淡无味，夜寐多梦。因病情日重而于1985年9月21日前来就诊。

初诊：术后瘀浊交阻，久病气阴两虚，脾胃运化失司，以致不思饮食、脘腹胀满而泄泻；化源不足，故神疲、面色不华而消瘦；舌质黯淡、苔薄净、脉沉细无力，乃痰瘀交阻，气阴亏虚之征象。虚不纳补，实不堪攻，唯求调复升降以促生化。

处方：炒白术9克，炒枳实9克，蒲公英9克，砂仁（后入）2.4克，生麦芽30克，檀香1.5克，陈皮9克，丹参10克，佛手4.5克，炙鸡金9克，八月札9克，娑罗子9克。（8帖）

二诊：药后即能进食稀饭，食后饱胀显减，二便渐调，精神亦振，先复升降，再议调补。

处方：上方加补中益气丸（包煎）9克。（8帖）

原按：本例高年，气阴已亏。手术之后，气血更伤，胃之气阴亏虚甚矣。虽经前医参苓白术散出入，纳谷少进，但食后胀满不舒，且大便不实，甚则一日四五次不已，总属虚不纳补。缘由术后瘀浊交阻，升降失职，故以白术为君，健运中土，伍枳实、砂仁、陈皮、佛手等品理气而调复升降之机，稍佐丹参饮以化瘀浊，一方而效者，中其肯綮也。凡高年，慢性病急性发作，多为虚实夹杂，运化失常所致。治以调复气机之升降而收功，也寓"上下交损治其中"之意。

5. 慢性结肠炎

朱某，男，33岁。

病史： 慢性泄泻有年，经医院检查确诊为慢性结肠炎。迭进中西药物治疗及灌肠而效不显，以致消瘦神萎，几乎不能坚持工作，特来求诊。

初诊： 脾肾两虚，脏腑开阖失司，泄泻，溏而不实，无黏液完谷，少腹隐隐作痛，夜分少寐，形寒消瘦，神萎乏力，食入运迟，舌紫苔薄，脉沉细。治当温运，取附子理中汤加味。

处方： 附子10克，党参15克，焦白术15克，干姜2.4克，炙甘草4.5克，茯苓9克，炒升麻10克，胡芦巴9克，石榴皮30克，赤石脂（包煎）30克，煨葛根9克，山药15克，扁豆9克，四神丸（吞）9克。（14帖）

二诊： 药后泻止，少腹隐痛，夜寐欠宁，神疲乏力，舌紫苔薄腻，脉细缓。再拟前法化裁。

处方： 党参15克，附子10克，炙甘草4.5克，干姜2.4克，茯苓9克，炒升麻10克，黄芪30克，白术15克，山药15克，扁豆10克，白芍10克，吴萸2.4克，巴戟天9克，小茴香2.4克。（14帖）

三诊：腹泻年久，脾肾两虚，经附子理中法，益火之源以消阴翳，大便日行一次，成形，但少腹隐痛，舌苔薄腻，脉弦数。再健运中州以助生化。

处方：苍术10克，白术10克，煨木香4.5克，砂仁（后入）2.4克，炙内金9克，生麦芽30克，檀香1.5克，白芍9克，吴萸1.5克，青皮4.5克，陈皮4.5克，防风6克，茯苓9克，附子理中丸（包煎）9克。（14帖）

原按：腹泻日久以致形寒消瘦，神萎乏力，可明仲景所言"此利在下焦"，已由脾及肾，投附子理中为正法。本案用药特点取升麻、葛根或防风，或升已陷之清阳，或取风能胜湿，风药参合运脾之品，具升脾胃清气之作用。加入赤石脂一味，一以固久泄之滑脱，一以用土培土，属医者意也（或用伏龙肝，亦即此意）；加入吴萸，取木能生火，可温运脾土，以肝木虚弱，反生枝节，非仅木旺可以克土也。

6. 急性肠炎合并中毒性休克

余某，女，47岁。

病史：前晚进食变质之肉食，入夜即感脘腹不适，泛恶欲吐，继之腹中胀痛，肠鸣辘辘，至次晨共解大便3次，为水样稀便，无赤白黏冻，亦无里急后重。于末次排便后即感形体畏寒，身有发热，神情怠惰，疲乏无力。白细胞总数 21.45×10^9/升，中性粒细胞82%。患者面色苍白，唇色无华，神萎，少气懒言，腹痛绵绵，四肢逆冷，血压 60/40 毫米汞柱。乃请中医诊治。

初诊：腹痛泄泻，泛恶欲吐，畏寒发热，神疲乏力，面色苍白，唇色无华，神萎少气，四肢逆冷，口中闻及秽浊之气。舌淡苔薄，脉沉细。寒湿食滞交结胃肠，胃肠受阻，运化失司。治以温阳助运，化浊降逆。

处方：附子 9 克，煨姜 3 克，淡吴萸 2.4 克，炒白芍 12 克，小茴香 3 克，公丁香 2.4 克，姜半夏 9 克，茯苓 12 克，大腹皮 9 克，陈皮 6 克，川连 4.5 克。(2 帖)

药后腹痛得缓，能进食，精神渐振，血压正常，血象亦复正常。

原按：患者因食变质食物而致痛泻，来势凶猛，中阳被阻，面色苍白，四肢厥逆，符合伤寒四逆汤证。温肾运脾以祛寒湿之滞，复中阳之运，一剂而效，温阳解凝，未用任何消炎药物，可反映中医特色。

7. 老年习惯性便秘

李某，男，60 岁。

病史：自诉每因大便时，环境要绝对安静，排便尚可通畅，若闻人声、响声或见人则便结难解，多方求治。有曰：肾司二便，阳虚便秘，投肉苁蓉、菟丝子、熟地等品，未效；或曰：年迈津枯肠燥，予天门冬、熟地、火麻仁、郁李仁等滋阴通便，便秘如故。经人介绍，前来就诊。

初诊：便秘时发，随情志而加剧，脉弦滑，苔淡黄。脉证合参，此属肝脾不调，气机升降失司。治拟调肝脾以和气机。

处方：柴胡 9 克，枳实 9 克，白芍 12 克，白术 15 克，甘草 4.5 克，当归 9 克，桃仁 9 克，佛手 4.5 克。(7 帖)

二诊：药后大便渐至顺畅，不受环境影响，即使人声嘈杂亦能解出，舌红苔薄，脉弦。疏肝调气，义无反顾。

处方：上方再进7帖而愈。

原按：便秘原因众多，如张洁古《医学启源·六气方治》谓："脏腑之秘，不可一概论治，有虚秘、实秘、气秘、风秘、冷秘、热秘，老人与产后及发汗，利小便过多，气血未复，以致便难等症。"李东垣《兰室秘藏·大便结燥门》又谓："治病必究其源，不可一概以牵牛子、巴豆之类，损其津液，燥结愈甚，复下复结，极则以致导引于下而不通，遂成不救。"临床体会，老年便秘以虚证为多，但有虚中夹实，不可不辨。本例已投温阳、滋阴之品罔效，讯其病证，乃因情志而变。《素问·举痛论》曰："恐则气下，惊则气乱。"由于外界环境影响，导致气机运行失常，脏腑功能失调遂致便秘，故治疗以调理肝脾为先，其中当归、桃仁、白术又具润肠通便之功，可谓一举而两得。

8. 肠粘连

陈某，男，38岁。

病史：患者一年前因乙状结肠癌切除手术，引起肠粘连，经常腹痛绵绵，时作时止，久治不愈。乃转中医诊治。

初诊：术后腹痛，乍发乍止，延绵年余，至以为苦，脉细滑，舌淡苔薄腻，边缘紫块累累。术后必有瘀，瘀血内阻，气滞不宣，故缠绵不愈也。

处方：小茴香3克，延胡索9克，官桂4.5克，生蒲黄9克，五

灵脂 9 克，京赤芍 9 克，红藤 15 克，抚川芎 6 克，败酱草 15 克，淡干姜 2.4 克。（7 帖）

二诊：小腹阵痛顿减，脉细滑见起，舌红苔薄。上方加味，标本兼施，以速其效。

处方：龙葵 30 克，蜀羊泉 30 克，小茴香 2.4 克，莱菔子 18 克，蓬莪术 9 克，蛇莓 30 克，延胡索 9 克，生蒲黄 9 克，五灵脂 9 克，乳香 4.5 克，没药 4.5 克，淡干姜 2.4 克。（7 帖）

前后服药六月，腹痛告愈，体力渐复，恢复工作。

原按：肠粘连多为手术后遗症，常表现为腹部持续性胀痛，恶心呕吐，临床缺少特效疗法。本例由乙状结肠癌术后引起，脉证合参，寒凝气滞，瘀阻少腹，以少腹逐瘀汤加抗癌药蜀羊泉、蛇莓、龙葵防患未然，标本同治，效果满意。《素问·举痛论》云："厥气客于阴股，寒气上及少腹，血泣在下相引，故腹痛引阴股。"可作为施用少腹逐瘀汤之理论依据。

9. 疰夏

薛某，女，35 岁。

病史：每年入夏，便因"疰夏"而食欲不振，低热绵绵，头晕消瘦，无法工作，病休于家。

初诊：暑必伤气，神萎乏力，纳谷不馨，头晕心悸，汗出不畅，咽痛口黏，舌苔薄腻，脉濡细。宗东垣清暑益气汤之法，扶正达邪。

处方：葛根 9 克，升麻 6 克，苍术 9 克，白术 9 克，神曲 9 克，

泽泻9克，黄芪30克，党参9克，青皮4.5克，茯苓9克，五味子9克，麦冬9克，黄柏6克。（14帖）

二诊： 药后精神已振，纳食见馨，已能正常工作，虽有小恙，尚可坚持，终属佳象。刻已入秋，暑热尚未全消，再取前方巩固。

处方： 升麻9克，党参10克，黄芪30克，白术10克，枳壳9克，远志9克，茯神9克，当归9克，陈皮9克，五味子9克，麦冬9克，甘草3克，桔梗4.5克，芦根30克。（10帖）

原按： 清暑益气汤源于李东垣《脾胃论·卷中》，有清解暑湿之功。是方以清燥之品达祛湿热、健脾运、复津液之目的，用于暑邪夹湿之四肢困倦、身热而烦、不思饮食、胸满气促、自汗体重、大便溏薄等症，颇有效验，深受后世医家赞赏。颜老以之治疗"疰夏"，颇感神奇。沪上历年来高温之时，服药后其效颇著。本例典型且症情严重，服药后释然，病家依方施于同类病人，俱获佳效。方中药味、剂量，当随证而异，加入青皮则能振奋机能；黄柏一味为固阴降火要药，每随暑热之轻重而加减取舍，多有心得。

10. 顽固性心律失常

高某，男，47岁。

病史： 因劳累及工作紧张出现胸闷不适，自1991年4月至1994年3月反复出现室性早搏，呈二联律或三联律，动态心电图提示24小时室早40070次，最多2624次/小时，大部分呈二、三联律。心脏超声提示升主动脉扩张，西药反复加大剂量，依然无效，慕名而来求治。

初诊： 头晕肢倦，胸闷心悸惕惕然，如人将捕之，手足欠温，纳食尚可，大便通调，少寐，脉沉细，时有结脉或代脉，舌红苔薄腻。阳失斡旋，心气不足乃其本，气血瘀滞为其标，拟温阳益气，化瘀通络。

处方：淡附片 4.5 克，丹参 15 克，麦冬 9 克，黄芪 30 克，炙甘草 4.5 克，生蒲黄（包）15 克，川芎 9 克，桂枝 4.5 克，煅龙骨 30 克，煅牡蛎 30 克，五味子 6 克，麦冬 9 克，薤白头 9 克，菖蒲 6 克。(30 帖)

二诊：经温阳化浊法，症势已定，面色亦展，胸前时有堵塞感，口干苦而不思饮，少寐，脉沉迟，舌淡紫，苔白。再以前法加味健运，盖脾统四脏，土旺则诸脏可安也。

处方：上方附片加至 9 克，菖蒲改为 4.5 克，再加苍术 9 克，白术 9 克，茯神 9 克，远志 9 克，淮小麦 30 克。(30 帖)

两个月后，症情大减，神清气爽，多次复查心电图均正常。三年痼疾得以痊愈。

原按：《诊家枢要·脉阴阳类成》云："阴胜阳亏之候，为寒，为不足。"抓住"为寒，为不足"，以温通心阳，益气活血为基本法则，用参附、生脉、桂枝、龙牡等复方图治，并以菖蒲引药入心，见舌红仍用附子，因炙草、麦冬、龙牡均能监制附子刚燥之性。得效后，章法不变，且加强温阳之力，最后以健运中州、护养心神收功。用药加减灵活，故能收效满意。

11. 冠心病合并暑湿

陈某，男，68 岁。

病史：冠心病史住院二十余次，其中抢救数次，两次病危。诊断为"冠心病，快速房颤，房早，快慢综合征"，动员装起搏器。近年发作频繁，一二周"快速房颤"一次，一月需急诊一次，长期西药不停。1994 年 7 月 19 日因外感、发热、胸痛、心悸，心电图示"异位心律——快速房颤，心电轴不偏，心肌损害"而入院。

初诊：胸闷心悸时作，低热神萎，口干，舌尖碎破作痛，夜尿频频，苔厚腻，脉小数。暑湿蒙蔽清阳，心阳痹阻，治以清暑益气汤。

处方：党参 9 克，黄芪 12 克，苍术 9 克，白术 9 克，青皮 9 克，神曲 9 克，五味子 4.5 克，麦冬 9 克，黄柏 4.5 克，升麻 6 克，泽泻 9 克。(7 帖)

二诊：服上方七帖，再上方加味七帖，随访三月症情稳定。

原按：每入夏季，对于心血管疾病，每喜用清暑益气汤益气运脾、清热除湿、生脉生津之功。盖以暑月则暑必伤气，暑必夹湿，而"脉者，元气也"，肺主气，肺气旺则周身之气皆旺。方中之人参、麦冬、五味子能补肺清心，能旺气而充脉，又合黄芪、甘草二味，能令人气力涌出，故脉绝者服此，大有复生之功。统观全方，用于夏日实具巧思。但运用须注意三点：①夏月尤宜。②凡病机属暑湿或湿热困脾，暑伤元气，或饮食劳倦损伤脾胃者宜用。③其药味组成、剂量多少，当随时加减，随证轻重、体质强弱、年龄大小而斟酌之。

12. 肺源性心脏病合并急性心力衰竭

田某，男，71 岁。

病史：有慢性支气管炎、肺气肿病史数十年，每逢气候变化而发。有冠心病史近十年。入院前一周不慎受凉而咳嗽气喘加剧，咳痰白黏，以"慢性支气管炎继发感染、肺气肿、肺心病、冠心病"收入病房。入院后经用抗炎、解痉平喘及宣肺化痰之中药，症情好转不显。入院第 3 日，突然出现胸闷，气促，心悸，不得平卧，尿量减少，心率 120 次 / 分，两肺满布哮鸣音及干湿啰音。胸片：两肺慢性支气管病变继发感染，主动脉型心脏。加用强心剂并请会诊。

初诊：面色苍灰，神萎，昏睡，咳喘气急，胸闷，难以平卧，痰黏不畅，唇甲青紫，四肢厥冷，下肢呈凹陷性浮肿，舌质淡紫而胖，苔薄腻，脉芤，按之无力。心肺同病，咳喘日久，水饮内蓄，阻于心阳，阳气耗损，血脉失畅，致痰、湿、瘀交结不化。亟当温阳利水，麻黄附子细辛汤合苓桂术甘汤加减。

处方：炙麻黄9克，附子6克，细辛4.5克，茯苓15克，桂枝4.5克，生白术 30 克，生半夏（先煎）9克，党参 15 克，化橘红 6 克，益母草 30 克，车前草 12 克，泽泻 15 克。（7 帖）

二诊：药来咳喘大减，渐能平卧，胸闷心悸亦减，下肢浮肿消退，四肢见温。阳气初复，痰湿渐化，益气化瘀善后可也。

处方：党参 30 克，白术 9 克，黄芪 30 克，茯苓 12 克，生蒲黄9克，益母草 30 克，泽泻 15 克，半夏 9 克，陈皮 6 克，生苡仁 30 克，降香 2.4 克。（7 帖）

诸症见平而后出院。

原按：阳为一身之主宰，得之则明，失之则不彰。本例即为用附子振奋阳气，使正邪相对峙的局面顿然改观，取效一旦的典型病例。咳喘日久，阳气虚惫，气化失司，水泛心肺是其本，痰瘀交阻心肺，肃降失司，血脉不畅乃其标。本例初诊，阳气欲脱，水饮内泛，病势危急，治用附子、党参温阳益气；麻黄、细辛、生半夏解表宣肺化痰，佐以苓桂术甘汤健脾利水，温化痰饮。因辨证正确，收效颇佳，待阳气来复后，再予益气化瘀之剂善后。本例气虚血瘀的病理状态贯穿肺心病整个病程，病久气血推行不利，血络之中必有瘀凝，故致迁延不去。痰为血类，痰瘀同治心力衰竭，收效较易，洵经验之谈也。

13. 遗精

姜某，男，62岁。

病史：宿患遗精，或有梦或无梦，近来发作频繁，曾服养心补肾固涩之剂无效。

初诊：面㿠神委，胸闷不畅，腰膝酸软，脉细小数，舌苔厚腻根白。此乃恣食膏粱厚味，湿浊郁久化火，心火动摇，肾水不得安宁，封藏失守所致，此证补肾不若补脾，法当健脾化湿，使其清升浊降，精关自固。

处方：炒苍白术各6克，升麻3克，柴胡3克，川黄柏4.5克，陈皮4.5克，云茯苓10克，生甘草3克，法半夏6克。连服15剂，遗精止而未发。

按语：遗精多从心肾着手，但《灵枢·本神》云："怵惕思虑者则伤神，神伤则恐惧流淫而不止。"思虑伤脾，患者久治无效，并有面㿠神疲，胸闷不畅，苔腻脉细等，为中虚气陷不摄，湿邪化热，扰动精室之象，故宗"脾统四脏"之说立法。盖脾气健旺，则生化之源充足，后天补先天，不治遗则遗自止。

14. 月经不调

梁某，女，29岁。

病史：产后月经不调，经事先后不一，或一月二次，或二月一次，量少色淡，已经二年。

初诊：近有寒热，头昏腰楚，便溏纳呆，形体消瘦，脉细数，舌淡苔薄。脾胃不健，气血两虚，胃为卫之源，脾为营之本，卫不外护则寒，营不内守则热，治当健运脾胃，调和气血。

处方：潞党参12克，炒白术9克，云茯苓9克，益母草12克，大熟地12克，川芎3克，香砂仁2.4克，淮山药9克，黄精9克，生姜二片，红枣5枚。5剂水煎服。

二诊：药后寒热止，大便实，纳谷馨，经事届期未至，少腹胀痛，脉细缓，舌苔薄白。脾胃虚弱，化源不足，气血未复，再仿原意，滋养生机。

处方：潞党参12克，黄芪9克，炒白术9克，当归9克，川芎3克，制香附9克，木香3克，丹参12克，益母草12克，月季花6朵，杭白芍6克同拌炒吴萸1.5克。服方5剂，经水来潮，三日净。日后平时服前方，经前服后方，三月后经期恢复正常。

按语：病者产后失调，气血亏损，营卫不和，生化之源不足，病在脾肾二脏、冲任二经。虽有补脾不若补肾，补肾不若补脾之争，然脾为后天之本，脏腑百骸皆赖以营养，据理立方，以八珍汤气血双补，加山药、砂仁、姜、枣等调脾和营，使后天健旺，气血充足，冲任得养，月经始调，诸症悉减。

二、医话

（一）王九峰医话

1. 旋转掉摇，火之象也。志意烦惑，阴液亏也。肾虚无以荣肝，一水不胜二火，木横土虚，壮火食气，血热化风，乃痹中之渐，当以脾肾为主，水能生木，土能培木，水为物源，土为物母，水土平调，肝木自荣，则无血燥化风之患。故陈临川曰："治风先治血，血行风自灭。"（《中医古籍珍稀抄本精选·王九峰医案》）

2. 诸气膹郁，皆属于肺。诸逆冲上，皆属于火。肺司百脉之气，肾藏五内之精。肾水承制五火，肺金运行诸气。悲则伤肺，恐则精却。思为脾志，实本于心。思则气结，忧则气耗，郁损心阴。真气潜消，邪气日进，亢则为害。五志之阳，与邪浑一，俱从火化，烁阴耗液。所谓热蒸气腾，壮火食气是也。屡瘵气屡升，不分左右，似呻吟而近太息，又非短气，瘵则阳气下交于阴，血归于肝，气归于肾，清肃不行，蒸热不退，肾水不升，肺气不降，金水交伤，水火不济，肺热奚疑。饮入于胃，输于脾，归于肺，注于膀胱，溲赤是其明验。水出高源，拟用一味芦茎，取其清空之气，甘平之力，以达清虚而益气化，若雨露之溉，荡涤伏热，即是补阴，清金不寒，壮水非补，且兼开胃，不亦宜乎。（《中医古籍珍稀抄本精选·王九峰医案》）

3. 经言：食饮有节，起居有常。饮食不节，起居不时，脾胃受伤，则上升精华之气，反从下降而为飧泄，久则戊邪传癸，变生肠癖。延绵不已，变态多歧。下血或少或多，鲜瘀不一。此血不归经，气失统摄，下时里急后重，脾阳肾水俱伤，下后魄门瘙痒。中虚逼肠于下，脐旁动气有形，或左右上下殆越，人所谓动气之状。腹胁胀坠，不为便减，土困于中，魄门锁束，小溲不利，水亏于下，均非热象，矢气欲解不解，则肛门胀坠，时或燥热，直逼前阴，肾囊收缩，气随上逆，皆水亏土弱之征。小腹坠，大腹膨，矢气解则舒，不解则胀，连胁肋右胜于左，以脾用在右，脾病故得矢气则快然如衰。常觉中下焦否塞，大便有时畅下，则诸症较减，以肾居于下，为胃之关，开窍于二阴，大便既畅，土郁暂宣，水源暂畅，故减。至于或为之症，犹浮云之过太虚也。治病必求其本，法当脾肾双培，偏寒偏热，恐致偏害。（《中医古籍珍稀抄本精选·王九峰医案》）

4.大病新瘥，脏腑初和，脾胃苏而未振，不宜思虑烦劳。七情之伤，虽有五脏之伤，不外心肾。天地造化之理，无非静定。静则神藏，无为自化，阴平阳秘，精神乃治。食入于阴，长气于阳。阳气者，若天与日，失其所，则折寿而不彰，故天运当以日光明。前以从阴引阳，从阳引阴，水升火降，诸症悉平。兹拟黑归脾加减，从心脾肾主治，待中枢大展，饮食加增，再以斑龙丸培补命肾之元阳，以化素体之沉寒痼冷，乃有层次治之。当否，仍候酌。（《中医古籍珍稀抄本精选·王九峰医案》）

5.壮火食气，阴不潜阳，气不行水，蕴生湿热，伤阳明之阴，动少阴之火。阳明阴伤，则宗筋纵，不能束筋骨而利机关，水流湿而注下，足胫绵弱，行则振掉，便泻肠鸣。少阴火旺，则液耗金伤，不能藏精化气，以行治节，痰嗽食减，梦泄频仍。所服之方，都是法程王道，功迟难期速效，补阴当思湿热蕴结，利湿窃虑阴液愈亏，

爰以六味加减，补阴渗湿，脾肾双培，然否，质诸明哲。(《中医古籍珍稀抄本精选·王九峰医案》)

(二)费伯雄医话

1.秦有良医，曰和曰缓，彼其望色辨候，洞见膏肓，非所谓神灵诡异者欤！乃其论针灸，论汤药，言言典要，开启后人，又何其纯粹以精也！岂不以疾病常有，怪病罕逢，唯能知常，方能知变，故于命名之日，早以和、缓自任欤！夫疾病虽多，不越内伤、外感，不足者补之以复其正，有余者去之以归于平，是即和法也，缓治也。天下无神奇之法，只有平淡之法，平淡之极，乃为神奇；否则眩异标新，用违其度，欲求近效，反速危亡，不和不缓故也。(《医醇賸义·自序》)

2.仲景立方之祖，医中之圣。所著《伤寒》《金匮》诸书，开启屯蒙，学者当奉为金科玉律。后起诸贤，不可相提并论。所谓四大家者，乃张子和、刘河间、李东垣、朱丹溪也。就四家而论，张、刘两家，善攻善散，即邪去则正安之义。但用药太峻，虽有独到处，亦未免有偏胜处。学者用其长而化其偏，斯为得之。李、朱两家，一补阳，一补阴，即正胜则邪退之义。各有灼见，卓然成家。无如后之学者，宗东垣则诋诃丹溪，宗丹溪则诋诃东垣，入主出奴，胶执成见，为可叹也。殊不知相反实以相成，前贤并非翻新立异。即发热一症而论，仲景谓凡热病者，皆伤寒之类也，故有麻黄、桂枝等汤，以治外感之发热。至内伤之症，东垣则以甘温治阳虚之发热，丹溪则以苦寒治阴虚之发热。各出手眼，补前人所未备。本随症治症，未尝混施。乃宗东垣者，虽遇阴虚发热，亦治以甘温，参芪不已，甚而附桂。宗丹溪者，虽遇阳虚发热，亦治以苦寒，地冬不已，甚而知柏。此尚何异于操刃乎！非东垣、丹溪误人，不善学东垣、丹溪，自误以误人也。吾愿世之学者，于各家之异处，以求其同处，则辨证施治，悉化成心，要归一是矣。（《医醇賸义·四家异同》）

3. 近年以来，迭遭兵火，老成多半凋残，学医者纷纷日起，吾恐其无有师承，而果于自用也。故于拙刻《医醇賸义》中先标一"醇"字。此非不求有功，但求无过之谓。若仅如是，是浅陋而已矣，庸劣而已矣，何足以言醇乎？吾之所谓醇者，在义理之的当，而不在药味之新奇。如仲景三承气汤，颇为峻猛，而能救人于存亡危急之时，其峻也，正其醇也，此吾之所谓醇也。夫学难躐等，而法有正宗。初学者此法，成就者亦此法，先后共此一途。行远自迩，不惑于他歧，如是而已矣。（《医方论·自序》）

4. 学医而不读《灵》《素》，则不明经络，无以知致病之由；不读《伤寒》《金匮》，则无以知立方之法而无从施治；不读金元四大家，则无以通补泻温凉之用，而不知变化。《集解》所选之方，原以仲景及四家为宗，其余所收者，不过张、王、许、钱、严、陶数人而已。本未尝博采群书也。然于此而得其醇，化其偏，触类引申，亦可以无大过。有志之士，欲求更上一层，则自有由博返约之法在。（《医方论·发凡》）

5. 劳者，五脏积劳也；伤者，七情受伤也。百忧感其心，万事劳其形，有限之气血，消磨殆尽矣。思虑太过则心劳，言语太多则肺劳，怒郁日久则肝劳，饥饱行役则脾劳，酒色无度则肾劳。方其初起，气血尚盛，虽日日劳之，而殊不自知；迨至愈劳愈虚，胃中水谷之气，一日所生之精血，不足以供一日之用，于是荣血渐耗，真气日亏，头眩耳鸣，心烦神倦，口燥咽干，食少气短，腰脚作痛，种种俱见。甚者咳嗽咽疼，吐血衄血，而疾不可为矣。秦越人谓虚劳则必有所损，精确不磨。其曰虚而感寒，则损其阳。阳虚则阴盛，损则自上而下。一损损于肺，皮聚而毛落；二损损于心，血脉不能营养脏腑；三损损于胃，饮食不为肌肉。虚而感热，则损其阴，阴虚则阳盛，损则自下而上。一损损于肾，骨痿不起于床；二损损于肝，筋缓不能自收持；三损损于脾，饮食不能消化。自上而下者，过于胃则不可治；自下而上者，过于脾则不可治。盖深知人身之气血，全赖水谷之气以生之，其急急于脾胃之旨可见。即因劳致虚，因虚致损之故，亦昭然若发蒙矣。至其论治法，谓损其肺者益其气，损其心者调其营卫，损其脾者调其饮食、适其寒温，损其肝者缓其中，损其肾者益其精，语语精当，度尽金针，后人恪遵成法，可以不惑于歧途矣。七伤者，《金匮》谓食伤、忧伤、饮食伤、房室伤、饥伤、劳伤、经络营卫气伤。是言此七者，皆是内伤，所以成虚劳之故。后人妄谓阴寒、阴痿、里急、精速、精少等为七伤，则专主肾脏而言，岂有五脏之劳，专归一脏之理。盖七伤者，七情偏胜之伤也。夫喜、怒、忧、思、悲、恐、惊，人人共有之境。若当喜而喜，当怒而怒，当忧而忧，是即喜怒哀乐发而皆中节也，此天下之至和，尚何伤之有？唯未事而先意将迎，既去而尚多留恋，则无时不在喜怒忧思之境中，而此心无复有坦荡之日，虽欲不伤，庸可得乎？然七情之伤，虽分五脏，而必归本于心。喜则伤心，此为本脏之病，过喜则阳气太浮，而百脉开解，故心脏受伤也。至于怒伤肝，肝初不知怒也，心知其当怒，而怒之太过，肝伤则心亦伤也。忧伤肺，肺初不知忧也，心知其可忧，而忧之太过，肺伤则心亦伤也。思伤脾，脾初不知思也，心与为思维，而思之太过，脾伤则心亦伤也。推之悲也、恐也、惊也，统之于心，何独不然。故治七伤者，虽为肝、脾、肺、肾之病，必兼心脏施治，始为得之。（《医醇賸义·劳伤》）

6. 五脏六腑，化生气血；气血旺盛，营养脏腑。虚劳内伤，不出气血两途。治气血虚者，莫重于脾肾。水为天一之元，气之根在肾；土为万物之母，血之统在脾。气血旺盛，二脏健康，他脏纵有不足，气血足供挹注，全体相生，诸病自已。人苟劳心纵欲，初起殊不自知……孙思邈云"补脾不如补肾"，许叔微谓"补肾不如补脾"，盖两先哲深知两脏为人生之根本，有相资之功能。其说似相反，其旨实相成也。救肾者必本于阴血，血主濡之，主下降，虚则上升，当敛而降之；救脾者必本于阳气，气主煦之，主上升，虚则下陷，当举而升之。近人治虚劳，不是以四物汤加知母、黄柏，就是以大造丸用龟甲、黄柏，一派阴寒腥浊性味，将置脾胃生长之气于何地？不是在补养气血，而是在败坏气血。因立两法以救其弊。（《医醇賸义·劳伤》）

7. 经曰：诸痿起于肺。说者谓肺气空虚，金不伐木，肝火郁结，大筋短缩，小筋弛长，故成痿症。此特可为筋痿言之耳！至于脉痿、肉痿、骨痿，岂得谓之金不伐火、金不伐土、金不伐水乎？是必不然矣。解经者不必过事高深，但求谛当。经又曰：治痿独取阳明。

只此一节，便可知肺胃相关，诸痿起于肺，治痿重阳明之故。盖胃为水谷之腑，一身之精神气血，从此而生；其糟粕则下归小肠，其精华则上输于肺；肺受精气，然后泽沛诸脏。兹以所求不得，躁急热中，肺受熏蒸，叶焦成痿，不能散精于他脏，故痿起于肺也。其独取阳明者，因胃为五脏六腑之海，所以滋养一身，又主润宗筋，宗筋主束骨而利关节也。从此悟彻，则五脏之痿，可以次第区别矣。（《医醇賸义·痿》）

（三）费绳甫医话

1. 劳者，劳伤阳气也。损者，损及精血也。经谓："劳者温之，损者益之。"劳伤阳气，必温养中阳，而非辛热补火之谓；补火反耗元气。东垣云："气与火不两立，相火者，元气之贼也。"甘温除大热，深得仲景建中心法。损及精血，必补益阴液，而非苦寒泻火之谓；泻火反伤脾土。丹溪云："阳气有余，阴常不足。"治必补阴配阳，深得仲景复脉心法。治劳损大法，不外乎此。（《费绳甫医案医话·劳损》）

2. 伤寒治法，宜读《医学心悟》，伤寒问答，浅显易明。温热治法，宜读叶天士《温热论》。暑湿、湿温治法，宜读薛生白《湿热条辨》。秋燥治法，宜读《医醇》秋燥论。霍乱治法，宜读王孟英《霍乱论》。痧胀治法，宜读张石顽《番痧臭毒》，载在《医通》。时疫治法，宜读张石顽《时疫论》，兼看余师愚《疫疹一得》。女科治法，宜读《女科经论》。幼科、痘科治法，宜读叶天士《幼科要略》及痘

科。（《费绳甫医案医话·读医书入门法》）

3. 女子之病与男子同，所异者唯经、带、胎前、产后耳。先哲谓经血超前属热，落后属寒，却是定论。然亦有属血虚者不可不知。每逢行经而少腹作痛者，是血欲行而为气所阻，治必养血而兼调气。如经后腹痛，则血虚无疑，补血为主。凡崩漏症，前人皆指暴崩非热，久崩非寒。暴崩必益气摄血，久崩必养阴清火。（《费绳甫医案医话·妇科》）

（四）马培之医话

1. 今时之医，未始不能治病，病亦未始不以药痊，而能博览旁稽，深求实学，得前贤之真髓者谁乎？而未可执一二成书以治病也。天时有寒暑，土气有燥湿，禀赋有清浊，固自不同。而岁运之感，南北之异，嗜好之殊，又有其偏胜，不能适乎中而协于一。况岁运相感，而今之气候益薄；南北异宜，而今之变迁尤见；嗜好殊尚，而今之淫巧尤甚乎。

尝见人之负质，或偏于阳，或偏于阴。阴胜则阳微，阳盛则阴损，阴损则风阳易袭，阳微则寒邪易入。风阳动、寒邪入，又每触于天时之不正，土地之不宜，饮食之不节，嗜欲之不戒。而为之诊视者，宜从阴从阳，标本兼顾。或标实而本虚者，宜寒宜热，尚补尚攻，方药原宜详慎。尤当审其平日体质之强弱，性情之好尚，病之肇于何时，受于何地，发于何因，在气在血，入经入络，属脏属腑，舌苔可辨，脉理可参，一一切按，而密勘之，庶克有济。然则病无常病，药无常方，而谓拘泥成法，漫无变通可乎？而又未能舍

成法而师心自用也。(《医略存真·自序》)

2. 轩岐评症，原无内外之分，何者？内伤诸疾，皆情欲所钟，元气先耗，继及脏腑，脏腑不和，则气血乖错，不能周行于身，而百病见矣。疮疡之生也，六淫伤于外，七情扰于中，气血阻滞经脉，隧道为之壅塞，有随感随发者，有积久而发者，无论恶症险候，即疥癣之小患，无一不由内而达于外。(《医略存真·自序》)

3. 古人治一病，立一方，何药为君，何药为佐，君以何药而能中病之的，佐以何药而能达病之里，或炒，或煅，或姜制，或酒浸，或蜜炙，或生切，或熟用，或生熟并进；孰升孰降，孰补孰泻，孰为攻伐，孰为调和，孰宜辛凉，孰宜甘苦，孰宜咸寒酸淡；若者养荣，若者和卫，若者入于经络，若者通乎脏腑，若者治乎三焦，皆几费经营配合而成，大有精义存乎其间。后之学者，必穷究前人用意之所在，当临症之时，庶得所取法焉。若第夹偏见，妄施方药，则所用不合，每至相反，其贻误匪浅鲜也。(《医略存真·自序》)

4. 戴人云：肺为诸咳之门户，每为六气所乘。此本经文五脏六腑皆有咳为言。然就经论咳，不徒在肺，就戴人论咳，不止一因。则治咳者，固当详究内外，不得专主一肺，即在肺者，亦不得专用一清润可知矣。内伤咳嗽，必须兼顾脾肾。脾土健则肺金清肃，肾水足则命火潜藏。若一派清润，脾阳日困，既不能遂肝之性，势必化燥化火，上则喉疼咽破，下则泄泻跗肿，虽取效当时，实遗祸后来也。至上损过中之症，本属不治。唯伏邪不清，燥火伤者，清润相宜。如湿寒侵肺，郁久化热，投以清润，热虽暂清而咳减，然湿仍郁伏而为厉，肺气焉能清降？咳必复增，永无痊期。(《医略存

真·咳嗽》)

5. 人在胎胞，先生两肾，肾为先天五脏之始，脾为后天五脏之成，精神气血，后天所出，赖胃气以生长，又藉肾火为之辅助，先天之真气，与后天之胃气相接而发育者也。脾与胃相连，以肾为关，肾气温升，以吸胃气，胃气下降，则胸中之残火自消。胃气归于脾，脾输津于肺，肺气下回，宣布脏腑经络，血自归经。先哲有云：服寒凉者，百无一生，恐伤其脾胃耳。何今之治血症、咳嗽，徒以润肺清肝，不知久进则腻膈寒中，中土一败，变症可胜言哉！余见服之而不起者多矣。病者亦不知药之误，心实悯焉！因捡前贤之论叙出，以救人为急，勿执一偏之见，望明者正之。(《医略存真·吐血》)

6. 近时治此病者，每以辛香耗气，取快一时，见燥热口干，阴伤气竭而毙。细揣是症，虽见于膈上，总由脏真气衰，精枯血少。少壮之人不病，多起于高年衰老之人，忧郁劳心，属虚属火可鉴矣。当专事脾肾，肾为胃关，水亏则关门不利，肾不吸胃，脾弱则阴津不布，不能生血。土不能生金，水不润金，肺槁于上，气不下回，肠胃干涸。余宗前贤论治，以六味、归脾、八仙长寿、生脉、牛乳、五汁诸方，略参一二顺气之品，往往获效。(《医略存真·噎膈》)

7. 痰饮之症，详于《金匮》，分门别类，至周且备。痰者，津液所变，因热而成；饮者，饮水不消，因寒而蓄。痰则稠浊，饮则清稀，痰与饮皆一类也。痰生于脾，饮生于胃，脾胃气弱，所饮水浆不能传化，初者清稀，久者黏腻，由胃旁流，传于脏腑经脉，以及肢节、皮肤，上至头顶，下至足底，无微不至。故痰饮之为病，十居九八。内症、外症治法，前贤已详，唯郁痰、结痰、入络之痰、癫痫之痰、劳瘵之痰，最不易治。脾肾之痰，宜以温和，勿施肺药；肺经之痰，可略兼脾药。且痰之深者，变幻多端，有如邪祟，眼中视物如倒置，此气血极衰，痰客中焦，妨其升降之路，十二官各失其职，视听言动皆为之虚妄，速补其正气，运其中枢，神志各安其位，庶或有愈者。有寒热似疟，或三日一作，或五日一作，或十余日一作，寒热呕吐，小溲不利，缘积饮于中，二气乖和，治宜温运，俾脾升胃降，饮浊下行，自能痊愈。（《医略存真·痰饮》）

8. 湿热疮痍，年久不敛，或屡愈屡发者，疮甚时稍为清理，后即须调理脾胃，少佐利湿清热，自可断根。盖湿生于脾，郁久不解，湿邪化热，以致疮痍外发，若脾气旺，则运行速，而湿不停，疮痍亦将自愈。（《医略存真·先大父省三公论症十六则》）

（五）巢崇山医话

1. 经乃水谷之精气，调和于五脏，洒陈于六腑，源源而来，生化于心，统摄于脾，藏受于肝，宣布于肺，施泻于肾，上为乳汁，下为月水。素体血亏，肝脾不调，脾不能为胃运行津液，胃不能容纳水谷而化精微。以致经来色黑而少，纳减形瘦，心中空洞，时有不能自主之状。究其原委，皆有平昔肝阳灼炽，暗耗营血。血亏于下，莫能制火，火性炎上，与诸阳相率僭越，君主虽欲自振其权，焉可得乎？姑拟养肝和胃，益气生津，镇心主以资生化，培脾土以统摄诸经。以膏代煎，缓缓图治。（《巢崇山医案·妇科》）

2. 经云：曲运神机，内伤于心，务夺志节，内伤于肾。加以连遭郁勃，则郁火合气，而又伤阴矣。夫阴伤则心火燃而呓语生，气伤则肝木旺而胸喉塞，是皆内乱窜扰之情，君相不安之理也。夫肾司二便，今大便秘结，小溲失约，则阴枢不灵，其为下虚无疑矣。而或积饮不下咽，会厌且梗痛，则心肺有关乎出入，其为上盛可知矣。夫上盛下虚之症，而当高年郁勃之候，则用药之间，偏执似乎各有流弊。一再思之，果不如喻西江之论：制肝莫如清金，宁心急须和胃也。况舌剥如腰子，气液两亏，而脉弦无胃，胃气亦甚伤败。倘一任气火之留恋而不泄，则为关为膈，意中事也。可不先事绸缪哉！（《巢崇山医案·内科》）

（六）巢渭芳医话

1.靖江薛某。患腹痛当脐，四围板硬，腰俯不能仰，即伛偻若跬步，知病甚奇，先由海上诸名手诊视罔效，继至镇江西医疗之，匝月间费药资二百余元，未见动静。谷少形羸，因寓某旅馆，其馆主早年患疝气为渭芳治愈，故听说来孟。诊两手脉沉而数，知外疡也。然则延绵两载，肠胃垢结有如斯蕴酿耶？再再窃问，据云有戚庆事，乃口腹不慎，途中寒雨，外冒所致。渭芳见病属实，脉正尚未馁。始则微攻其瘀，以制军、桃仁、木香、归尾、红花、牛膝、麻仁、生草、新会皮、赤芍、降香。间两日一诊，已服药近两月，问其所苦，彼答曰："已稍稍获效矣。时届霜降将过，请拟一方回里。"则亦听其携方而去，即嘱："引中有巴豆霜二分，如大便解后即去之。"讵料到靖后畏方之猛，怯不敢服。来春正月，二次旅孟再诊之。渭芳自觉愧对，彼仍不以为然也，其意中颇为信任。又倏忽间五月矣，即面嘱底里，如果避嫌畏药，君之疾恐成痼症，今日之方有保和丸，乃香岩天士法也，宜啜两次药汁过下，能大便畅通一下，始有进步，否则渭芳亦谢不敏矣。彼始俯噉毕，顿时腹胀痛若失，所下皆坚硬垢粒，意气大爽，腰背皆直。去巴豆霜，调理一旬，脐中津出黄水，数日而愈。前日所服方不计外，而渭芳所手立之方，已有百二十三页，此亦世所稀见之奇疾耳。(《巢渭芳医话·腹痛奇病》)

2. 民国三年，夏亢热，至秋无雨，曹叙庚病温旬日，经治罔效，又复重为发汗，汗出不止，经一周天，彷徨无措。午正时，邀渭芳诊之，见衬席之上，背浸没在汗中，如天暴雨骤注低处之然，随命揭去。脉来两手不见，右部关脉时或一动而止，神识尚清，奄奄一息，刻不待缓，急与别直参三钱，鲜石斛四钱，生白芍三钱，麦冬三钱，连翘心三钱，益元散三钱，川贝母二钱，茯神三钱，生熟牡蛎各五钱，藕汁四两冲，立方后有泥之者，因而梗抑，迟之又迟，而后彼兄身替力主，始吃，夜半汗止神回。再以原方去别直参，换西洋参一钱五分，而徐以调胃清中获安。(《巢渭芳医话·秋温》)

(七)丁甘仁医话

1. 精气神者，人身之三宝也。论先天之生化，则精生气，气生神；论后天之运用，则神役气，气役精。人身五脏，各有所藏，心藏神，肾藏精，精藏于肾，而主于心，心君泰然，肾精不动，是为平人。肾者主骨，骨中有髓，肾之精也。腰为肾之外候，脊乃肾之道路，肾精走失，骨髓空虚，脊痛腰酸，在所必见。肝为乙木，中寄阳魂，胆为甲木，内含相火。补精必安其神，安神必益其气，治

病必求其本也。壮水以涵其木，滋阴以潜其阳，子虚补母，乃古法也。(《丁甘仁医案·膏方》)

2. 不寐之因甚多，而大要不外乎心肾。离中一阴，是为阴根，阴根下降，是生水精。坎中一阳，是为阳根，阳根上升，则为火母。坎离交济，水火协和，阳入于阴则为寐，阳出于阴则为寤也。肾阴不足，水不济火，心火不能下通于肾，肾阴不能上济于心，阳精不升，水精不降，阴阳不交，则为不寐，此不寐之本也。肝为乙木，内寄阳魂，胆为甲木，内含相火。平人夜寐，魂归于肝，阳藏于阴也。肾阴亏耗，水不涵木，肝不能藏其阳魂，胆不能秘其相火，神惊火浮，亦为不寐，此不寐之兼见也。离处中宫，坎居下极，位乎中而职司升降者脾胃也。胃以通为补，脾以健为运，胃失流通，中宫阻塞，不能职司升降，上下之路隔绝，欲求心肾之交，不亦难乎。故经云：胃不和则卧不安。胃不和者，不寐之标也。道书云：离为中女，坎为中男，而为之媒介者坤土也，是为黄婆，其斯之谓乎。错综各说，奇偶制方，益气以吸阳根，育阴以滋水母，升戊降己，取坎填离，益气即所以安神，育阴亦兼能涵木，标本同治。(《丁甘仁医案·膏方》)

3. 阳为天道，阴为地道，人生贱阴而贵阳。经云：阳气者，若天与日，失其所则折寿而不彰。素体阳虚，脾肾两病，肾虚水泛，脾虚湿聚，水湿停留，积生痰饮，年深不化，盘踞成窠，阻塞气机，据为山险。上碍肺金右降之路，下启冲气上逆之机，不降不纳，遂为气急。饮为阴邪，遇寒则阴从阳属，虎借风威，遇暖则阴弱阳强，邪势渐杀矣。痰饮生源于土湿，土湿本源于水寒，欲化其痰，先燥土湿，欲燥土湿，先温水寒，书所谓外饮治脾，内饮治肾也。肺主气，胃为化气之源，肾为纳气之窟。肺之不降，责之肾纳，肾之不纳，责之火衰。欲降其肺，先和其胃，欲纳其肾，先温其阳，书所谓上喘治肺，下喘治肾是也。症属阳虚，药宜温补。今拟温肾纳气，温肾则所以强脾，和胃降逆，和胃功兼肃肺。但得土温水暖，饮无由生，胃降金清，气当不逆，气平饮化，咳自愈矣。(《丁甘仁医案·膏方》)

4.良由中怀抑塞，木郁不达，郁极化火，火性炎上，上冲则为呕吐，经所谓诸逆冲上，皆属于火是也。肝胆同宫，肝郁则清净之府岂能无动，夹胆火以上升，则气升呕逆，尤为必有之象。口干内热，可以类推矣。治肝之病，知肝传脾。肝气横逆，不得舒泄，顺乘中土，脾胃受制。胃者，二阳也。经云：二阳之病发心脾，有不得隐曲，女子不月。以心生血，脾统血，肝藏血，而细推营血之化源，实由二阳所出。经云：饮食入胃，游溢精气，上输于脾。又云：中焦受气取汁，变化而赤，是谓血。又云：营出中焦。木克土虚，中焦失其变化之功能，所生之血日少，上既不能奉生于心脾，下又无以泽灌乎冲任，经来愆期而少，已有不月之渐，一传再传，便有风消息贲之变，蚁穴溃堤，积羽折轴，岂能无虑。先哲云：肝为刚脏，非柔养不克，胃为阳土，非清通不和。拟进养血柔肝，和胃通经之法，不治心脾，而治肝胃，穷源返本之谋也。第是症属七情，人非太上，尤当怡养和悦，庶使药达病所，即奏肤功，不致缠绵为要耳。(《丁甘仁医案·调经》)

5.近血病在腑，远血病在脏，脏者肝与脾也。血生于心，而藏统之职，司于肝脾。肝为刚脏，脾为阴土，肝虚则生热，热迫血以妄行；脾虚则生寒，寒泣血而失道，藏统失职，血不归经，下渗大肠，则为便血。便血之治，寒者温之，热者清之，肝虚者柔润之，脾虚者温运之，一方而擅刚柔温清之长，唯金匮黄土汤最为合拍，今宗其法图治。(《丁甘仁医案·便血》)

（八）贺季衡医话

《指禅医案》若干卷，掇拾丛残，均为及门诸子之手所辑，已竣事乃始告余。因稍稍分别部居，首尾复校一过，非敢于老年而言著述也。念余仲兄铁渔，先余受业于孟河马培之君门下，医学精深，未逮中岁而卒。先君子欲余传其术，遂取仲兄书尽读之，后执贽从马先生游。既毕业，以父命出为里人治疾。犹忆先君子之训，曰："凡为医须有责任心。"故余数十载来，苟治人之疾，必毅然为负责任。侪辈虽诮，余勿计也。宋贤范仲淹氏尝谓："不为良相，当为良医。"诚以相与医，皆为天下人负责者。知言哉！知言哉！今指禅室所辑医案，虽未必十九皆效，然列其病状及余所以为治者，俾学人得一商榷焉。凡立法处方，固为之负责任者矣。余甚愧学问弇陋，于古先奥籍寡所发明，唯亦曾从事专研，十数年前曾著有《指禅室随笔》及《诊余墨审》两种，将次脱稿，适大儿患咯血死，余恚而拉杂摧烧之。兼恸胞侄展如、堂侄了公，二人皆从余学，学已大成而天夺其年，奄然遽殁。自是余遂以妄谈医术为戒。今年且六十，精力日尤衰耗，及门诸子顾欲以此笺之者付之梨枣，不亦至可哂

乎！窃顾诸子勉之，学之成不成，名之传不传，固不在此笺之者为也。(《指禅医案·自序》)

(九) 颜亦鲁医话

1. 王某，五旬外年，初秋病寒热甫三日，前医始予透表剂，未得汗，热势反壮，唇焦口干，烦扰不宁，渴欲饮水，舌干无津。又虑为热邪伤阴，拟用鲜生地、石斛、芦根、石膏等，病家疑不敢进，延余诊治。视其舌苔薄黄干腻，脘部痞闷板滞，询知病前曾至亲戚家赴宴，饮啜甚多，入夜复感寒凉，致使病邪遏伏，遂以小陷胸汤加石菖蒲、薤白、枳实、杏仁、连翘等味投之，一剂后，胸痞稍宽，继服一剂，竟得畅汗，热退腑通，舌润不渴，继经调理而愈。此例系属时感夹食滞搏结中脘为患，并非热邪伤阴，阴液干涸可比。前医用发汗药泻热，汗反不出而热反壮，今不用发汗药而汗澈热退。王孟英所谓"气通液布，结散邪行"，征此益信。(《颜氏内科·颜亦鲁医话》)

2. 仲景云："胁下有留饮，其人背寒。"然亦有脾肾阳虚而引起者，《陶华六书》曰："背恶寒者，属少阴，附子汤及灸气海。"丹阳吕某，经常背部寒凉，屡服苓桂术甘汤、小半夏汤，时愈时作，苦难拔根，后乃用生附子1个，公丁香49粒，以麦麸火煨熟研末，每服1.5克，每日2次，以米汤过口，并常服附子理中丸合十全大补丸，竟得痊愈。又治张某，39岁，患间日疟愈后，背部经常寒冷，面色㿠白，骨节酸楚，胃纳不香，神疲乏力，脉形迟缓，苔色淡白。始从痰湿蕴脾立法，用苍术、白术、桂枝、二陈、草果、煨姜，服2剂后，胃纳较振，背恶寒仍然，仍从脾肾阳虚，督脉阳气不充，用

六君、二陈加鹿角霜、熟附子，仅2剂，背寒即愈。（《颜氏内科·颜亦鲁医话》）

3. 呃逆有阴阳两证，阴证乃胃寒所生，阳证乃胃热所致，当辨证施治。曾治范某，年40余，患呃逆半载不愈，每逢食后即呃逆频频，屡经治疗，投以橘皮竹茹汤、旋覆代赭石汤等，鲜有效果。发作时长达1小时，以下午多见，诊其脉浮缓，舌苔白腻，乃从中阳不振、寒痰遏阻、胃气不降立法，先用理中合二陈，后投丁香柿蒂汤，共7剂，呃逆即止。按此证乃阳气不足，升降无权，以致气机上逆而为呃，故用理中温其胃阳，以复其升降之权。前医迭进镇逆之剂，势虽暂止，终必复发，治病必求其本，先后缓急之间，未可忽视也。（《颜氏内科·颜亦鲁医话》）

4. 噎膈一证，必以忧愁、思虑、积劳、积郁或酒色过度所伤，致使血液衰耗，胃液干槁，不可再予辛燥更伤津液，也不可偏用苦寒遏犯中州。昔叶香岩氏治此证多用麦冬汁、鲜生地汁、柏子仁汁、甜杏仁汁、黑芝麻汁等；薛生白氏尝用芦根汁、茅根汁、鲜梨汁、甘蔗汁等品。初起偏于气结者，每以沉香、苏子汁、姜汁，后期已成血结者，则以韭菜汁、藕汁、牛乳、羊乳。若口吐白沫，粪如羊屎者不治，不断房欲者不治。江苏名医赵海仙治一噎膈症，始效不显，后乃方中加千槌木为引，药后哽噎之状减轻。千槌木为洗衣用的棒，需陈旧经过千槌以上者良。启膈散中用杵头糠亦同此理。杵头糠为粳稻粟秫之糠秕沾于杵上者，可以消磨胃中陈垢，暴噎者宜之，蜜丸口含能治膈气。民间单方有以酒炒大黄9克，沉香6克，桃仁6克，炒乌药3克，硼砂0.6克，共研细末，每服0.9克，五更

时舌上舔津，徐徐送药咽下。适宜噎膈初起者，并不宜久服，恐其复伤胃液也。（《餐芝轩医集·颜亦鲁医话·噎膈》）

5. 胃病日久，不可俱谓虚证，临床上属实者也复不少。其实证大致有两类：

一为日久化热。朱丹溪谓："治心胃痛当分新久，若初起因寒因食，宜温散；久则郁而生热，热久必生火，若用温剂，不助火添邪乎？"因此，古方治久胃痛多以山栀为向导，旨意深远。民间单方治年久胃痛渐有热象者，用生山栀 15 只，连壳炒焦，与川芎 3 克，生姜汁 5 滴，水煎服，临床用之能使胃痛迅速缓解。

二为久痛必瘀。余曾用小瓜蒌一只，红花 2.4 克，炙甘草 6 克，水煎服，治疗胃痛久发而有瘀者。以瓜蒌、红花宣化瘀浊，辅以甘草缓中止痛，临床用之颇验。疼痛顽固者，加上醋炒五灵脂，增强活血止痛之功，效果更佳。若脘痛日久而面色黧黑者，系瘀血之征，且有吐血之虑。曾见丹阳南门戴某，麻巷口相某皆以脘痛日久，面色渐呈黧黑而导致大吐紫血，余在实践中体会到凡遇此类病者，在方药中参以和营化瘀之品，防止吐血多有可取。（《餐芝轩医集·颜亦鲁医话·胃痛》）

（十）颜德馨医话

1. 宋代著名诗人陆游享年 86 岁，他著《食粥》一诗云："世间个个学长年，不悟长年在目前，我得宛丘平易法，只将食粥致神仙。"老人食粥益寿，为古人倡导的一种养生之道。如《后汉书·礼仪志中》曰："年始七十者，授之以玉杖，哺之以糜粥。"北宋文人张文潜著《粥记》谓："每日起食粥一大碗，空腹胃虚，谷气便作，所补不细，又极柔腻，与肠胃相得，最为饮食之良。"李时珍《本草纲目》中载粥方有六十二种之多，清代王士雄更明确指出，"病人、产妇，粥养最宜"，并将粥誉为"世间第一补人之物"，可见粥确能保健养身。

我在学术上推崇"胃以喜为补"之说，认为脾胃为后天之本，脾胃气旺，则各脏自强，胃气一败，百药难施。人至老年，生理机能老化，所需热量减少，消化功能衰退，其饮食以少而精、清淡熟软为宜，若恣食膏粱厚味，往往会加重脾胃负担，造成脂肪堆积，血管硬化，心脑血管疾病丛生，最终导致衰老。诚如明代莫是龙在《笔尘》中所谓："人久御肥甘炮炙之味，不独令肠胃受伤，亦令人心气昏浊。"因此，老年人要健康长寿，必须格外注意饮食的调养。粥以米为主，以水为辅，加火慢煎至糜腻似脂，具有补脾润胃、祛除浊气等功效，老年人饥即可食，不必计顿，味美而益人，不失为养生良法。

"气通血活，何患不除"是中医治学与养生的理论基础，"食粥养生"也应以此为准绳。

粥方种类有三：白粥纯用大米、麦、粟、玉米等谷类加水煮烂而成；其二为食品粥，即在白粥中添加其他食品同煮；其三为药粥，乃在白粥中加用中药同煮而成，取谷类以健补脾胃，扶助正气，另外针对疾病选配药物，互相协调，以补益强壮身体，祛病延年。临证当随证而施，如入暑之初，习用大麦合粳米煎煮成粥，功能养胃扶正，清热解暑，频频凉服，为清暑佳品。对中老年人反胃呕吐，腹痛泄泻者，则取生姜30~50克切成薄片，炒米50克一起煮粥，以暖脾止泻，和胃止呕，炒米中空，性主疏理，对胃肠功能减退者尤为适用。此外，治慢性肾炎蛋白尿，用黄芪粥补气摄精；治咯血、吐血，用白及粥补中止血；治糖尿病口渴易饥，用山药薏米粥补益脾胃、养肺滋肾等，辨证施治，颇有效验。(《颜德馨医案医话集·颜德馨医话》)

2. 补法是中医众多治疗法则中之一法，具有很强的针对性和深邃的内涵。若盲目进补，不仅无益，反而有害。为之，进补必须识补。

①进补当以平衡为贵：经云：形不足者，温之以气；精不足者，补之以味。补法是利用药物的偏胜来纠正人体中阴阳气血不平衡的疗法，进补目的是调理人体脏腑、阴阳、气血各方面的不足，使机体恢复平衡，即所谓"阴平阳秘，精神乃治"。平衡是中医养生和治病最基本的主体思想，若补其有余，实其所实，往往会适得其反。徐灵胎曾谓："病未去而用人参，则非独元气不足而病遂固，诸药罔治，终无愈期。"说的就是不当补而补的危害，故进补当以辨证论治为纲。人的体质各异，男女老少有别，而人参补气、西洋参滋阴、鹿茸壮阳、阿胶补血，各有不同。服补品当根据缺什么补什么的原则以平其有余、补其不足。如精神倦怠、汗出气短等气虚者，宜服补中益气汤；面色萎黄、头晕心悸等血虚者，可服归脾汤；潮热盗汗、口燥咽干等阴虚者，当服六味地黄丸；四肢不温、阳痿早泄等阳虚者，可用右归丸。此外，尚有阴阳双补、气血兼顾、扶正祛邪等方法，用药皆具规范，少有偏差，皆贻后患。

膏滋药乃中医在冬令闭藏季节对慢性病的一种适时治疗方法，随着人民生活水平的提高，冬令盲目求补者日众，小病大补，孩提也以服膏滋为尚，滥用吉林人参、绿毛枫斗或冬虫夏草，只求价格昂贵，不讲究气血平衡，于事无补，多不足取。所以膏滋药必须针对病人的体质、病机等特点全面剖析，从而制订揽全局之胜的治疗方案，也当以平衡为贵。

②胃以喜为补：脾主运化，胃主受纳，脾胃为气血生化之源、后天之本。脾胃具消化、吸收、输布营养的功能，是人体赖以不断化生气血，充盈元气的源泉，口服补品是要通过脾胃运化才能发挥作用的。清代名医叶天士有一句名言："胃以喜为补。"其有两种含义：所谓"喜"，就是吃了舒服，能消化吸收，方可言"补"；其次，胃"得谷者昌"，脾胃功能低下乃老化之渐，进补应重视运脾健胃之道，以"喜"为界，如一味蛮补，反而出现腹胀、便溏等副作用。民间常有以驴皮胶加南货制膏进补，为此损伤胃气者屡见不鲜，因其既不符"胃以喜为补"，又妨气碍血，与健康无益。中医习惯在进补前应先服消导药开路，制订膏方时也应先考虑运脾健胃，确具至理。

③进补莫与气血为难：《易经·乾卦》曰："天行健，君子以自强不息。"人体也像天体运行那样，气血昼夜流行不息，则生命健而有力，不生疾患。中老年人由于新陈代谢功能逐渐减弱，排泄功能日益降低，废物停留体内，势必造成气血流行阻滞，影响身体健康。因此，从另一种意义上来讲，促使机体气血流畅，消除代谢产物，使脏腑、气血恢复和维持正常的生理功能，保持动态平衡，也是一

种进补的方法。

我在生命科学的研究中，发现人体衰老的主要原因不是"虚"，而是气血失畅失衡，瘀血作祟的结果，主张以动养生。中老年人除适当运动，以促气血流畅外，入冬之后服一些调气活血药，也能强身防病。即使是虚象十分明显的老年人也不宜滥施蛮补，补品性多黏腻，峻补每每会壅滞气血，反遭其害。临床习将补药与活血药合在一方之内，动静结合，补而不滞，既能消除补药的黏腻之弊，又可充分发挥补药的功效，有一举两得之妙。

④药补不如食补：药补不如食补，是因为药物究属补偏却病之品，不宜乱吃、久服，而平时常吃的食物同样有着养身和治病的功效。《素问·生气通天论》谓："谨和五味，骨正筋柔，气血以流，腠理以密，如是则骨气以精。谨道如法，长有天命。"指出通过含有多种营养成分的食物适宜调摄，可以使皮肤光滑，筋骨壮盛，气血流通，健康长寿。历代医家在这方面积累了丰富的经验，如汉代张仲景的当归生姜羊肉汤可治贫血，明代李时珍《本草纲目》中的冬虫夏草炖鸡可治肺气肿、高血压病，民间流传的苡米汤防治结核、肿瘤，扁豆红枣汤专补脾胃，桂圆肉汤补心脾，杞子汤可明目、美容，羊、牛、狗肉能御寒等。当然，食补也应辨证而施，阳热体质的人不宜多服生姜、大蒜、辣椒、羊肉和狗肉等温性食物；属阴寒体质的人，不宜多进水果、冷饮、鸭子、蛏子、蛤蜊等凉性食品，否则也达不到进补目的，反而易招疾病丛生。（《颜德馨医案医话集·颜德馨医话》）

3."胃以喜为补"乃清代杏林巨匠叶天士传世名言。叶天士曾治一病人，其形色衰夺，已见劳怯之候，先生阅前医治法，遍选补药，丝毫不见效果，反饮食不思，病势日趋沉重。他诊得脉后对病家说道："求医无益，食物自适，胃以喜为补，若不明胃苏知味，实难拟法，暂不投药。"嘱日以湘莲、芡实、香糯、南枣、百合、燕窝、鸽蛋煮粥服之，病人竟日好一日，奇迹般地恢复了健康。叶天士又云："药不在贵，对证则灵；食不在补，适口为珍。"这些警句，对老年人的养生学产生了巨大影响。饮食是供给机体营养物质的源泉，是维持生命活动和生存的必不可少的条件，饮食务求适宜、适量、适口，否则就不能吸收精微，反遗后患。《灵枢·师传》云："入国问俗，入家问讳，上堂问礼，临病人问所便。""便"字即指病人最为相宜之事。明代医家张景岳说："便者相宜之谓，有居处之便，有动静之便，有性情之便，有气味之便。临病人而失其宜，施治未有不相失者。"问病人所宜所喜，是"取道"的一种科学方法，"胃以喜为补"一语，既符合生理需要，又符合心理需要。

李渔说："生平爱食之物即可养生，不必再查本草。"（见《笠翁文集》）孔子性嗜姜、酱；毛泽东爱吃辣椒，每食必备。性好之物，多食不为祟；性恶之物，即当避而不食为宜。"喜"，不提倡偏嗜，可以解释为喜欢，而更重要的另一种解释是，服后要舒适，即一是喜欢，二是舒适。能够吸收运化，对身体自然起到了"补"的作用。这里的"补"也指有益，饮食如此，投药亦莫不如此。晚近，药必求贵，中西一齐上，投药皆在五六种以上，胃既不喜，何遑言"补"？（《颜德馨医案医话集·颜德馨医话》）

4.冠心病为常见中老年疾病，根据其临床表现属于中医学"胸痹""真心痛"等范畴。由于其成因之不同，论治多责之于痰饮、瘀血、寒积、气滞以及心之气血阴阳亏虚。

①通阳化浊，宗长沙法：心居阳位，为清旷之区，诸阳受气于胸中，故凡素体心气不足或心阳不振，或终日伏案少动，则致胸阳不振，气血运行不畅，外寒乘虚而入，阳气失于斡旋，以致寒凝心脉成胸痹心痛，此时可用"阳虚阴凝"四字加以概括，故治疗重在通阳化浊。如临床常见胸膺痞闷，或心痛彻背，甚则背部畏寒，舌淡苔白而润，以瓜蒌薤白通阳为主，酌加半夏、茯苓、橘皮、枳壳、桔梗、菖蒲、郁金、降香等。其中菖蒲是引药入于心经，缓解症状较为迅速；半夏则常以生用，先煎入药，以加强化饮散结之力。然饮为寒邪，得温则化，得寒则凝，故求宣痹化饮，温通心阳，酌加桂枝、附子以取"离照当空，阴霾自散"之意。

②活血宽胸，升降气机：心主血脉，是血液运行之主导。凡情志所伤，气机郁结，气滞日久，血流不畅，则脉络瘀滞；或久病入络，气滞血瘀，心脉瘀阻，均可发为胸痹。症见胸闷心痛，或刺痛时作，或疼痛如绞，舌紫脉涩。凡见此症，瘀血不除，则心脉难畅，故当活血宽胸，升降气机，用王清任血府逐瘀汤加减。但剂量上与一般用法有所不同，其中柴胡、枳壳、川芎量应加大，方中柴胡，有谓其性升，多舍之不用，然余以为柴胡、桔梗与牛膝、枳壳同伍，一升一降，调畅气机，开通胸阳，有行气活血之妙。同时柴胡配生地，既监制生地之滋腻，又抑柴胡之升散。若心痛剧烈，酌加血竭粉、三七粉和匀，每服1.5克，一日3次，或加失笑散、乳香、没药、麝香粉以开导经脉，活血定痛。

③回阳救逆，振奋心气：宗气贯于心脉而行气血，气盛则血行，气虚则血滞。盖胸痹患者，宗气渐亏，不能行血，必致瘀阻心脉，鼓动无力，而见心痛厥逆。如此急证，病多凶险，正如《医林绳墨·卷之七》中说："真心痛者，手足青不至节，或冷未至厥，此病未深，犹可救。"迫在眉睫，该当机立断，回阳救逆，王清任"急救回阳汤"可谓合拍，用于心绞痛、心肌梗死、心源性休克、心力衰竭等危重期。附子是回阳救逆之主药，使用时既要大胆，又要适当配伍。制有余，调不足，配伍方法有：阳中配阴，配生地、麦冬；甘缓调和，配炙甘草；阴阳双调，配生脉散；镇潜抑逆，配龙齿、磁石。另外如参附汤、麻黄附子细辛汤皆具回阳救逆、振奋心气之功，可酌情选用。

④扶正补益、心脾兼顾：胸痹多突然发生，忽作忽止，迁延日久，正气已虚，故以本虚标实最为常见。发作之际，攻伐虽能使症状得以缓解，但欲求改善心肌功能或控制其发作，须加用补益之品，才能巩固。补法很多，但治胸痹，重在心脾，盖心主血而贯宗气，故培补宗气可使心脉充实而行全身，而"脾统四脏，脾有病，必波及之。四脏有病，亦必待养于脾，故脾气充，四脏皆赖熹育，脾气绝，四脏不能自生……凡治四脏者，安可不养脾哉"。临床拟益心汤一方，用黄芪、党参培补宗气而养心脾，以增强心肌功能；配丹参、赤芍、葛根、川芎，升发清气，活血化瘀；降香、决明子以泄浊气，使清旷之区得以复原，治冠心病颇验。若见心悸，脉虚数，舌红而见气阴不足，则用生脉散合天王补心丹；若心悸气短，疲乏无力，脉来迟缓或结代无力，则用归脾汤以健脾补心。（《颜德馨医案医话

集·颜德馨医话》）

5.胃脘痛以胃脘饱胀疼痛、嘈杂泛酸、纳便不调为主症，由胃气不和，腑气少运所引起。治疗胃脘疼痛，重在"通"字，但又有通气通血之别，亦有寒通温通之分，故当活法活用，随机应变。

①注意胃腑的和降通达：胃为阳土，多气多血，故有阳明阳腑之称；胃为水谷之海，日以纳食消谷为职。经曰"六腑者，传化物而不藏"，故有"胃以通为补"之说。然胃之通降，既赖阳气之温运，亦赖津液之滋润。余以为阳明通降失司之因有四：

胃火过亢：经曰："诸逆冲上，皆属于火；诸呕吐酸，皆属于热。"胃火炽盛，热积胃腑，通降失司，于是胃痛及呕酸、嘈杂易饥、口干口苦之症悉由所起。热者清之，故常用左金丸加山栀、蒲公英以清胃家之太过，佐芦根、花粉、石斛、沙参等甘寒以滋阳明之液，参入八月札、娑罗子、檀香、麦芽等以疏肝理气，消胀之痛，常效；若呕酸甚，加入海螵蛸、白螺蛳壳以制酸，或佐生姜、半夏而成辛开苦降之法，泻心胃之火，复阳明之用。

脾胃湿滞：湿困中焦，遏抑清阳，胃气不展，失之通降，则见胃痛，伴以脘闷，纳呆，或见呕酸，吐清涎。经曰："清气在下，则生飧泄，浊气在上，则生䐜胀。"因脾胃同居中焦，脾主运化，胃主受纳，脾失健运则水湿内停，故胃湿之萌，过在脾土。此外，素嗜酒醴之人，每多患此。酒者，质寒性热，胃火旺者，从阳化热，成为湿热蕴积之候，中阳虚者，从阴化寒，而成湿困腑阳之证。治湿阻中焦，余平素最喜用苍术一味，元·朱震享曰："苍术治湿，上中下皆有用，又能总解诸郁……故苍术为足阳明经药，气味辛烈，强胃健脾，发谷之气，能径入诸药……"故习以苍术为君，辅以川朴、陈皮、姜半夏、白茯苓等以健脾运中，偏寒者加桂枝、干姜，夹热者加黄芩、山栀、川连，其他如党参、白术之健脾补虚，木香、香附、甘松之理气止痛，均随证酌情而设。

胃阳不足：阳虚生寒，寒性凝泣，气行不畅，腑阳失运，症见胃痛以及饱胀，反胃呕酸，形寒不渴，舌淡脉细。经曰："阳气者，若天与日，失其所则折寿而不彰。"凡见此证，用药则以温通。盖非温而通者，不得复其阳；非通而走者，不能祛其寒，可用釜底加薪，温通胃阳之法，药用附子、桂枝、吴萸、荜茇、荜澄茄、干姜、半夏、公丁香等。气滞者加川朴、枳壳；夹食者加鸡金、神曲、陈皮；若寒客胃络而兼少腹腹痛，加入乌药、茴香之类，尤其是附子一味，常谓只能温肾阳，其实胃寒得附子，犹如釜底加薪，则火能生土，坎阳鼓动，中宫大健，则胃之和降功能得复矣。

燥土失润：前贤谓太阴之土，得阳始运；阳明阳土，得阴自安，以脾喜燥恶湿，胃喜润宜降故也。故若胃阴不足，津液亏乏，失其本来下降之性，则腑气上逆便为脘满，兼见嗌干、恶心呕吐，常用清养胃阴之法，药用酸甘滋润，使津液来复，胃之通降始复，如木瓜、白芍、乌梅、石斛、沙参等品，可加入佛手柑、绿萼梅、醋制香附以舒胃用。

②详辨病在气分血分：胃脘疼痛虽有属虚属实之异，或寒或热之分，然在起病之初，总属气机郁滞，或由肝郁气滞，横逆犯胃，或由脾胃气滞，升降失司，久之气病入血，血因气瘀，于是络道不利，气血俱病。故当注意病在气分血分之别，凡病入血络者，常见

胃痛如刺，久发不已，按之尤剧，或曾呕血、黑便，唇舌紫黯，瘀积不消，难拔其根。临床常用丹参饮合失笑散，加桃仁、赤芍，甚则用膈下逐瘀汤破积逐瘀，推陈致新。夹热者加红藤、丹皮，夹寒者加炮姜、桂枝，中焦虚寒加理中汤。由于气为血帅，气行则血行，故诸如木香、郁金、娑罗子等理气之品均可酌情选用。(《颜德馨医案医话集·颜德馨医话》)

6. 回忆 1962 年，曾患急性无黄疸型肝炎，谷丙转氨酶高至 500 单位。住院期间，除服清热解毒复方外，连续用葡萄糖加胰岛素冲击疗法，遂致湿困脾阳，健运失司。症见身面虚浮，胁痛绵绵，多白沫痰，清晨须咳去盈碗后方能纳谷，精神委顿，体重由 130 斤陡增至 165 斤。院外会诊拟为"脂肪肝"。疗养数月，竟无寸进，多次复查 BSP 试验，均高于 10%。用育阴保肝法，症情有增无减。后忆许叔微《本事方》，述其少年时曾患悬饮，备尝温补、逐水之剂不效，自揣脾土恶湿，水留则湿着，用苍术燥脾胜湿，连服三月而愈。从中获得启发，乃按土壅侮木例，投五苓散加苍术。凡一月，浮肿先退，痰沫消失，胃纳大增，脸色红润，复查 BSP 低于 5%。后即以苍术一味研末吞服，体气大健，二十余年来从未复发。由此悟及肝病之预后，保肝不如健脾，脾土旺盛则水谷之精微充养肝木生生之气，自能取得保肝良效。近年来，我用此以治"脂肪肝"多例，亦验，并将单味苍术制成"运脾片"，广泛施用于临床。实践证明，古人所谓健脾不如运脾、运脾莫过苍术，洵不诬也。(《颜德馨医案医话集·颜德馨医话》)

7. 咳嗽上气虽为肺系疾患，但历代医家均认识到与五脏病变有关。《内经》说，"五气所病……肺为咳"，"五脏六腑，皆令人咳，非独肺也"。咳嗽上气有外感、内伤之分，外感为六淫邪气侵袭，内伤为肺脏虚弱或其他脏腑累及肺，此皆言其常，而往往有停食所致者常被忽视。治疗咳嗽上气，在宣肺祛邪同时，十分重视辨别是否为痰浊停食所致。

肺主气，司呼吸，上连气道、喉咙，开窍于鼻，外合皮毛。内为五脏之华盖，不耐寒热，称为娇脏，易受内、外之邪侵袭而为病。病若从热而灼津为痰则肺气上逆，咳嗽痰黄；病若从寒而凝浊为饮则咳嗽痰白而如泡沫。故治咳，化痰首辨寒热。

①肃肺祛痰：肺位居高，其气以下降为顺，故无论风燥、痰热，皆能造成肺气不利，治节失常，肃降受阻，肺气壅遏，气逆而上。此时火动痰升，风痰上壅，肺气闭塞，宜降不宜升，以肃肺祛痰为最重要。常用麻杏石甘汤加葶苈子。谓葶苈子辛、苦，大寒，而入肺经，功能祛痰止咳，下气行水，主治痰热壅肺之咳嗽，奉为圣药。故临证凡见痰热所致咳嗽上气，处方中辄加葶苈子一味，泻肺泄热，症状随解。临床据症加入枇杷叶、苏子、南天烛、旋覆花以加强肃肺之力。

②温化痰饮：风寒郁肺，气不布津，凝聚为饮，则咳嗽、上气、咳痰稀白而如泡沫。《金匮要略·痰饮咳嗽病脉证并治第十二》谓："病痰饮者，当以温药和之。"临证凡见恶寒或背冷、吐白沫痰、舌苔白滑三大主症，多用温肺化饮之小青龙汤治之。且指出方中细辛为化痰止咳之要药，用量应与麻、桂同量。若久咳痰黏难化，仅用温化，尤难中的。每加生半夏以祛痰化浊，常可使大量白痰倾囊

而出。

③化痰消食：前贤谓"肺为贮痰之器""脾为生痰之源"，故有治咳从化湿健脾入手，可谓屡用屡验。余则重以消食化痰而治咳嗽，实乃独具匠心。盖胃中停食，上渍于肺，壅遏肺气，则咳嗽上气，寝食俱废。常用三子养亲汤加山楂、枳实、茯苓等以肺胃同治。曾治吴某，男，72岁。患咳嗽、身热、胁痛，日轻夜重，寝食俱废。或以年老病重为虑，然诊脉左手弦浮，右手弦滑。即谓：并非重症，何必犹疑，乃内有食积痰饮，外感风邪所致也，少为消导疏散可愈矣。用苏叶、柴胡以解其表，青皮、白芥子以治其痰，桑皮、前胡、杏仁以治其嗽，半夏、山楂、莱菔子以治其食。二剂而症减，四剂而霍然。此痰食停滞所致咳嗽，信而有征也。（《颜德馨医案医话集·颜德馨医话》）

8. 古人有"治痿独取阳明"之训，又有"湿热上蒸于肺，肺热叶焦发为痿躄"之说。独勋臣力非此议，他说："无论由外中、由内发，必归经络，经络所藏者无非气血。""若元气一亏，经络自然空虚。"他认为痿之病原为气虚瘀滞，故创制"补阳还五汤"益气化瘀，擅治此症，为世所重。余治运动神经类疾病，取入络必瘀例尝用王氏之法，颇有所获，而处方中辄增加紫菀与升麻，何以故？窃以紫菀入肺，五脏之皮肉筋骨，皆由肺以资养。《本经》称紫菀能"去蛊毒痿蹶，安五脏"，实非虚笔。脾胃之气主肌肉，升麻"升阳于至阴之下"，张元素称"脾痹非此不除"，总领诸药，升清降浊，达到"各补其营，而通其俞，调其虚实，和其逆顺"之功效，用之得当，事半功倍。例治蔓姓女，三十四岁，三年来，两手活动欠利，继之神委抽搐，两上肢、下颌及大小鱼际肌萎缩，面部色素沉着，西医诊断为运动神经元疾病。余初投"补阳还五汤"加升麻、紫菀，筋脉拘急减轻，能取物，后再加附片更趋稳定。勋臣治痿亦有用附子者，可加速运行十二经络之效。继承先哲一得，殆亦所谓"治痿无一定法，用法无独执之见"耳。(《颜德馨医案医话集·颜德馨医话》)

9. 关于贫血的中医治疗，余常用的治则为脾肾双调，重在后天，脾肾旺盛，气血充沛，为血液病治本之道。血液的生成虽根源于肾，但资生于脾，饮食药物必赖脾胃运化为精微，而后化生血液，故先后天之间，重在后天，在用药上常用升麻、苍术。升麻有生、炙之不同，补脾胃之气用炙，与参、术、芪、归配伍。苍术配伍于滋补药中，可免滋腻难散，临床即使没有明显脾胃症状，也可于双补气血之中加入苍术，促进脾胃运化，可获事半功倍之效。白术，临床用于急性出血亦效，抗战时避乱农村，曾治一例 37 岁农民，咯血量多势急，神志昏糊，自汗肢冷，脉微欲绝，家贫无力用参，乃以白术 100 克，米汁急煎，灌下后片刻，血止神清，肢和脉起，后即单用白术收功，竟未复发。丹溪云"血证每以胃药收功"，殆土厚火自敛也。(《颜德馨医案医话集·颜德馨医话》)

10. 老人感冒，易伤肺阴，且常反复不愈。现今治感冒成药，多属辛凉解表，投之不应，其患益盛。古方人参败毒散、参苏饮习治虚人感冒，但药偏温燥，仍非所宜。陈士铎《辨证录·卷之一》中有加味补中益气汤一方，余用之，多效。该方由黄芪、麦冬、白术、当归、党参、柴胡、花粉、陈皮、茯苓、升麻等组成。主治虚人感冒，持续不愈，或易于感冒，时作时辍，头痛鼻塞，畏寒困倦，午后低热，咳嗽胸满，或动则气促，纳少懒言，脉浮无力。方系李东垣补中益气汤加茯苓、麦冬、花粉而成。其中黄芪补气固表；参、术、草补中健脾；当归养血补血；陈皮理气化湿；升、柴升腾阳气；茯苓运脾化湿，盖中虚之人多兼湿停，湿停则脾愈不健而中更虚；加麦冬、花粉以养肺阴而清虚热，寓"扶正则邪自去"之意。《脾胃论·卷上》云："内伤脾胃，乃伤其气，外感风寒，乃伤其形。内伤不足之病，苟误认作外感有余病而反泻之，则虚其虚也。"此可为治老年感冒之戒，若表邪较重，可酌加荆、防、苏叶，唯辛燥之品如羌、独等，则非有湿者不可妄用。（《颜德馨医案医话集·颜德馨医话》）

11. 余浪迹医坛五十年，诊治疾病数万千。对疑难杂症之治疗，从气血学说中摸索出两条思路，颇有所获。其一为振奋阳气，阳气之与人体强弱有密切关系，临床治疗久治不愈的证候，辄加附片，往往获致意外的效果。曾治一肾小盏结石患者，已服中药数百剂，专科医师认为其结石部位特殊，非手术治疗绝难奏功。但患者肝肾同病，体质已虚，无法手术，央余诊治。余则一反常法，取"气化不及州都"例投温阳、利气、排石行水之法，用附桂五苓法加莪术、王不留行等，七剂后排出如黄豆大的结石二粒，复查肾盂积水消失，肾功能恢复正常。又治慢性鼻炎患者，鼻塞多年不闻香臭，涕多，头痛。中西药物遍治无效，余投玉屏风散加附子，愈宿疾。每治"久病"之缠绵不愈者，辄从温运阳气获胜，一得也。其二则立足于"血为百病之胎"之义，采用活血化瘀法攻克疑难杂症，亦有殊功。

王清任称："气通血活，何患不除。"唐容川称："一切不治之症皆因不善祛瘀之故。"核之临床，确有至理。曾治一持续三年不愈之呃逆患者，遍用常法不效，经投通窍活血汤两剂而瘳。又治一"功血"症，延绵七载，前医遍用清营凉血、固涩、益气等法均不为功，乃反其道而行之，从瘀血不去、血络不安例投以血府逐瘀汤加生蒲黄，一方而定，竟未复发。窃以气血拂逆，百病乃起，常法不效，多缘于"气"之斡旋失职，若以振奋阳气，扶正达邪，可使正邪相峙之局突然改观，每愈险症。其次余倡"久病必有瘀""怪病必有瘀"之说，历年来经投活血化瘀之法，遍治百余病种凡一千数百例，效果昭然。历年来据此两大法门作为攻克疑难杂症的"杀手锏"，颇有所得，乐为之记。（《颜德馨医案医话集·颜德馨医话》）

12. 臌胀为常见病证，古代虽有气臌、水臌、血臌及食臌、虫臌之称，但气、血、水每相互为因，唯有主次之分，而非单独成病。一般而言，气臌、食臌为初起征象，水臌为中期征象，血臌为后期征象，虫臌则从病因而言，故病名虽多，但论治必先辨其虚实。实证多见便秘、溲浊、脉滑数，虚证则见便溏、溲清、脉细涩，但临床常有虚实夹杂，因此用药全在医家灵活。

①寒湿臌胀，调肝脾喜用禹余粮丸：《寓意草》中说："从来肿病，遍身头面俱肿，尚易治，若只单臌胀则为难治……清者不升，浊者不降，互相结聚，牢不可破，实因脾气之衰微所致，而泻脾之药尚敢漫用乎？"此说甚当，余之所见，肝病日久，必横逆犯脾，或素体脾虚，寒湿内盛，则脾阳不振，土不胜水，水蓄不行，常见腹大脐凸，畏寒无热，二便涩少，舌暗不荣，脉细涩迟缓。对此类

臌胀，治当斡旋中阳，祛寒除湿，从调理肝脾入手，常用禹余粮丸加减。禹余粮丸：蛇含石、钢针砂，皆醋煅研末，量人虚实，随证加入羌活、川芎、三棱、莪术、白豆蔻、肉桂、炮姜、青皮、木香、当归、大茴香、附子、陈皮、白蒺藜，各研为末，与前药和匀，加适量神曲糊为丸，如梧子大，每服 20~30 丸，日 2 服，服后腹水减退。王晋三曾谓："统论全方，不用逐水之药，不蹈重虚之戒，斯为神治也。"此方之义重在调和肝脾，融通气活血、壮阳祛寒、除湿行滞于一炉，为治寒水臌胀之无上佳方，临床用之多验。

②湿热臌胀，清湿热选用小温中丸：臌胀为病，常由情志郁结，饮酒过多，或感受虫毒，黄疸日久，湿热壅结，肝脾同病所致。临床表现为腹大坚满，胁腹饱胀疼痛，纳差，烦热口苦，渴不欲饮，小便赤涩，大便不畅，舌红苔黄腻，脉弦滑数。此类湿热臌胀，治宜清热利湿，抑肝扶脾，常用丹溪小温中丸。方以黄连、苦参清热燥湿；白术、陈皮、生姜健脾运中；钢针砂抑肝祛湿，大得《内经》"土郁夺之"之旨，可加入甘遂、芫花、大戟等泻水之品以增强效力。凡湿热内壅、正气尚实之证，均可投之。但本病发展缓慢，初起不易觉察，迨至腹大臌胀，则已进入晚期，肝脾皆伤，不易痊愈，若一味强调攻下则正气受戕，病更难愈。故当酌情予以攻补参用，加入参、芪、术、草以扶正培本，祛邪外出。

③瘀滞臌胀，行气血参以虫蚁搜剔：初病在气，久病入络，臌胀亦然。盖病程日久，隧道壅滞，气血互结，与水湿之邪相搏，留滞而成癥块。症见腹大坚满，脉络暴露，胁腹攻痛，面色黧黑，头颈胸臂有蟹爪纹，手掌赤痕，巩膜瘀丝，舌紫脉涩。治当理气活血，

而行血水。常用犀角、泽兰叶、丹参、桃仁、赤芍、丹皮、三棱、莪术、五灵脂等活血消癥，配合沉香、茴香、枳壳、香橼皮以行气利水，即所谓治水者先治气，气行则水自行，尤其是沉香、茴香辛温芳香，直达下焦，能率诸药发挥作用，最喜用之。但臌胀晚期，血络阻滞日久，并非单纯草木之药可去，须配虫蚁搜剔以祛其阻塞，可用将军干、土狗、蜣螂虫、䗪虫等焙干研吞，或加入人参鳖甲煎丸或大黄䗪虫丸6克，每日2次吞服。配合汤药，多有痊愈者。

④臌胀虚证，益脾肾宜补而不滞：臌胀一证，病延日久，肝脾日虚，进而肾脏亦虚，由于肾阳不振，命火式微，火不生土则肝脾更虚，形成恶性循环。故曰："凡臌者，皆肝脾肾三脏之病。"临床中常见臌胀日久，腹胀畏寒，面色苍白，下肢浮肿，胸闷纳呆，便溏腰酸，当此之时，则用温阳利水，崇土健脾法。方用苓桂术甘汤合金匮肾气汤加减，或仿张洁古枳术丸健脾消痞，适当加入陈皮、大腹皮、小茴香、泽泻以行气化水。总之，臌胀虽为壅滞之病，虽见虚则补，然须补而能通，才合法度，若投呆补，滞而不通，反使气机闭塞，腹满更甚。只有做到补而不碍邪，祛邪不伤正，才称完美。（《颜德馨医案医话集·颜德馨医话》）

主要参考文献

1. 朱雄华. 孟河四家医集 [M]. 南京：东南大学出版社，2006.

2. 蒋熙德. 孟河医学源流论 [M]. 北京：中国中医药出版社，2016.

3. 余新忠. 清代江南的瘟疫与社会 [M]. 北京：北京师范大学出版社，2014.

4. 王之政. 王九峰医案 [M]. 上海：上海科学技术出版社，2004.

5. 许济群，王新华. 贺季衡医案 [M]. 北京：中国中医药出版社，2013.

6. 颜乾麟. 颜亦鲁诊余集 [M]. 北京：北京科学技术出版社，2017.

7. 颜乾麟，韩天雄. 海派中医颜氏内科 [M]. 上海：上海科学技术出版社，2015.

8. 林之光. 关注气候——中国气候及其文化影响 [M]. 北京：中国国际广播出版社，2013.